シリーズ ケアをひらく

# 当事者研究の研究

石原孝二 編

医学書院

# はじめに

二〇〇一年、北海道の浦河《うらかわ》べてるの家で「当事者研究」は始まった。浦河の地で行われていた当事者研究は、精神障害を持つ当事者自身が、自分たちが抱える問題を「研究」するというものだった。この一〇年余りの間に、当事者研究は浦河べてるの家の活動を代表するものとして広く認知されるようになるとともに、日本の各地に当事者研究が広まり、当事者研究を行う団体が生じてきた。近年では韓国でも関心を持たれ、国際的な広がりを見せようとしている。

精神障害を持つ人たちが研究を行っていると聞けば、人はおそらくさまざまな疑問や疑念を持つのではないだろうか。現実と妄想の区別がつかない当事者が研究することがなぜ可能なのだろうか? 日常会話も成立しないような人たちがなぜ研究しているといえるのか? 当事者とはいったい誰のことなのか?

当事者研究はもちろん、通常の研究手続きに沿って行われるものではない。しかし、そこでは確かに研究といえるものが行われている。それは当事者の手記のようなものでもないし、当事者運動のように何かを主張するものでもない。研究というスタイルをとることによってしか表現できないものが、そこで示されているのである。

この当事者研究は独特の感染力を持っている。精神障害や他の障害を持つ当事者の間に広がりを見せていることがそのことを示している。しかし当事者研究が感染するのは障害者だけではない。当事者研究とは、苦悩を抱える当事者が、苦悩や問題に対して「研究」という態度において向き合うことを意味している。苦悩を自らのものとして引き受ける限りにおいて、人は誰もが当事者であり、当事者研究の可能性は誰に対しても開かれている。

一九六〇年代の反精神医学や、七〇年代以降の当事者運動においては、当事者の知は専門知と対立的に捉えられがちだったが、当事者研究は必ずしも専門知と対立するものではないことに注意する必要がある。当事者研究は、専門知の成果を一応は受け入れながらも、その意味を当事者の視点から捉え直していく。専門知と対立するのではなく、しかし、その意味をずらしていく当事者研究の知のあり方は、これまでになかった知のあり方を提示している。本書は、そうした当事者研究の知のあり方を明確化することを試みたものである。


各章の内容について、簡単にまとめておくことにしよう。

本書の第1章から第3章は理論的な内容になっている。第1章（石原）は当事者研究の理念と意義を明らかにしようとしたものであり、特にSSTやピアサポートグループ、そして科学的研究と当事者研究との関係を明確化することを試みている。第2章（河野）は障害児教育研究に関与した経験を踏まえ、発達や学習という観点から当事者研究の優位性を主張したものである。第3章（池田）は哲学・現象学と当事者研究の関係について論じたものであり、とりわけ当事者とは誰か、研究とは何かを問い直すことを試みている。

第3章のあとは、べてるの家とともに歩み、当事者研究の成立に不可欠な役割を果たした向谷地生良氏へのインタビューを収録した。向谷地氏には当事者研究の誕生の経緯や背景について話を伺ったが、綾屋と熊谷もインタビュアーとして参加して、これからの当事者研究の展望についても意見を交換した。

第4章以降はいわば実践編である。第4章（綾屋）は当事者研究が自己感の成立にどのような影響を与えるのかを綾屋自身の例に即して論じている。第5章（熊谷）は「痛み」をテーマにしながら、専門家と当事者の間の信頼をめぐる問題に焦点を当て、当事者研究の意義を問い直すことを試みている。第6章（Necco当事者研究会）は、綾屋を中心としてNecco当事者研究会が立ち上がっていった際の経緯の記録である。最後のDiscussionでは第6章のテキストを題材として、Necco当事者研究会のメンバーが当事者研究の意義や運営方法などを議論している。

本書の各章を執筆していく過程で、検討会などを通じて相互に意見交換をしたが、各章の内容や主張はそれぞれの著者によるものである。本書の各章が当事者研究の意義や捉え方に関する議論を呼び起こし、本書が少しでも当事者研究の発展に寄与するものとなることを願っている。

石原孝二

当事者研究の研究　目次

第1章

# 当事者研究とは何か

その理念と展開

石原孝二

「精神障害者」とは、言葉を、語ることを封じられた人々である。この二五年間はまた、「語ることをとりもどす」歩みとしてあったといっても過言ではない。〔…〕語るに値しないと思い封印してきたみずからの歩みを、「私の生きてきた歴史」として語るとき、人のつながりとして知ったとき、無意味であった日々が突然意味をもちはじめる。

（向谷地生良『べてるの家の「非」援助論』への「あとがき」）

本章の目的は、当事者研究の理念と展開について概観し、その意義と機能を明らかにすることである。一言でいえば当事者研究とは、障害や問題を抱える当事者自身が自らの問題に向き合い、仲間と共に、「研究」することを指している。当事者研究は、当事者が語りを取り戻すことによって、自己を再定義し、人とのつながりを回復することを促すという機能を持つ。

このような当事者研究はＳＳＴ（Social Skills Training＝社会生活技能訓練）や従来の自助グループの技法と密接な関係にあるが、それらとは大きく異なる特徴も持っている。また、当事者研究は治療方法や一般の科学研究とは異なる文脈にあるものの、治療や科学研究にインパクトを与える可能性を有している。

本章ではこうしたことを示していくことにしたい。

# ❶ 当事者研究の誕生

## ■□■ 苦労を取り戻す

当事者研究は、二〇〇一年に北海道の「浦河べてるの家」で始まったものである。最初に、べてるの家の歴史について簡単にまとめておこう。

べてるの家は、一九八四年にソーシャルワーカーの向谷地生良が当事者たちと共に設立したものだが、その起源は精神障害回復者による「どんぐりの会」（一九七八年活動開始）にある〔浦河べてるの家 2002:24-28〕[★1]。向谷地がソーシャルワーカーとして浦河の地に赴任してきた当時（向谷地の赴任は一九七八年四月。本書六九頁の年表参照）、精神科病棟に入院することは、「浦河で暮らすなかでもっとも惨めなこと」だと思われていた〔:44〕。それはしかし浦河特有の状況ではなかったであろう。浦河に特有であったのは、地域全体が、過疎化の影響で生活に困難をきたしていたということである。医療従事者でさえも「住みたいとは露ほども思っていない」町に精神障害者は退院し、「社会復帰」することを求められていた。「入院」

★1　本書では、文献の参照箇所の指示は、〔著者名　出版年：ページ数〕によって行う（書名や出版社等の詳しい情報は各章末の文献表に記載している）。なお、直前の文献と同じ文献を参照している場合にはページ数のみを記している。

という状況が絶望的な状況である上に、復帰すべき地域社会にも希望を見出すことが困難であるという八方ふさがりの状況に、浦河の精神障害者たちは置かれていたのである。

しかし向谷地はこうした絶望的な状況そのものよりも、当事者たちが人としてのあたりまえの苦労を奪われた人々であることに問題を感じ取る。精神科医療の管理のもとで、精神障害者たちは悩むことや苦労することそのものが奪われていた。

向谷地たちが「苦労を取り戻す」ための手段としてこだわってきたのが、「商売をすること」だった。当事者による商売は一九八三年の日高昆布袋詰めの下請けから始まって、昆布加工食品の製造販売、ドキュメンタリービデオ・DVDの販売、書籍の執筆・販売など、幅広く展開されてきた。浦河での当事者たちの商売は、復帰先の地域そのものを活性化することを通じた社会への参入であった。★2

この商売へのこだわりは、当事者研究の下地を用意することにもなる。一九九〇年頃、地域コーディネーターの清水義晴に教えられた「一人一研究」という考え方がべてるのメンバーの仕事の中に取り入れられ、販売方法や新製品の開発などに「研究」的なアプローチが広まっていく［向谷地他 2006:60］。商売におけるこのような「研究」マインドが、後に当事者が自らの病気を対象とする当事者研究が展開されていくための下地となっていった。

社会参加や就労体験ではなく、いきなり「商売をする」という発想はべてるならではのものである。ほかにもべてるは一九九一年に地域住民との交流集会として「偏見・差別大歓迎」集会を開いたり、一九九五年以降「幻覚&妄想大会」を毎年開催するなど、精神障害に関するタブーと偏見を打ち破るさまざまな活動を続けてきた。

べてるの家は、その活動を特徴づけるユニークなキャッチフレーズ（理念）でも知られている。「苦労を取り戻す」がその筆頭だが、ほかにも、「弱さの情報公開」「弱さを絆に」「降りる人生」「三度の飯よりミーティング」「手を動かすより口を動かせ」「安心してさぼれる職場づくり」「自分でつけよう自分の病名」「幻聴から幻聴さんへ」「それで順調！」「べてるに来れば病気が出る」などがある［浦河べてるの家 2002／向谷地他 2006:11］。一見まとまりがないように見えるこれらの理念は、弱さを絆に問題に向き合い、人とのつながりを回復する当事者の力を信じるという思いによって貫かれている。

## ■□■ 当事者研究のはじまり

「当事者研究」は、こうしたべてるの家の活動や理念を土台にして生み出されてきたものである。しかし当事者研究は、べてるの家のスタッフやメンバーが意図的に立ち上げた活動ではなく、偶然生み出されたものだった。

当事者研究が生まれたきっかけは、統合失調症を抱え、親を困らせる「爆発」を繰り返すメンバー（河崎寛）に対して、向谷地が「〝爆発〟の研究をしないか」と誘いかけたことだった［浦河べてるの家 2005:3］。それは何か明確な見通しがあって出てきた言葉ではない。入院中にもかかわらず、親に寿司の差し入れやゲームソフトの購入を要求し、断られた腹いせに病院の公衆電話を破壊するという「爆発」の後のどうしようもない行き詰まりの中で出てきた言葉だった。しかし河崎は、目を輝かせて「やりたいです！」と答えたという。この当事者研究の魅力の一端は、「研究」という言葉そのものにあるようだ。

★2　べてるのこうした活動はきわめてユニークなものだが、イタリアで一九六〇年代以降に展開され、精神病院の廃絶へとつながっていったバザーリアらの精神保健改革の運動にどこか通じるものがある。大熊［2009］参照。

「自分を見つめるとか、反省する」のではなく、まさに「研究」するというところに、「冒険心をくすぐる」何かがある［:3］。

こうして始まった当事者研究は、やがて『精神看護』誌（医学書院）に連載されることになるが、[★3] その内容の過激さは、雑誌編集部の内部でも波紋を呼ぶことになる。河崎論文は、爆発とはどのようなものなのか、どのような手順で爆発に至るのか、なぜ爆発するのか、爆発の処方箋は何かなどについて述べていくものだが、その爆発の内容は、とても笑っては済ませられないものだった。親を殴る、他の学生を殴る、食事中に茶碗を投げる、親の大事なものを壊して親を困らせる、住宅ローンが払い終わったばかりの自宅に放火する。このような「爆発」事例が淡々と述べられ、爆発のメカニズムと爆発への処方箋に関する研究の成果が綴られていくのである。

この原稿を読んだ編集者は、「河崎さんはこれだけのことをやっても反省していないのではないか」という疑念を口にする［向谷地 2002:44］。しかし向谷地はこの疑念に対して次のように答えている。

「いいえ、それは逆なのです。つまり、彼は自分を見つめ反省しすぎてしまうことで、爆発してしまう。だからこそ、自分自身の爆発してしまう「つらさ」をいったん自分の外に出し、研究対象として見つめる（「外在化」する）というスタンスに、意味があったのです」。

## ■□■「自分を語る」リスク

べてるの家では、当事者研究の活動が始まる以前から「自分を語る」ことが活発に行われていた［河崎 2002:45］。自分の病気や問題に向き合い、自分の言葉で語ることが重要視されていたのである。

しかし、自分を語るという行為は、障害者ならずとも常にリスクが伴うものである。誰かが自分について語るとき、聞き手は、語りの内容はもちろんのこと、その語り方やタイミングにも注意を向け、語り手がどういう人間なのかを見極めようとする。自分について語るときには内容だけでなく、タイミングや語り方に、くれぐれも注意しなければならない。

たとえば、あなたの子どもが有名小学校に合格したとしよう。うれしいからといって周りに触れまわったりしてはいけない。それは、「虚栄心が強い」という評価をあなたに与えることになる。他方で、受験について情報交換をしていたママ友には遅延なく報告するべきだ。それを怠れば、「他人を利用するだけの人」と評価されてしまうだろう。報告の仕方にも細心の注意を払い、自慢にならないように、なおかつ喜びの感情を適度に出しながら報告しなければならない。

逆に、社会的に非難されるような事柄について報告するときにも注意が必要である。この場合にも、むやみに触れまわったりしてはいけない。「反省していない」と思われるリスクがあるからである。非難に値する事柄は、時と場所を選んで、しかも十分反省の姿勢を示しつつ、報告しなければならない。

『精神看護』の編集者が思わず口にした「反省していないのではないか」という疑念は、とりわけ「問題行動」の経歴を持つ精神障害当事者が「自分を語る」際に高いリスクにさらされていることを如実に示している。他害行動や自傷行為、奔放な異性関係などについて当事者が語るとき、それは必ず懺《ざん》悔《げ》風でなければならない。リストカットの傷跡は普段はなるべく見えないようにして、見せるときには

★3 「当事者研究」の『精神看護』での連載の第一回（二〇〇一年一一月号）は、清水里香の「被害妄想との出会いと自立」であり、河崎の研究は連載二回目に掲載された。なお「当事者研究」は当初「自己研究」と呼ばれていた［清水 2001:34］。本書収載のInterview（一五〇頁）も参照。

おずおずと差し出さなければならない。間違っても「またやっちゃうかも」などと言ってはいけない。あくまでも過去のものとして、深い反省のもとにもう二度とやらないという決意を見せつつ、語らなければならない。

しかし、医師などの医療従事者や支援者に対しては、進行中の「問題行動」について語ることが可能である。進行中の問題行動は、治療の対象であり、本来治療の文脈においてのみ、語ることが許されているものなのだ。問題行動が病気によるものであればそれはやむを得ない。しかし、それを治療の文脈以外で平然と語るならば、それは当人が「反省していない」ということなのではないか。まず反省して治療を受けるべきであり、治療が終わって初めてそうした行動について語るべきなのではないか。そのような、非難の視線を向けられる可能性がある。

聞き手の立場からすれば、そのような行動についての語りを通常のコミュニケーション空間で聞いたならば、その空間を治療のコミュニケーション空間に転換することを求められることになる。あなたが大学の教員で、授業の後の質問の際に、学生がさりげなくリストカットの跡を見せながら「今日もやっちゃうかな」とつぶやいたとしよう。そのとたんあなたには、その場を教育のコミュニケーション空間から治療のコミュニケーション空間へと転換し、大学の保健センターや学生相談室への訪問を勧めたり、スタッフと相談するといったような義務が生じることになる。[★4]

## ■□■ プライバシー保護と語りの抑圧

精神障害を持つ人々は、社会から隠され、病気や症状、自分が抱える困難など、「自分を語る」ことを拒絶されてきた。しかも「自分を語る」ことに対するこの抑圧は、近年の「プライバシー保護」の傾向の中で奇妙な形で強化されている。
向谷地が繰り返し紹介しているエピソードに次のようなものがある。精神保健分野の研究発表の場で、調査に協力した当事者の実名が記された発表資料が座長の権限により回収された、という出来事である。当事者は実名を出すことを了解していただけでなく、会場にも来ていて、発表者を激励してさえいた。しかし座長は、インタビュー内容が実名で公開されていることを問題視し、答えに窮した発表者は当事者本人に助けを求めることになる。

発表者は、「今日は協力してくださった当事者の方が来ておられますので、ご本人にも意見をうかがっていただければと思います」と座長に提案した。／座長に促されるように、私の横に座っていた本人が立ち上がった。緊張で震えながらマイクを持ち、言葉を必死にさがすかのような沈黙の後に、彼はこう言った。「今日はどうもすいませんでした……」／彼にとっての晴れ舞台が「謝罪」の場に変わった瞬間だった。「実名を出してもかまいません」という彼の意向が、発表者を追い込んだことへの謝罪であった。自分の病気の体験を恥じたり隠したりしないという彼の生き方は、座長

★4　治療の空間はもちろん必要であり、教育に従事する人間が、必要に応じて専門家への橋渡しをする義務があることをここで否定しようとしているわけではない。ここで問題にしたいのは、当事者が治療の空間に囲い込まれるということである。当事者の語りは治療の空間に閉じ込められ、その語りはもっぱら治療目的に従属することになる。コミュニケーション空間のこうした切り詰めは、治療の空間におけるコミュニケーションそのものにもネガティヴな影響を与える。たとえば当事者は、（薬を増やされることを恐れて）医者には「本当のことは喋らない」コミュニケーション戦略をとる可能性がある［浦河べてるの家 2002:231］。

の威厳に満ちた「学識深い見解」によって、いとも簡単に排除されたのであった［向谷地 2009b:158-159／浦河べてるの家 2002:210-211］。

座長の行為の前提には、精神障害は当事者の意向にかかわりなく公の場から隠すべきものであるという理解があるように思われる。このような理解のもと、研究発表の場において、当事者は「自分を語る」ことを禁じられ、名前を奪われる。研究発表という晴れ舞台では、名前を出して発表を行う発表者と、名前を奪われた上で語りの内容を紹介される当事者という構図が生じる。

研究の空間においてこうした語りの簒奪《さんだつ》が生じるのは、「研究」という空間が、治療のコミュニケーション空間と開かれた公共性空間が交錯する場所だからである。当事者の語りの内容は精神疾患研究にとっては貴重な資料であり、治療の空間に閉じ込めておくのはあまりにもったいない。そこで、当事者の語りは臨床医や研究者によって（インフォームド・コンセントを得て）収集され、匿名化され、研究発表や論文、一般書などの開かれた公共性空間において公開され、公共財となっていく。この過程において当事者は名前を奪われ、語りの内容を収奪され、直接、公共性空間とつながることを拒否されるのである。

もちろん、人を対象とした研究や実験一般では、被験者の匿名性の保障は研究倫理上重要な前提であり、そのことをここで否定しようとしているわけではない（人を対象とした研究の倫理審査では私もそうした点をチェックする）。しかしいかなる場合でも匿名性を強いることが「プライバシーの保護」になると考えるのは間違っている。「プライバシー」とはそもそも、個人情報を秘匿することを意味するのではなく、個人情報を自分で管理する権利を意味するものである。[★5] したがって、本人の意志に反して匿名化することは、場合によってはプライバシーの侵害になるとさえいえる。

当事者研究以前にべてるの家で展開されてきた「自分を語る」という活動は、精神障害を持つ当事者が公共性空間の中に現れることを抑圧してきた構造を正面突破しようとするものだったといえる。しかし、この正面突破戦略は、なおリスクと負担を伴うものである。「自分を語る」ことに伴うリスクと責任は、当事者個人に負わされたままになる。

他方、当事者研究は「研究」が持つ公共性空間への経路を当事者がうまく利用しているのだと考えることができる。研究者のみが精神障害者の語りを公の場で語ることができるのであれば、当事者自身が研究者になってしまえばいいのだ。当事者が研究者になるというこの逆転現象によって、公的な場に現れる研究者と隠匿される当事者という構図は根底から破壊されることになる。

## ■□■ 共同行為としての「研究」

研究の空間はそもそも、語り手の安全性を確保するという機能を持っている。研究の内容と研究者の人格は切り離されるべきものであり、研究内容に対する批判は研究者の人格への攻撃になってはならないものとされる。このことに加えて、「研究」が持つ共同行為という側面は、語り手の安全性を確保し、「つながりの回復」をもたらすものともなっている。

向谷地は先にも引用した『精神看護』誌の記事の中で次のように述べている。

---

★5 ここでの「プライバシー」は、「情報プライバシー」を指している。「情報プライバシー」とは、自分自身の情報に関する（他者の）アクセスをコントロールする権利を意味する［Van Den Hoven 2006 参照］。

> 彼に〈研究〉を勧めるときに言ったのは、「研究という形をとることで、生きづらさをかかえて爆発している多くの仲間たちを代表して、そういう仲間たちと連帯しながら、自分のテーマに迫っていけるのではないか」ということです。〈研究〉として爆発のメカニズムを理論立てて考えることで、内容が普遍化・社会化され、河崎寛さんがおこなった自分自身の研究でありながら、河崎寛さんを超えた研究となれるからです［向谷地 2002:44］。

「研究」とはそもそも共同的な行為である。研究が共同で行われる場合だけではなく、単独で行われる場合でも、それは共同的な行為であるといえる。研究の内容が個人を越えた意味を持ち、他者に向けて発表されてこそ、研究の意義がある。

このように研究が共同的な行為であることによって、当事者研究を行う当事者は、「自分を語る」際のリスクと負担が軽減されることになる。単に「自分を語る」のではなく、「研究」として進めることによって、それは個人的な行為ではなく、社会的に有意義な共同行為であることになる。

べてるの家の当事者研究は、「自分自身で、共に」[★6]［浦河べてるの家 2005:5］というキャッチフレーズ（理念）によって特徴づけられているが、このフレーズは、当事者研究が共同的な行為であることを端的に示している。当事者研究は、研究という共同行為を通じて、仲間や社会との「つながり」の回復をもたらす機能を持つのである。

## ❷ 当事者研究のどこが新しいのか

ここまで述べてきたように、当事者研究はべてるの家の実践と理念を背景に生まれてきたものである。しかしそれは、べてるの家がゼロから作り上げてきたものであるわけではない。当事者研究は、さまざまなアプローチを吸収しながら出来上がってきたものなのである。しかしまた当事者研究は、さまざまなアプローチや技法を取り入れながらも、それらの意味を根本的にずらしていくというところにその大きな特徴がある。この2節では、当事者研究に関係が深い四つの潮流——ピアサポート、当事者運動、認知行動療法、フランクルの実存分析——との比較を通して、当事者研究の革新性を論じていく。

### ■□■ ピアサポートと当事者研究

べてるの家の活動と当事者研究は、ピアサポートグループ（peer support group）の理念や活動と深い関係を持っている。ピアサポートグループとは、直訳すれば「仲間によるサポートグループ」であり、同じ問題を抱えた人たちが自分たちでお互いに助け合うグループを意味する。そのため、自助グループと訳

★6 この理念は第3章でも触れられているように、現象学の創始者であるフッサールの言葉にヒントを得たものとされている［向谷地 2009a:100］。なお向谷地［2009a］は谷［2002］を参照文献として挙げている。

されることもあるし、セルフヘルプグループ、セルフサポートグループと呼ばれることもある。

ピアサポートグループ（セルフヘルプグループ）は、一般には、一九三五年にアメリカで設立されたアルコール依存症当事者のグループであるＡＡ（Alcoholics Anonymous＝アルコール依存者の匿名の会）が最初のものであるとされている［久保 1998:4］。日本では、一九四八年に日本患者同盟、一九五一年には全国ハンセン氏病患者協議会が結成され、一九六〇年代から七〇年代にかけ、さまざまな分野でピアサポートグループが形成されていった［久保 1998:4-5］。浦河べてるの家もまた、ピアサポートグループの一種である「どんぐりの会」を源流とするものであり、ピアサポートグループを基盤にしているといえるだろう。

ピアサポートグループの重要な機能の一つは、当事者たちが語ることができる場を確保することである。そうした語りの場では、しばしば匿名性や「言いっぱなし聞きっぱなし」のルールが採用される。「言いっぱなし聞きっぱなし」とは、メンバーの語りに対して論評したり、批判したり、助言したりせず、語られたことを外部に持ち出したり、後で問題にすることを禁じるということである。[★7] それは、批判や解釈を受け付けない、まさに純粋な「語りの場」を確保するためのルールなのである。

## ■□■ 当事者研究は公開する

べてるの家では、ピアサポートの理念を共有しながらも、地域の人々と交流しながら、自分の病気について語ることを重視してきた。この公開性の重視が、ピアサポートグループ一般のあり方とは大きく異なる点である。

しかしまた、当事者研究は、「言いっぱなし聞きっぱなし」のルールが適用されるアノニマスグループと決して対立するものではない。実際浦河では、当事者研究の活動と同時並行で、スキゾフレニク

**「自分を語る」活動を支えるべてるの家の三角形**

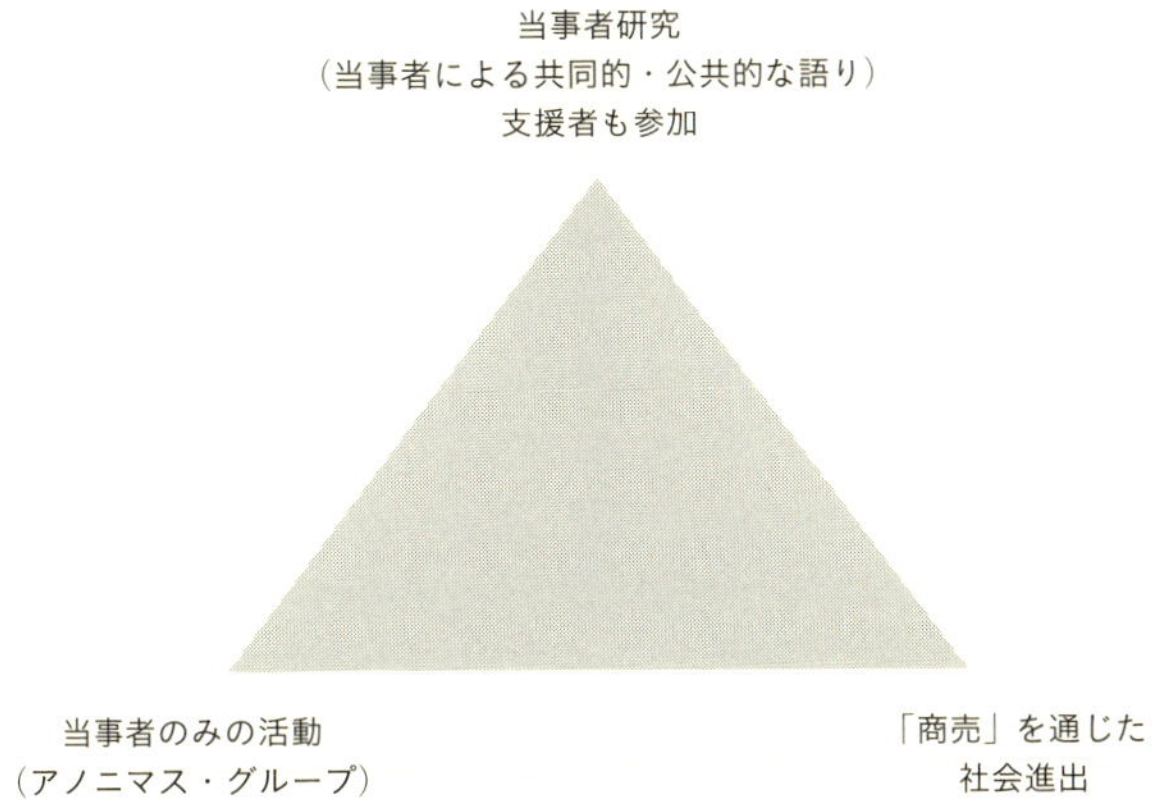


ス・アノニマス（Schizophrenics Anonymous: SA＝統合失調症者の匿名の会）の活動が行われてきた。SAとは、AAの手法を取り入れた統合失調症患者のピアサポートグループである。アメリカのミシガン州で一九八五年に始まり、日本では二〇〇〇年八月に浦河で行われたのが最初とされている［向谷地 2009a:69／四宮 2002:315-317］。当事者研究が始まったのが二〇〇一年だから、その少し前に浦河でSAが生まれたことになる。この浦河のSAの会合では匿名性と「言いっぱなし聞きっぱなし」の原則が適用されている［べてるしあわせ研究所 2009:219］。

当事者研究と同様に、SAもまた綿密な計画のもとに始まったものではなく、必要に迫られて生まれたものである（SAの立ち上げは、「退院したら話す場がなくなる」という清水里香さんの訴えが

★7 「言いっぱなし聞きっぱなし」ルールの運用については、コンボ（NPO法人地域精神保健福祉機構）共同代表の宇田川健氏の講演（二〇一二年一月、東京大学駒場Iキャンパス）が参考になった。

きっかけとなった［四宮 2002:315］）。ほぼ同時期に偶然の産物として始まったSAと当事者研究の活動は、浦河における「自分を語る」活動の二つの柱となる。当事者研究が公開で行われ、その成果が発表されるのに対して、SAの活動の内容はその性質上、公開されることはない（SAの存在自体は公開されている）。そのため、「自分を語る」活動に関しては、当事者研究が目立つことになるが、その背景には、SAの活動がある。

また、べてるの家では、商売を通じた「社会進出」が「自分を語る」活動そのものを支えていることにも注意する必要がある。べてるの家の当事者研究は、一方では当事者のみの活動であるSAを、他方では「商売」を通じた地域社会とのつながりを背景にして成り立っているものなのである。言い換えれば、べてるの家における「自分を語る」活動は、当事者研究とSA、「商売」を通じた社会進出の三つの柱によって支えられているものなのだといえるだろう（前頁図）。

## ■□■ 当事者運動と当事者研究

ピアサポートの理念はこれまで述べてきたように、障害コミュニティのメンバーが自分たちで助け合うということにある。障害コミュニティの目がその外部へと向けられた場合、社会に対して要求を行う「当事者運動」が展開されていくことになる。

このような意味での当事者運動は、一九七〇年代にアメリカで始まり、その後世界中に広まった「自立生活運動」によるところが大きい［中西・上野 2003:25］。日本でも、（「自立生活運動」とは独立に、また独自の展開をみせながら）一九七〇年代に障害者の権利を守るための運動が立ち上がっていった［杉野 2007:221］。一九七〇年には、脳性まひ当事者の団体「青い芝の会」によって、脳性まひのわが子を殺した母親を擁護する減刑嘆願運動に対する反対運動が展開され、また、府中療育センターにおける障害者の人権侵害に対する抗議運動がおこっている［中西・上野 2003:25-27］。

中西と上野は、当事者運動の理念を「当事者主権」という言葉で言い表している。当事者主権とは、当事者が自分のニーズを自分で決める権利を持つということにほかならない。しかし、自分のニーズを決めるという権利は、障害者に限らず誰もが持つべき権利なのではないだろうか。当事者とは一体誰のことなのだろうか。中西と上野はこの問いに対して次のように答えている。「ニーズを持ったとき、人はだれでも当事者になる。ニーズを満たすのがサービスなら、当事者とはサービスのエンドユーザーのことである」［2］。★8

アメリカでは一九六〇年代に、市民権運動や消費者（保護）運動が活発になり、その影響は各国にも及んでいった。患者や障害者もまた市民であり、医療・支援サービスの利用者・消費者である。一九六〇年代の市民権運動や消費者運動を背景にしながら、一九七〇年代以降には、患者や障害者の権利擁護の動きも強まっていくことになる［SAMHSA 2011:4／Annas 2004／Kopolow 2004］。

そもそも消費者運動とは、製品やサービスの供給者と消費者の力関係を変えるための運動であった。製品・サービスの供給者は、専門的な知識を持ち、消費者に対して有利な立場にある。安全性の確保や情報の開示を供給者側に義務づけ、消費者の選択権を確保し、供給者と消費者の間の力関係を逆転させることが消費者運動の目標であったのである。他方、市民権運動は、市民権から排除されていたマイノ

★8 「当事者」は、英語ではユーザー（user）、場合によっては、コンシューマー（consumer＝消費者）と表現される［SAMHSA 2011/Barnes & Cotterell 2012］。

リティのグループが、市民権を獲得することを目指した運動であった。

障害者の当事者運動においては、この二つの運動が交錯する。障害者の当事者運動は、公共空間や公共サービス（高等教育など）から排除されていた障害者たちの権利を取り戻すための闘いであり、また、サービス提供者である専門家（医療・リハビリテーションサービスの提供者）から決定権を取り戻し、サービス供給者とサービス利用者の間の力関係を逆転させることを目標とした運動だったといえる。★9

べてるの家の実践も、こうした当事者運動の大きな方向性を共有しているといえる。しかし浦河では、「当事者性」について独特の理解がなされてきた。つまり、「自分のことは、自分がいちばん〝わかりにくい〟」［向谷地 2009b:44］という理解のもとに、「自分のことは、自分だけで決めない」［向谷地他 2006:68］ということが当事者性の原則として受け継がれてきたのである。

自分が受けるサービスを自分で選択する権利を取り戻すという当事者運動における「当事者」とは異なり、べてるの家における「当事者」とは、自らの苦労を取り戻し、人とのつながりを回復することによって、自分を再発見していく人のことなのである。★10 そうした再発見の場として機能するのが当事者研究にほかならない。

## 認知行動療法と当事者研究

一九九〇年代初めのべてるの家へのＳＳＴの導入は、べてるの家の当事者研究の成立にとって重要な出来事であった。

ＳＳＴは、「社会生活技能訓練」などと訳され、日常的な社会生活を送るための技法をロールプレイなどを通じて訓練していくものであり、「行動療法にやや重点を置いた認知行動療法」［西園 2009:3］ともいわれる。なお認知行動療法は、一九五〇年代以降に展開される行動療法の系統と一九七〇年代以降の認知療法の系統のさまざまな技法の総称であり、近年ではさらに、「第三の波」と呼ばれるマインドフルネスやアクセプタンス&コミットメントと呼ばれる技法もそこに含まれている［下山 2011］。

このように認知行動療法にはさまざまな技法が含まれるが、認知行動療法に共通する特徴として、セラピスト（治療者）とクライエント（患者）との間に、一種の「協働関係」が形成されるということがある。認知行動療法においては、セラピストとクライエントとの間の信頼関係のもと、クライエントが自分自身の問題を理解し、自分を助けるスキル（「セルフサポートスキル」）を身につけていくことが目指されるのである［森田 2007:60-61］。

認知行動療法一般のもう一つの重要な特徴は、仮説-検証というプロセスを踏むことである。セラピストとクライエントの協働作業を通じてクライエントが抱えている問題は何か、どのようにしてその問題が維持されているのかに関する仮説が立てられ、その仮説がセッションを通じて検証・修正されていくことになる［森田 2007:61-62］。

★9 アメリカでは、一九六〇年代から七〇年代に障害者の大学進学や職業訓練の自由な選択を求める闘いが展開されていった［杉野 2007:184-185］。現在では、ユーザーとしての当事者の参加の促進が、医療制度のなかにも取り入れられつつある。たとえばイギリスでは、地域のケアの評価への利用者の参加促進を求める法律が制定されている［Barnes & Cotterell 2012: xv］。またアメリカの精神医療においては、一九七七年に地域生活支援プログラムが開始され、当事者運営サービス（Consumer Operated Service: COS）への助成が行われている［SAMHSA 2011:5／Solomon 2011］。

★10 Necco当事者研究会の「ろしなんて」さんは、苦悩を引き受けたとき「当事者」になるのではないか、という趣旨のことを本書の草稿の検討会（二〇一二年一月）で述べていた。

このようなＳＳＴと認知行動療法の技法や考え方が、当事者研究の進め方や理念に近いことは容易に見て取れる。向谷地は当事者研究に共通の「エッセンス」として以下の五つ要素をあげている［浦河べてるの家 2005:4-5］。

（1）〈問題〉と人との切り離し作業
（2）自己病名をつけること
（3）苦労のパターン・プロセス・構造の解明
（4）自分の助け方や守り方の具体的な方法を考え、場面を作って練習すること
（5）結果の検証

このうちの（2）以外の要素は、認知行動療法およびＳＳＴの技法や思想のうちに見出すことができるものである。認知行動療法とＳＳＴが当事者研究に「型」のようなものを提供したのだといってもいいだろう。認知行動療法とＳＳＴのべてるの家への導入は、援助者の役割の捉え方にも大きな影響を与えている。それは、援助者の役割を、受容と共感を通じて患者の自己洞察を促すことから、当事者の「生きづらさ」を解消することへと捉え直すきっかけになったのである［向谷地 2009a:118］。

## ■□■ 当事者研究は「問題解決」を目指さない

しかし当事者研究は、認知行動療法とは次の二つの点で決定的に異なっていることに注意する必要がある。第一の点は、認知行動療法においては主導権がセラピストの側にあるということである。セラピ

ストとクライエントは協働関係にあるが、問題の仮説を提示するのはセラピストの側であり、クライエントは仮説を「受け入れる」ことによって認知行動療法に能動的に参加するという立場なのである［榎本2007:86］。この点は、支援者の援助があったとしても、当事者自身が問題を捉えていくことが目指される当事者研究とは大きな相違点である。

もう一つの点は、認知行動療法があくまでも「問題解決」を目指す技法であるということである［下山2011:27］。これに対して当事者研究は、必ずしも問題解決を目的とはしていない。当事者研究は「問題解決技法」ではなく、「生活の中で起きてくる現実の課題に向き合う「態度」」［向谷地他2006:53］なのである。当事者研究では、問題に向き合うことによって、「苦労の棚上げ効果」、つまり「かかえている問題に対して「研究すればいい」と立ち位置を変えると、問題そのものは何も解決していないのに、解消される」という効果［べてるしあわせ研究所2009:23］が生じるのだとされる。

向谷地は認知行動療法およびＳＳＴと当事者研究との関係について次のように述べている。

浦河では、ＳＳＴが当事者の中に普及し、認知行動療法の持つエッセンスが、当事者の生活に馴染み、「治療」とか「援助」といった専門家の立場からの硬い言葉が、当事者の実感と主観の中で磨かれて自然な形で生活に定着するのと同時に、「当事者研究」は、当事者自身の症状の自己管理や再発の注意サインを把握するという作業が、骨格を残しながら発展的に変化を遂げたものだといえる［向谷地2009a:90-91］。

認知行動療法とＳＳＴの型は、べてるの家の実践の中に取り入れられることによって、治療の技法から、苦労を取り戻し、人とのつながりを回復するためのコミュニケーション空間を支えるものへと、その性質を変えていったのである。

### ■□■ フランクルの実存分析と当事者研究

すでに述べたように、べてるの家のもっとも重要な「苦労を取り戻す」という理念は、浦河で精神障害者が置かれていた状況――「苦労が奪われている」状況――の中から生まれ来たものであった。しかしまた、向谷地が精神障害者の「苦労が奪われている」と感じた背景には、フランクルの「実存分析」の影響がある。向谷地は「私自身が、意識的にも無意識的にももっとも影響を受けてきたのは、V・E・フランクルが創始した「実存分析」の視点であった」［向谷地 2009a:86］と述べている。

実存分析は第二次世界大戦中にユダヤ人としてアウシュビッツ強制収容所を体験した精神科医のフランクルが提唱したものであり、「責任の意識化」［フランクル 1957:32］を主張することに特徴がある。責任の意識化とは、「人間が変えることのできない運命に対していかなる態度をとるか」［:53］ということに関して私たちが責任を持っていることを意識化するということを意味している。

変えることのできない運命に対して責任を持つとはどういうことなのだろうか？

私たちは、自分ではどうすることもできない状況の中に置かれることがある。ユダヤ人であるという理由で強制収容所に収容されたフランクルの状況はまさにそうしたものであった。しかしそこで課せられる苦悩に対してどのような態度をとるのかに関して責任があるのだと、フランクルは主張する。「一人の人間がどんなに彼の避けられ得ない運命とそれが彼に課する苦悩とを自らに引き受けるかというやり方の中に、すなわち人間が彼の苦悩を彼の十字架としていかに引き受けるかというやり方の中に、たとえどんな困難の状況にあってもなお、生命の最後の一分まで、生命を有意義に形作る豊かな可能性が開かれているのである」★11［フランクル 1956:168］

精神障害を持つ人たちもまた、自分ではどうにもならない状況に置かれ、苦悩を課せられた人たちであるといえる。発症へと至る状況は自分の力で変えることは難しく、自分ではどうにもならないからこそ、病気になるのである。そのようにして課せられた苦悩を自ら引き受けることを求めるのが、フランクルの実存分析の思想だということになるだろう。

もちろん「責任の意識化」は、精神障害を持つ当事者に病気の責任があるのだと主張するわけではない。精神障害はさまざまな要因の絡み合いによって生じるものであり、当事者個人の責任として理解できるようなものではない。にもかかわらず、当事者は、病気の苦悩を自らのものとして引き受ける責任

★11　フランクルは他方でまた、こうした困難な状況から距離をとるには、「ユーモア」が有効であることを示唆している。不安神経症に関してフランクルは、ユーモアが症状を客観化し、患者が自らを不安感情の「傍らに」あるいは「上に」置くことを可能にし、不安と「安らかに」交渉することができるようになるのだと述べる［フランクル 1957:206］。向谷地自身が指摘するように、べてるの家での「弱さの情報公開」や「それで順調！」という逆説的なキャッチフレーズや「幻覚＆妄想大会」などのユニークでユーモアに富んだ活動は、困難な状況においてその苦悩に向き合うことのうちに生の意味を読み取ろうとしたフランクルの思想に多くを負っている［向谷地 2009a:86-87／フランクル 1956:168］。
なおフランクルは強制収容所の体験をまとめた『夜と霧』で、次のように述べている。「〔自分が強制収容所の心理学についてある講演をしているのだと想像することによって〕私は自分を何らかの形で現在の環境、現在の苦悩の上に置くことができ、またあたかもそれがすでに過去のことであるかのようにみることが可能になり、また苦悩する私自身を心理学的、科学的探究の対象であるかのように見ることができたのである」［フランクル 1956:178］。ここにも、当事者研究の理念との関係を読み取ることができるだろう。

がある、ということを主張するのが「責任の意識化」なのである。

しかしそうだとしても、こうしたフランクルの考え方は、当事者個人に厳しすぎる要求を課すものとなってしまうのではないだろうか？

収容所での体験を描いた『夜と霧』では次のような印象深いエピソードが紹介されている。

収容所から解放された直後に、フランクルは共に解放された仲間と麦の芽が出たばかりの畑を横切ることになった。麦の芽におかまいなく畑の真ん中を突っ切ろうとする仲間に対してフランクルが芽を踏みにじるべきではないと言うと、仲間は怒りに燃えて次のように応える。「何を言うのだ！ われわれの奪われたものは僅かなものだったのか？ 他人はともかく……俺の妻も子供もガスで殺されたのだ！ それなのにお前は俺がほんの少し麦藁を踏みつけるのを禁ずるのか！……」［フランクル 1956:202］。

それでもフランクルはなお、「何人も不正をする権利はない」のであり、「この人間をこの真理へと立ち帰らせるよう努めねばならない」と主張する。もちろん、どんなに理不尽な目にあったとしても、不正をしていいということにはならないし、フランクルの仲間のような考え方が、彼自身にとってよくない帰結をもたらすことは理解できる。

## ■□■ 当事者研究は反省しない

このことを精神障害を持つ当事者に置き換えたらどうなるだろうか？

精神障害を持つ人は、深い苦悩や悲しみを抱えている。また、家庭環境や職場の環境に追いつめられて病気になるということもあるだろう。しかし、精神障害者の苦悩や苦しみがどんなに深くても、また、どんなに厳しい状況のもとに置かれてきたとしても、だからといって他害行為や迷惑行為をしたり、約束を破ったりしていいということにはならない、ということになるだろう。

それはもちろんその通りだ。しかし当事者にそうした「真理」を理解させるように努めれば、問題が解決するのだろうか？

実は、この問題をどう捉えるのかという点において、実存分析と当事者研究の理念は異なっている。他害行為や迷惑行為をすべきではないと理解したところで、それが止むとは限らない。反省したり自分を見つめ直したりすればそれで問題が解決するというわけではない。べてるの家の当事者研究においては、迷惑行為でさえも、当事者が自らを助ける「助け方」として捉える。その助け方はもちろん迷惑行為である限り、そのままでいいわけではない。しかし、「助け方」として捉えることによって、当事者が問題と向き合う力をそこに見出し、その力を別の仕方で発揮できるように仲間と共に考えていくのが、当事者研究というツールなのである。

「責任の意識化」という実存分析の思想は、べてるの家において「苦労を取り戻す」という理念として結実するが、この取り戻しは同時に人とのつながりの回復であることが強調されていた。この強調は、「責任の意識化」が「責任の個人化・孤立化」となってしまうことを防ぐ重要なポイントである。

当事者研究のもっとも重要な理念である「自分自身で、共に」はこの意味において理解されなければならない。苦悩を自分自身で引き受けながら、その苦悩の引き受け方を仲間と共に研究し、その成果を社会へ伝えていく——これこそが、「自分自身で、共に」が意味するものなのである。

## ■□■ 「半精神医学」としての当事者研究

これまで見てきたように当事者研究は、ピアサポートの理念や当事者運動の思想、認知行動療法とS

ST、フランクルの実存分析の思想を背景としながらも、それらとは異なる特徴を持つものである。これらの思想や技法は浦河の地で吸収され、その型を残しながらも、まったく異なるものへと性質を変えていく。そうした型は、治療の空間や運動の空間から引き離されて、「苦労を取り戻し、語りを取り戻す」という目的に合わせて練り直されていくことになる。

さまざまなアプローチから型や技法を取り入れながら、アレンジを加え、異なる文脈のうちへと置き換えていくという当事者研究の特徴がもっともよく現れているのは、「自己病名」をつけるという作業であろう。

浦河で「自己病名」をつけることがいつから始まったのか定かではないが、当事者研究が始まる前の二〇〇〇年頃にはすでに自己病名は始まっていたようである［浦河べてるの家 2002:105-109］。

自己病名は、「自分のいままでの生きた歴史と、これからの生き方に連なる大切なシンボル」としての意味を持つ。それは、「医師が診断した医学的事実やたんなる忌まわしい記憶としてではなく、一人の人間として懸命に生きてきた証」なのである。

しかし興味深いのは、そのような意味を持つ自己病名が、必ずしも医学的な診断名を排除していないことである。早坂潔の「精神バラバラ状態」［:108］や、秋山里子の「人間アレルギー症候群」［向谷地他 2006:134］など、医学的な診断名を利用していないものもあるが、吉野雅子や清水里香の「統合失調症サトラレ型」［向谷地他 2006:162／べてるしあわせ研究所 2009:60］、伊藤知之の「統合失調症全力疾走型」［べてるしあわせ研究所 2009:130］、浅古朗の「統合失調症生活音引越しタイプ」［:111］など、医学的な診断名（特に統合失調症）に、実際に困っていることを端的に示すような言葉を合わせるものも多い（なお自己病名は固定的なものではなく、苦労のタイプが変わったり、当事者研究が進むことによって変更されていく）。

医学的診断名と自分の苦労のタイプを合わせた、いわばハイブリッド型の自己病名は、べてるの家の「構え」のようなものを示している。精神科における診断には特有の難しさがあるが、だからこそ、診断は医師が責任を持って下すべきものとなっている。自己病名は、そうした医師の権威への挑戦であり、専門家から苦労を取り戻すための重要な作業なのだといえる。

しかし、そうであれば、医学的な診断名を無視すればよさそうなものだが、べてるの家では、統合失調症のサブタイプ[★12]をもじって、統合失調症○○型という自己病名が使われている。精神医学的診断名のこのようなパロディ的な利用の仕方を、「半精神医学 quasi-psychiatry」と呼ぶことにしよう。これは、一九六〇年代に展開された「反精神医学 anti-psychiatry」と呼ばれる運動をもじったものである。

## ■□■ 反か半か、それが問題だ

「反精神医学」はイギリスのデビッド・クーパーらによって展開された、患者の「解放」を目指した運動であった。クーパーは、統合失調症の症状とされるものは、実存することが不可能な状況から脱出するための対抗暴力にほかならず、このような対抗暴力は家族によって、「病気」としてねつ造されるのだと主張する［クーパー 1974:43］。患者とは、家族と社会の側の必要によって「患者にさせられた者」な

★12 このサブタイプはアメリカ精神医学会が出版している診断・統計マニュアルの次の版DSM-5では消えることになりそうである。DSM-5が自己病名のあり方にどのような影響を与えるのかが注目される（DSM-5の診断基準の草稿は、アメリカ精神医学会のホームページ http://www.dsm5.org/Pages/Default.aspx で公開されていたが、二〇一二年一二月現在では閲覧できなくなっている。DSM-5の確定版は二〇一三年五月に出版予定）。

のであり、精神医学はそうした要請に応える一種の暴力装置なのである。クーパーは、このような精神医学の「暴力」に対抗して、患者を「社会的無効化」から救い出し、患者の「精神病的行為」を内面から了解可能なものとして捉え直そうとする。

このような視点からすれば、「妄想」とは、自己の志向性（＝意図）を否定され、単なる「現象」とされてしまった患者が、自己と他者との間で起こる事象を了解可能なものにする唯一の方法であり、ある種の「人間の現実」を構成するものなのである［:22-23］。

向谷地もまた、妄想や幻覚を人間の現実として捉えようとする。「幻覚症状だからといっても、当事者にはそれは極めて生々しい現実である。だから、浦河では幻聴の「幻」を〝まぼろし〟ではなく現実の「現」を用いて〝現聴〟という理解をする」［向谷地 2008:49］。他方でまた、この引用文でも示されているように、向谷地は、それが「幻覚」であることを否定するわけではなく、また、当事者の捉え方を無条件に承認するわけではない。

べてるの家における自己病名は、専門家の知を否定するのでもなく、またそのまま受け入れるのでもない。自己病名は「病気」であることを認めつつも、診断名だけでは捉えきれない当事者個々人の多様な苦労を表現している。それはまさに、反精神医学ならぬ半精神医学とでもいうべき実践を象徴するものだろう。このような実践は、当事者が「語りを取り戻す」ための有効な手立てとなっている。

専門的な知は、その性質上、体系的で網羅的なものである。専門知は事象をあらゆる方面から分析し、事象がその網の目から逃れることがないような体系的な知を作り上げる。当事者研究の自己病名は、そうした知と全面的に対立する対抗知を作り出すのではなく、使えるところは取り入れながら、専門知によってはカバーすることができない要素を付け加えながら自己病名を作り上げていくことによって、診断名の意味をずらしていくのである。

## ❸ 当事者研究の心地よさ

前節では、当事者研究の革新性について述べてきた。ここでは、当事者研究が持つ魅力について述べ、次の4節「当事者研究の展開」への橋渡しとすることにしよう。

べてるの家では毎日ミーティングが行われている。ミーティングは、参加者全員がその日の気分・体調とその日の作業予定を報告することから始まる。というより、気分・体調の報告がミーティングのかなりの部分を占め、それこそがミーティングの主目的ではないかという気さえする。

「〇〇さん、今日の気分・体調をお願いします」
「気分はいいです。体調はいいですけどちょっと眠いです」

といった具合に報告が進んでいく。報告の中身の多くは特に珍しいものではない。たいていは気分がいいし、体調も悪くない。若干眠かったり、少し体調が悪いという人もいるが、特に問題になるようなものはなく（大きな問題がないからこそ、ミーティングに出席できているのだが）、報告は流れ作業で進んでいく。外部の見学者もミーティングに参加することができるが、私がミーティングに参加したとき★13、私はべてるの家の空気に馴染《なじ》んでいくような感覚を覚えた。この心地よさはどこから来るのだろうか？

## ■□■ 私たちのスキル

私たちは通常の社会生活を送る中で、お互いの体調や気分について、洗練された仕方で伝え合っている。私たちはさまざまな機会を捉えて、体調・気分を自然の流れの中で伝えるというスキルを身に付けている。

たとえば、私たちは「今日は寒いですね」というような中立的で無難な発話から始め、会話を進めていく中でお互いの気分や体調、個人的な状況などを読み取ったり、自ら開示したり、あるいは開示を促していく。通常の会話の開始点では、気分・体調に直接踏み込むことはしない。それは会話の自然な進行の中で、おのずと明らかにされていくものなのである。次のような仮想会話を考えてみよう。

「今日は寒いですね」
「そうですね。△△さん、顔真っ赤じゃないですか。風邪でも引いたんですか」
「いや実はきのう寝てなくて。今日締切の報告書を書いてましてて」

気分・体調の読み取りや開示は、普通、「世間話」という文脈の中で行われる。会議が始まる前の待ち時間や作業の場へと向かう移動時間などの、空間的には拘束されているが仕事をすることができない時間が世間話にもっとも適した時間である。逆に、会議や作業がいったん始まれば、世間話は基本的には抑圧される。

しかし、世間話の中でお互いの気分・体調を伝えておくことは、仕事の文脈において重要な機能を果たすことがある。△△さんが、会議中に居眠りをしてしまい、それを誰かに指摘されたとしよう。世間話の相手はこうフォローしてくれるかもしれない。「△△さん、今日が報告書締切で寝てないんだって」。

こうした情報は、△△さんが自ら口に出すことは難しい。言い訳がましく聞こえてしまうし、場合によっては、反抗的な態度ととられてしまうかもしれない。しかし、昨日報告書を書くために徹夜をしたという情報は、△△さんの評価にとって、決定的に重要である。その情報は、「会議中居眠りをするやる気のないやつ」という評価を、「人知れず頑張っていて、会議中居眠りしてしまうほど仕事をしている人」という評価へと変えてくれる。そうした評価を得るためには、その情報は本人からではなく、他の人から伝えてもらう必要がある。私たちはこのようにして、(半ば無意識のうちに)世間話の文脈をうまく利用して自分の気分・体調を伝え、社会生活を円滑に進めるスキルを持っているのである。

★13　べてるの家のミーティングには、二〇一一年二月と翌二〇一二年二月に、浦河で東京大学UTCP×べてるの家討論会「当事者研究の現象学」1・2を開催した際に参加させていただいた。

らない。

## 弱さへ誘われる体験

「私たち」と書いたが、私は世間話が苦手である。まず「今日は寒いねえ」という発話の意図がわからない。

一緒に歩いているのだから、寒いということは伝えなくてもわかるではないか。もしかして、この人は寒さの感じ方が自分と同じかどうかを確かめようとしているのだろうか。「私は寒く感じるけれど、あなたはどう?」と聞きたいのだろうか。それならそう聞けばいいではないか。それとも、寒さに関して何か追加の情報を得ようとしているのだろうか。今日の最低気温は摂氏零度で昨日に比べて三度低く、冬型の気圧配置が強まっていて明日も寒さが続く、というような情報を得たいのだろうか。それなら気象庁のホームページを見ればいいのではないか。なぜ私に聞く必要があるのか。独り言とも同意を求める発話ともつかないような言葉に、私はどう反応すればいいだろうか。[★14]

世間話が苦手な私にとって、べてるの家のミーティングでの「気分・体調(を言ってください)!」という促しは新鮮でかつ、心地のいいものだった。気分・体調をストレートに聞かれているのだから、それを答えればいいのである。天候の話に絡めてほのめかす必要はない。気分・体調を報告する際には、おのずと状況を報告することにもなるから、自分が置かれた状況も伝えることができる。

しかし、べてるの家の心地よさは、特に世間話が苦手な人でなくても、感じることができるものなのかもしれない。日常的な社会生活の中で、気分・体調について直接聞かれることはない。聞かれるとしたらそれは診察室においてであろう。気分・体調に関する質問や報告は、通常は治療のコミュニケーション空間においてのみ行われるものなのである。

べてるの家のミーティングにおける気分・体調の報告は、治療のコミュニケーション空間以外の場で、他人の評価を気にすることなく、安全に自分の状態を表出することを可能にするものである。こうした気分・体調の報告は、当事者研究への入り口である。べてるの家のキャッチフレーズの一つに、「べてるに来れば病気が出る」というものがある。べてるの家のミーティングや当事者研究に参加していると、自然と、自分の気分について報告したくなり、自分の病気を探してみたくなる。べてるの家の人々の「弱さの情報公開」の躊躇《ちゅうちょ》のなさを目の当たりにして、見学者も自分の弱さを少し公開してみよう、という気になる。

もちろん、たいていの見学者は、「弱さの情報公開」を全面的に展開できるほど、十分に弱くはない。そこが逆にべてるの家の魅力になっている。べてるの家の人々は十分に弱く、その「弱さを絆に」、お互いにつながっているという強さを持っている。向谷地がいう「弱さの力」［向谷地 2009b:45］を実感させられる。

私たちは十分に弱くないが、しかしもちろんさまざまな弱さを抱えている。そしてこうした弱みは就労の空間や公的な空間では、表出することを抑圧されている。こうした弱みは、世間話などのルートをうまく使って小出しに安全に開示していくことができなければ、治療やカウンセリングなどの特殊な空間で表出するしかない。当事者研究は、そうした閉鎖的な空間とは異なった、弱さを公的に語る場を提供する。日常的に弱さを隠しながら生きている私たちに、弱さを絆につながるように、誘うのである。

---

★14　もちろん私はいい大人なので、「今日は寒いねえ」と言われれば、先の仮想会話のようなやりとりをすることができる。しかしそれは、世間話の機能を理解するようになってから、半ば意識的に身に付けたスキルである。

中西と上野は、「ニーズを持ったとき、人は誰でも当事者になる」と述べていた。これをもじって言えば、「弱さや苦悩を持ったとき、人は誰でも当事者になる」といえるだろう。弱さや苦悩を持たない人はいないのだから、誰もがすでに当事者であるということになる。そのような意味での当事者が、弱さや苦悩について語る場を求め、問題を何らかの形で継続的に仲間と共に考え続け、一定の答えを得ようとするとき、そこにはすでに当事者研究が成り立っている。

その意味で、当事者研究は、誰でも、どこでも始めることができる。それは研究の成果を発表する場さえ仲間と共に作ることができればたとえ一人であっても可能である。当事者研究は非常にシンプルな営みであり、当事者研究のニーズがありさえすれば、どこでも立ち上げることができるものなのである。

そのことはもちろん、当事者研究に接した人のすべてが当事者研究を立ち上げるようになるということを意味していない。多くの場合、実際に当事者研究を立ち上げ、参加することを必要とする人たちは、語りを取り戻すことを切実に求め、精神障害やその他の障害を抱えた人たち、社会に参加する術を奪われた人たちであろう。しかしそれでもやはり、当事者研究は、原理的には、それを必要とするすべての人に対して開かれているものであることを確認しておきたい。

## ❹ 当事者研究の展開

べてるの家の当事者研究は、開始から一〇年余りの間に、急速な広がりを見せている。二〇〇四年から毎年当事者研究全国交流集会が開かれ、二〇一二年の第九回大会では全国から三一題の発表があった（『第九回当事者研究全国交流集会抄録集 in ふくしま』二〇一二年一〇月一九・二〇日による）。

この当事者研究の広がりには、べてるの家のメンバーが積極的に各地に赴き、当事者研究の実践講座を開催していることが大きく寄与している。また、池袋、横浜、町田、伊勢崎、流山などでは、クリニックなどを基盤に定期的に当事者研究が行われている。さらに近年では、韓国で『べてるの家の「非」援助論』が翻訳されるなど、海外からも関心を集めるようになりつつある［べてるしあわせ研究所 2011:3］。

これらの当事者研究は、基本的にはべてる方式（SSTの型を取り入れ、支援者もしくは当事者がファシリテーターとして入り、当事者の発表と他のメンバーを交えた議論によって進められていくやり方）の当事者研究であるが、べてるから大きく影響を受けながらも、べてる方式とは異なったやり方で行われる当事者研究も展開されつつある。なかでも二〇〇八年に出版された綾屋紗月と熊谷晋一郎の共著『発達障害当事者研究』は当事者研究の新たな展開の可能性を切り開くものとなった。

## ■□■ 理論化までをも志向する

『発達障害当事者研究』は、アスペルガー症候群当事者の綾屋が脳性まひ当事者で小児科医の熊谷との対話を通じて文章を練り上げていくことによって作られた本である。この本の執筆の動機とねらいについて、綾屋は「はじめに」で次のように述べている。

長年〝アイデンティティ探し〟を続けてきた私は、自分がアスペルガー症候群に当てはまると知ったとき、他の自閉圏の人びとと同様、「やっと答えを見つけた」と思った。／しかし、そのすぐ後から、表面に出てくる症状としてはたしかにこれに当てはまるものの、なぜそのような症状が出現するかという諸説に対しては、はっきりとした違和感を覚えた。〔…〕そのような〔コミュニケーション障害を第一義的な原因として捉える〕従来の研究とは別の切り口から私は自閉の概念をとらえなおしたい。コミュニケーション障害なるものをはじめから仮定するのではなく、まず私自身の体験を可能な限り詳細に記述する。／その際、体験の記述にとどまらず、自閉とは何かという問いに、オリジナルな説を与えることも意図している。その説とは、私たち自閉圏の人間は、「意味や行動のまとめあげがゆっくり」なのだとするものだ。本著では、この仮説にもとづいて、私の体験と一致するかどうかを照らし合わせていく。〔…〕従来の自閉症概念に合うように私の体験を編集しなおすことなく、発達障害という大きい枠の中で自由に語ることから始め、その自由な《私語り》を起点に、従来の自閉症概念をずらしていくのが、この本の目的である〔綾屋・熊谷 2008:3-4〕。

綾屋にとってアスペルガー症候群というラベルがアイデンティティの獲得にとって重要な役割を果たしたことをまず確認しておこう。他方でまた、コミュニケーション障害を原因〔＝中核的な障害〕と捉える従来の自閉症の捉え方に違和感を感じ、独自の仮説を提示して検証していくことを綾屋たちが目指していることにも注目しよう。このような目標は、べてるにおける実践に含まれながらも必ずしも強調されていなかった当事者研究の可能性を示している。

障害当事者の語りは従来から、障害を持つ人の体験の記述として重要視されてきた。それは、障害を持つ人の行動の観察からは窺い知ることのできない当事者の内面的世界をあらわにするものとして捉えられてきたのである。★15 しかし、当事者の語りを解釈し、理論化するのはもっぱら専門家の役割であった。これに対して『発達障害当事者研究』は、当事者の視点から、障害の理論的把握を試みようとしたものなのである。★16

★15 たとえば、すでにヤスパース〔1971:41=1913:24〕は、患者の内面を理解する上での患者の「自己描写」が重要であることを指摘している。

★16 当事者の視点から障害の新たな理解をもたらすという点は、『レッツ！ 当事者研究2』では、「通説を越えた新たな意味や可能性をさぐるアプローチ」という表現で指摘されているものである。このアプローチは、「統合失調症などの主観的な体験を観察、整理をしながら、従来の専門家の見解や一般的な通説を乗り越えたその人なりの解釈や考察を加え、有用な体験として新たな意味や可能性をさぐる」ものであるとされる〔べてるしあわせ研究所 2011:24〕。当事者研究が持つこうした側面は、べてるの家の実践の中で示されてきたものであるが、これまであまり明確に強調されることがなかったように思う。

## ■□■ 体験を共有しない者に語り出す

『発達障害当事者研究』が明確化したもう一つの点は、自己を再発見していく当事者研究の営みが、健常者を含めた他者との対話に開かれたものであるという点である。

当事者研究が自己を再発見していく営みであることは、べてるの家の当事者研究においても示されていたポイントである。当事者研究とは、当事者が人とのつながりの中で、苦労を取り戻し、言葉を取り戻し、自らの歴史性を取り戻していく作業であった。また、べてるの当事者研究の理念「自分自身で、共に」の「共に」には、当事者の仲間と共に、というだけでなく、専門家と共に、という意味が込められている［向谷地 2009a:101］。しかしこの場合の専門家の立ち位置は、あくまでも、当事者の主観的現実に寄り添う、ということにある。

これに対して、『発達障害当事者研究』で示された手法は、当事者の視点から「普通の人（健常者）」の体験を分析し、健常者の体験との比較において、当事者の体験を記述するというものである。たとえば、綾屋は「おなかがすいた」という感覚がわかりにくいという。健常者にとって空腹感は独特の自明のものであり、それを説明する必要性を感じない。この感覚がわかりづらいとは一体どういうことなのだろうか？　しかし綾屋の視点からすればこの問いは逆転することになる――健常者は、一体どうやって空腹感を得ているのだろうか？

健常者が容易に獲得する「おなかがすいた」という感覚を自分がつかみにくい原因を、綾屋は次のように説明する。

私はまず、「おなかがすいた」という感覚がわかりにくい。なぜなら、身体が私に訴える感覚（以下、身体感覚）は当然、このほかにもつねにたくさんあるわけで、「正座のしすぎで足がしびれている」「さっき蚊に刺された場所がかゆい」「鼻水がとまらない」など空腹感とは関係のないあまたの身体感覚も、私には等価に届けられているからである［綾屋・熊谷 2008:15］。

たくさんの身体感覚を次々に拾う私は、どうやら／「大量の身体感覚を絞り込み、あるひとつの〈身体の自己紹介〉をまとめあげるまで」の作業が、人よりゆっくりである／といえる［綾屋・熊谷 2008:23］。

もし空腹感のわかりにくさが、身体感覚の絞り込みのスピードが遅いことに原因があるのだとすれば、逆に健常者のとっての空腹感のわかりやすさは、そのスピードの速さに支えられているということになるだろう。

一般的にはおそらく、数多くの身体感覚をすぐに絞り込み、「おなかがすいている」というひとつの自己紹介としてパッとまとめあげ身体内部の情報の数を減らすため、身体外部の情報とのすりあわせが容易になっていると考えられる。しかし私には、人びとがこんなにたくさんあるはずの身体感覚を容易に絞り込み、ひとつにまとめあげていることのほうが不思議に思われる。人びとの「おなかがすいた」へのまとめあげは、たしかにスピードは速いが、実はとても大雑把で〔…〕うっかりしていることとの裏返しではないだろうか［綾屋・熊谷 2008:29］。

綾屋のこの分析は、当事者研究が健常者研究でもあることを思い知らせるものである。当事者が抱える困難は、健常者がなぜそこに困難を感じないのかを分析することによって、初めて語り得るものとなる。逆にいえば、健常者に理解可能な言葉で語り、健常者を当事者研究の対話相手として引き込むところに、当事者研究が成り立つ基盤があるといえるだろう。

空腹感がわからない、と言われたとき、健常者は途方に暮れるしかない。しかし、身体感覚の絞り込みが難しいと言われれば、理解の手がかりが得られるような気がする。空腹感は、はっきりとした押しつけがましいものであるが、他の身体感覚に紛れてしまうという経験がないわけではない。振り返ってみれば、むしろそれは日常的に常に経験していることでもある。ただ健常者の場合、空腹感が立ち現われたときには、それがあまりにはっきりしたものであるために、立ち現われる直前までその感覚が他の身体感覚に紛れていたことを意識することが稀なのである。

綾屋の分析は、健常者の空腹感の背後にあるダイナミズムに気づかせてくれると同時に、この感覚がわかりづらいという、当初理解することが難しいように思われた綾屋の体験が、われわれの体験と地続きのものであることをも明らかにするのである。

このことを熊谷は『リハビリの夜』で次のように表現している。

「脳性まひ」だとか「障害」という言葉を使った説明は、なんだかわかったような気にさせる力を持っているが、体験としての内実が伝わっているわけではない。もっと、私が体験していることをありありと再現してくれるような、そして読者がそれを読んだときに、うっすらとでも転倒する私を追体験してもらえるような、そんな説明が欲しいのだ。つまり、あなたを道連れに転倒したいのである［熊谷 2010:22］。

当事者研究は、当事者が、自らの体験や困難、問題を、それらを共有する仲間と共に研究する営みであると同時に、それらを共有しない人に対して語り出すという営みでもある。当事者の側は、自らの体験を可能な限り細部へと分節し、読者に理解可能な、共有可能な言葉で語ることによって、読者の体験に歩み寄る。読者の側は、自らの体験を可能な限り細部へと分節し、自らの体験のリソースの中から、当事者の体験の細部と照合可能なものを見つけ出すという努力を求められる。当事者研究という営みが、体験を持つものと持たないものとの相互の歩み寄りを前提にしていることを、綾屋と熊谷は示しているのである。

## ■□■ 健常者研究を経由した自己理解

健常者の視点による障害研究、特に精神障害の研究は、「逸脱の矯正」という目標のほかに、〈逸脱〉を手掛かりにした〈正常〉の理解という側面も持っている。人格の同一性や合理性、社会的認識がどのようにして成り立っているのかを理解するために、それらに関する障害を持つ人々を研究対象とするのである。つまり、こうした研究においては、自分たちを理解するために、異他的なものを研究するという動機が潜んでいるのである。

もしそうならば、逆に、障害を持つ人たちが、異他的なものとしての健常者を研究することによって、自分たちを理解するというアプローチもあってしかるべきなのではないか。『発達障害当事者研究』は、このような、健常者研究を通した自己理解というアプローチの可能性が当事者研究のうちにあることを示したものなのである。

## ■□■ 自助グループでの当事者研究――ダルク女性ハウス

当事者研究の重要な展開として、「ダルク女性ハウス」の活動についても触れておきたい。ダルク(Drug Addiction Rehabilitation Center: DARC)とは、薬物・アルコール依存症患者の自助グループであり、日本では一九八五年に初めて日暮里に設立され、各地に広まっていったものである[市川 2010]。ダルク女性ハウスは一九九一年に設立された女性の依存症者のためのサポート施設である。共同生活を送りながら回復を目指す「グループホーム」と通所しながらプログラムに参加する「デイケアセンター」があり、当事者が体験を語り、聞くことによって経験を分かち合うミーティングがプログラムの中心になっている[上岡・大島 2010:12]。

ダルク女性ハウスのミーティングでは、「言いっぱなし聞きっぱなし」のルールが採用されている。「やりとりがあるのは、自分が話す前に「○○です」と自分のニックネームを言うと「○○～」という儀礼的なかけ声がその場にいる全員から返ってくることと、話し終わった後に司会者が「ありがとうございました」ということだけだ」[綾屋・熊谷 2010:138]。

綾屋はこうしたミーティングを「抑圧されずに一次データを語れる場を確保」するものとして特徴づけている。2節で述べたように、匿名性や「言いっぱなし聞きっぱなし」、外部への持ち出し禁止というルールは、当事者が安心して自分の体験や思いを話す場を確保するためのものなのである。

浦河では、スキゾフレニクス・アノニマス(SA)は当事者研究と明確に分けられていた。★17 しかし、ダルク女性ハウスでは、アノニマスな活動の中に、当事者研究が取り入れられている。上岡と大嶋による『その後の不自由』の中の章の一つ、「生理のあるカラダとつきあう術」は、当事者研究の成果を発表したものであり、ダルク女性ハウスにおける当事者研究の進め方のその一端をうかがわせるものである。

この当事者研究の目的は、「生理前の気分の変化」を把握することで、「自分自身とつきあっていく方法」を見出すことにある。生理に関連する身体の変化は、薬物の再使用の引き金になりうるものであり、「生理とのつきあい方を学ぶことは、クリーン（薬物を使用していない状態）でいるために切実に必要なことのひとつ」なのだという。この当事者研究は、当事者四人による運営会議とミーティング、ダルク女性ハウス経験者への事前アンケートなどを組み合わせて進められていった。[★18]

この当事者研究に特徴的なのは、「ミーティングの安全」を確保する工夫がなされたことである。たとえば、「深く話しすぎて具合が悪くなる」ことを避けるために、参加者は、過去のことを話しながらも、「今の気持ち」「今の身体の感じ」に注目するようにする。ミーティングの中で気持ちや身体感覚が過去に引き戻された場合でも、今どこが痛いのか、どこが気持ち悪いのかを話すことで、現在の自分に戻ることができるのだという。

ダルク女性ハウスでの実践は、自助グループの活動の中での当事者研究の可能性を示すものだろう。一つのテーマについて発表者と参加者が議論する当事者研究は、「言いっぱなし聞きっぱなし」の原則

---

★17 札幌のSAでは、SAの枠組みで当事者研究が行われている［べてるしあわせ研究所 2009:244-246］。

★18 この当事者研究の参加者は、運営を担った四人（「生身はつらい」から「なまみ〜ず」と名乗る）とプログラム利用者八人、ダルク女性ハウスの利用経験者七人であり、『その後の不自由』では匿名になっている。

を外すことになるが、ダルク女性ハウスの実践は、その原則を外してでも当事者研究を導入することの意義を示している。

## ■□■ 運動から研究へ――『つながりの作法』

当事者研究の展開に関しては、さらに、綾屋と熊谷の『つながりの作法』〔2010〕の出版も重要な出来事として位置づけることができるだろう。この本は、べてるの家やダルク女性ハウス、そして綾屋と熊谷自身の当事者研究の実践を踏まえながら、当事者研究の意義を「つながりの作法」という視点から捉え直そうとしたものであった。

そこで示された重要な論点としては、マイノリティがつながりを得ていく過程を、（1）マイノリティの意識を持たず、社会に過剰適応していこうとする時期、（2）仲間と出会い連帯する時期、（3）多様性を認めながら連帯する時期に分け、（3）の時期の具体的なあり方として当事者研究を解釈していこうとした点、また、「治療の論理」でもなく「（当事者）運動の論理」でもない、「研究の論理」の導入という観点から当事者研究の特徴を際立たせようとした点があげられる。

また、当事者研究の内部に、権力構造が生じる可能性があること、そうした権力構造の生成を防ぐ方法について検討している点も重要である。この点については、次節でさらに検討することにしたい。

## 5 当事者研究の課題

前節で述べてきたように当事者研究は、べてるの家における実践にとどまることなく、さまざまな展開を見せている。他方、この展開によって、当事者研究の課題もあらわになってきている。

当事者研究の最大の課題は、それが「治療」にとってどのような意味を持つのかということであろう。これまで述べてきたように、当事者研究は、「治療」と一線を画すことによって、その機能を果たすものである。しかし当事者研究の実践が治療効果を持つことも考えられるだろうし、また、当事者研究の実践が、精神医学における研究や臨床実践にも影響を与えていくことも考えられる。従来の科学研究や臨床実践と当事者研究がどのような関係を結んでいくべきなのかは、今後さらに検討していくべき大きな課題である。

この節では、当事者研究と科学研究との関係や、当事者研究の実践そのものに関する課題について少し検討しておくことにしたい。

### ■□■ 当事者研究と科学

当事者研究に対する可能な批判として、当事者研究は素人による非科学的な営みに過ぎず、その効果は疑わしいというものが考えられる。もちろん当事者研究の営みは、「科学的」ではない。問題は、そうした「科学的」ではない当事者研究の意義をどのように評価するかであろう。ある手続きや結果が「科学的」であるか否かを考えるとき、それが「普遍性」と「再現性」を帯びているか否かが重要となる。同じ条件のもとであれば、いつどこで、誰がやっても同じ結果が得られるということが、科学的な手続きにとって求められるのである[★19]。

薬の効果を調べる臨床試験などでは、「同じ条件」を実現するために、しばしば「無作為化比較試験 Randomized Controlled Trial: RCT」と呼ばれる方法がとられる[★20]。RCTでは、ランダムに分けられた二つの患者のグループに対して、一方のグループには薬効を調べたい新薬を投与し、もう一方のグループには偽薬（プラシーボ）を投与し、さらに患者も医者も誰が新薬を投与され、誰が偽薬を投与されているのかわからないようにするのである（このやり方は二重盲検と呼ばれる）。

治療効果の評価においてRCTが重要であるのは、第一に、他の要因による影響を排除するためである。新薬を投与された患者の症状が緩和されたとしよう。この事実のみでは、症状の緩和は新薬の薬理作用が原因なのか、薬らしきものを定期的に飲んだことが原因なのか（プラシーボ効果）、それとも実験に参加することによって生活のリズムが整えられたことが原因なのかを判別することは不可能である。これらの要因を排除するためには、他の条件は同じで、投与されるものの成分のみが異なる対照群を置く必要がある。

このようなRCTが重要であるのは、第二に、実験者の恣意性や思い込みを排除する必要があるからである。人間には一般に、どんな証拠であっても自分が信じている仮説を支持するものとして証拠を捉える「確証バイアス」と呼ばれるバイアスがあるとされる［リリエンフェルド他 2007:23］。確証バイアスやそのほかのさまざまなバイアスが影響するのを避けるためには、二重盲検が必要となるのである。

当事者研究においては、こうしたプラシーボ効果や確証バイアスを排除するための仕組みがないという批判がありうるかもしれない。確かに、当事者研究には、「回復」の効果や仮説に関する検証の仕組みはない。べてるの家の当事者研究では「結果の検証」ということがいわれているが、SST的な、問題への対処の仕方がうまくいったかどうかという意味での検証であり、RCTのような科学的な手続きとしての検証ではない。

そもそもべてるの家の当事者研究はマニュアルを持たないということをその重要な方針としていることを意味する[べてるしあわせ研究所 2011:25]。決まったやり方を持たないということは、再現性が原理的に担保されないということを意味する。当事者研究は、科学的評価の対象になることを拒む性質を持っているのである。

また、べてるの家での当事者研究が、スキゾフレニクス・アノニマス(SA)と、「商売」を通じた社会進出とによって支えられたものであることも、べてるの家の当事者研究を科学的な評価の対象とすることを難しくしている。RCTが可能であるのは、(1)効果を確かめたい要因を他の要因から分離することが可能であることと、(2)被験者の状態が均一であること、(3)治療群とコントロール群のランダムな振り分けが可能であること、(4)二重盲検が可能である限りにおいてであるが、べてるの家の当事者研究は、これらの条件をいずれも満たしていない。

べてるの家の当事者研究は、べてるの家の「場の力」の上に成り立つものであると同時に、「場の力」

★19 もちろん科学哲学的に見れば、単純にそう言うことはできないが、ここでは科学の一般的な捉え方としてそのような見方を提示しておく。

★20 RCTの詳細については、たとえば丹後[2002:14-20]を参照。

を作り出し、強化するものでもある。当事者研究をこうした場の力から切り離し、当事者研究を構成する要素を切り刻んで科学的評価の対象とすることは、当事者研究の重要な要素を捉え損なってしまうことになりかねない。

しかしこのことはもちろん、当事者研究の効果を科学的評価の対象にしてはならない、ということを意味するわけではない。べてるの場の効果を全体として評価することや、べてるの当事者研究とべてる以外で行われている当事者研究を比較することによって、当事者研究の効果を何らかの仕方で評価していくことは可能だろう。上述したように、ＲＣＴは当事者研究の評価手法としては適切ではないが、評価項目を工夫した観察研究であれば、当事者研究の機能を科学的に評価することはできるだろう（具体的な観察研究の方法や評価項目については今後の検討課題としておこう）。

## ■□■「研究」する権利と専門知

他方でまた、当事者研究は、従来の科学的研究とはまったく異なる機能を持っていることを忘れてはならない。

本章で論じてきたように、当事者研究は、語りを奪われてきた当事者たちが、語りを取り戻し、つながりを回復するためのツールとしての意義を持っている。当事者運動がニーズに対する決定権を専門家から取り戻そうとしたように、当事者研究は、病気に関する語り、研究する権利を専門家の手から取り戻そうとするのである。そのような当事者研究に対して、それは科学的研究の作法を踏まえていないからやるべきではないと主張することは、当事者の語りを抑圧し、「研究」する権利を奪うことになる。

そもそも、「研究 study／research」は、「科学的研究 scientific research」に限定されるものではない。

「研究」とは事象や実践に対して、そこに没入することなく、観察的・認識的な態度をとることである。この態度には、事象に対して能動的に働きかけ（実験を行い）、その結果を観察することによって認識を得るということも含まれる。

他方、「科学」は「研究」のそうした側面を共有しながらも、そのプロセスと結果に普遍性と再現性が求められるという点や、定量的な評価を行うことに特徴がある（そのため、個別的なものに関しては、「研究」の対象とはなり得ても、科学的探究の対象となることは難しい。なお当事者研究と個別性の関係については、第2章を参照されたい）。その意味では「科学的研究」としての「科学」は、「研究」の下位概念であるといえる。

科学的研究は再現性を担保するために厳密な手続きを要求する。そのため、専門家以外が科学的研究を行うことは現実問題として難しい。しかし事象や実践に対する特殊な態度としての「研究」は、誰でも行うことができる。ライバル企業の強みの研究、駅前商店街にある複数の食堂の値段と味に関する比較研究など、私たちは日常生活や仕事の中で役に立つ研究や、あるいは単に自分の興味関心を満たすための研究を日々行っている。

そのような研究の成果は、専門家が行う研究に取り入れられることもある。化石や石器がしばしば子どもや素人研究者によって発見されるのはその例だろう。そのような子ども／素人研究者は、発見したものの新奇性を十分に評価する能力を持たず、その評価を専門家に委ねることになるが、そうした発見は、子どもや素人の「研究的な態度」によって可能になったものなのである。

当事者研究と専門家による研究の関係にも、そうした関係を考えることができる。当事者研究の成果として得られた知の中には、専門知にとっても重要な意味を持つものがありうるだろう。だが、当事者研究の、専門知にとっての意義はそれだけにとどまらない。素人研究者によって発見された化石や石器は、たまたま素人研究者によって発見されたものであり、素人研究者でなければ決して発見できなかったということはない。しかし、当事者研究においては、当事者ならではの視点によって、障害の新たな捉え方がもたらされる可能性がある。

精神障害を持つ当事者はたいてい、社会から切り離された、孤立した存在であった。精神障害当事者が公開の場に立つことは、あったとしても、稀で散発的なことであった。当事者研究は、当事者が研究という共同作業を続けながら社会に対して発信していくという、これまでなかったタイプの当事者の活動を作り出している。このようなコミュニケーションの場が、従来の研究の視点からは得られなかった知見を生み出す可能性もある。

たとえば、「サトラレ」（精神医学の用語では、「思考伝播」と呼ばれる、自分の考えが人に伝わってしまうという体験）は「サトラセ」であった（つまり、悟ってほしいという願望の現れであった）、というべてるの家の当事者研究で得られた知見は、そうした例として考えることができる［向谷地 2008:36］。このような知見を専門知がどのように評価し、取り込んでいくのかは、専門知の側の課題であろう。

## ■□■ 当事者研究における同化圧力

これまでは当事者研究と科学、当事者研究と専門知との関係について検討してきた。ここでは、当事者研究内部の課題について検討することにしたい。

障害のあり方は多様である。障害を持つ人々と比較すれば、健常者は驚くほど均質的な存在であるといえる。この同質性を共有できないマイノリティの人々は、そもそも同質性の輪の中に入ることをあきらめるか、あるいは表面的に同調して同質性を共有しているふりをする（病気を隠す）ことを迫られることになる。ピアサポートグループなどのマイノリティのコミュニティは、こうした同化圧力から逃れ、つながりを取り戻す場としての機能を持っている。

しかし、そうしたコミュニティの内部でも同化と排除の圧力が働くことがある。「コミュニティによって共有され、テンプレート化（定型化）された「本物らしさ」、つまり、いかにもそれらしい特徴を持った人物として同化的にふるまうことをしなければ、コミュニティから排除されかねないという圧力」が生じる可能性があるのである［綾屋・熊谷 2010:90］。

当事者研究はそもそも、診断名だけでは捉えきれない障害者の現実を捉え直すという性質を持つものであり、同化圧力に抗して当事者の多様な体験を語り出すことを可能にするという機能を持つ。他方でまた、あらゆるコミュニティや共同行為が必然的に同化圧力を生じさせるものである限り、当事者研究のコミュニティも一定の同化圧力を持つことは避けられないだろう。

綾屋と熊谷の『つながりの作法』は、べてるの家やダルク女性ハウス、AAの実践やルールを手掛かりにしながら、当事者研究の内部で生じ得る権力関係を排除するための「つながりの作法」を追求したものである。

そこで提示される作法は、「①抑圧されずに一次データを語れる場の制度的確保　②特定のメンバーが占有できない存在として構成的体制[★21]を位置づける工夫」である［:131］。さらにこの二つのポイントを実現する具体的な方法論として、「言いっぱなし聞きっぱなし」「部分引用によるゆるいつながり」「支

★21　構成的体制とは、「所属するコミュニティの言語、社会制度、信念や価値観」を指す［綾屋・熊谷 2010:108］。なお構成的体制については、本書第4章で詳しく紹介されている（第3章、第5章も参照）。

配・占有の防止」「（構成的体制への）信仰と更新」があげられている［:155］。『つながりの作法』で示されたポイントは、当事者研究における抑圧や「データのねつ造」を防ぐため方法として、さしあたり依拠できるものとなるだろう。しかしさらに考えておかなければならない問題として、匿名性と公開性、そして代表性の問題について次に触れておきたい。

## ■□■ 匿名性と代表性をめぐる問題

綾屋と熊谷は、ダルク女性ハウスの「言いっぱなし聞きっぱなし」のルールによって、メンバーの語りが相互に部分引用され、部分引用を繰り返す中で、「仲間全体の言葉」が作られていくとともに、「自分の言葉」が出来上がっていくことを指摘している。そこでは、「共通の語りのデータベースを媒介にして、部分的に、ゆるくつながっている」［:151］のである。綾屋と熊谷はまた、アルコホーリクス・アノニマス（AA）における「全体の福祉」の優先や「無名であること」という原則を、「構成的体制をメンバーの一部が占有しないための倫理的態度」として解釈しようとする。

AAにおける無名性（匿名性）の原則はそもそも、AAというコミュニティを守るためのものであった。AAは当初、秘密のコミュニティとして発足するが、コミュニティが拡大するにしたがって、存在を秘密にしていくことが難しくなっていく。そこでAAがとった方針が、AAの存在は知らしめつつも、個人の名前を徹底的に隠すというものであった。この匿名性は、メンバー個人の社会的生活を守るとともに、AAのコミュニティそのものを守る「安全装置」［AA 1953:187］として機能したのである。

公開性を原則とする当事者研究と匿名性の原則は一見矛盾するように思われるが、5節でも述べたように、ダルク女性ハウスでは、当事者研究が工夫して取り入れられている。公開性は当事者研究の機能の、重要ではあるが一部に過ぎない。

匿名性と公開性に関する問題は、もう一つの問題、「代表性」の問題とも絡み合っている。代表性の問題とは、当事者の発言が、果たして当事者全体を代表しているものなのかという問題であり、障害者運動においても問題にされてきたものである［杉野 2007:30-32］。

当事者研究は広まってきてはいるが、当事者の数からすれば、当事者研究に参加している当事者の数はごくわずかである。また、講演会や研究会などで当事者研究の発表をしたり、当事者研究の成果をまとめて書籍や雑誌に発表できる人たちも限られている。

そうした人々は確かに当事者ではあるが、当事者を代表しているといえるのだろうか？ 公の場で発言できる当事者や、文章力のある当事者など、一握りの当事者の意見によって、多くの匿名の当事者の声が抑圧されてしまうということにならないのだろうか？

ＡＡの匿名性の原則は、そうした抑圧を防ぐ仕組みだったのではないだろうか？

これらの問題を考えるにあたって、代表性の問題については、そもそも当事者研究は当事者の声を「代表」することを目指しているものではない、ということにまず注意する必要があるだろう。既存の当事者研究は、一つの「例示」であって、「代表例」ではない。当事者研究は「代表性」を持ちえないのである。当事者研究の参加者は、既存の当事者研究のやり方や成果を参照し、一部取り入れることがあったとしても、問題をそのつど自らの固有の問題として引き受け、仲間と「共に」研究していくことが求められるのである。★22

もちろん、すでに述べたように、当事者研究における同化圧力をいかに排除するかは重要な問題である。また、当事者研究の成果から普遍的な要素を取り出そうとするときには、それが普遍的なものといえるのかどうかが問題となってくる。当事者研究の同化圧力と普遍化の問題も、今後さらに検討されるべき問題であろう。

## 6 当事者研究の意義と機能

最後に、これまで述べてきたことを踏まえながら、当事者研究の意義と機能をまとめることにしたい。当事者研究の意義は、「当事者にとっての意義」と「研究にとっての意義」の二つに大きく分けることができるだろう。

### ■□■ 当事者にとっての意義

（1）問題の棚上げ機能

当事者研究は、「研究」という形をとることによって、自分の問題に向き合うと同時に、問題を「棚上げ」することが可能になる。「仕事」には終わりがあるが「研究」には終わりがない。問題が残る限り、研究は続く。研究という態度は問題を切り離してそれに向き合うことを可能にする。解決が難しい問題を抱えている人にとって、当事者研究は特に有効であろう。

（2）語りの回復

当事者研究は、「研究」という形をとることによって、自分を語ることのリスクを軽減し、治療の空間の外で自分を語ることが難しかった当事者に、語りを取り戻させる。

（3）自己の再定義

当事者研究は、自己病名などによって自分が抱える問題を捉え直し、自分の歴史を取り戻すことによって、自己を再定義するという機能を持つ。

（4）コミュニティの形成

研究は一般的に、各自の責任においてなされる営みであると同時に、研究コミュニティを必要とする。研究者は、研究コミュニティでの発表や討論を通じて、自分の考えの位置づけを行っていく。研究のこうした側面は、当事者研究においては、「語り」の場を確保し、仲間との「つながり」を強化する

★22 とはいえ、1節で引用した文章の中で、向谷地は「多くの仲間たちを代表して」研究するのだと述べている。そこにはやはり、当事者研究を行っている当事者が、当事者研究を行っていない他の当事者を「代表」するという構図が想定されている。また、この代表性が当事者にとって励みとなり、当事者研究を動機づけているということも否定できない。しかしこの代表性は、障害者運動などにおける政治的な代表性の問題とは性質が異なっているものだろう。政治的な代表性が、代表される人たちの意向をできる限り正確に反映することを必要とするのに対し、研究における代表性はそうしたことを必要としない。研究の成果は他の当事者によって受け入れられなかったり、書き換えられたりしていくということがありうるのである。研究とはそもそもそうした相互批判のプロセスにほかならない。しかし逆にいえば、この相互批判のプロセスがうまく機能しなければ、研究する者と研究しない者との間にバランスを欠いた権力関係が生じる可能性があるともいえる。

ものとして機能する。

## ■□■ 研究にとっての意義

（1）当事者研究という場の特異性

精神障害を対象とした従来の研究にとって、障害当事者はたいてい、社会から切り離された、孤立した存在であった。当事者研究は、障害当事者が継続的に、研究という共同作業を続けながら、社会に対して発信していくという、これまでなかったタイプの当事者の活動を作り出す。このような活動において当事者がどのように変わり、どのような能力を発揮するのかが、障害研究にとって重要なテーマとなる。

（2）当事者研究の成果の利用

当事者研究は、当事者が被験者や自己の経験に関する単なる情報提供者としての立場を超えて、自己の体験や問題について共同で研究していく作業である。そのような共同作業から、障害者の体験に関する新たな捉え方が生まれてくる可能性がある。このような当事者研究の成果は、障害研究に対し、新たな視点と課題を与えるものとなる。

最後に本章の内容をまとめつつ、当事者研究とは何か、について述べておくことにしたい。

## ■□■ 当事者研究は開かれている

当事者研究とは、障害や問題を抱える当事者自身が、自らの問題に向き合い、仲間と共に、「研究」することを指す。

当事者研究は、自らの病気や症状、問題について語り合う場を作り出すことによって、自分の問題に言葉を与え、自己を再定義し、人とのつながりを回復するという機能を持つものである。このような機能は当事者研究が「治療」とは異なった文脈におかれていることによって可能となっているものであるが、その成果は障害を対象とする専門的な研究や治療にとっても有意義な知見と新たな課題を提供するものであろう。

なお当事者研究は精神障害を持つ当事者たちの間で始まったものだが、特定の障害に限られるものではないし、また、マニュアルのようなものがあるわけでもない。さらに言えば、当事者研究の実践は、障害を持つ人のみに開かれているものでもない。誰かが「研究」的な態度で自らの苦悩や問題に向き合うとき、そこではすでに当事者研究が始まっている。苦悩に向き合う誰もが当事者なのであり、当事者研究の実践は、原理的には、それを必要とする人すべてに対して開かれている。

他方でまた、当事者研究の実践はさまざまな課題を抱えているし、その知のあり方に関しても、さらに研究されるべきことが多く残されている。当事者研究の研究はまだ始まったばかりであり、当事者研究の捉え方もさまざまな可能性に対して開かれている。

| 出来事 | 年(月) | 参考資料および備考 |
|---|---|---|
| 「幻覚 & 妄想大会」始まる | 1995 年 | 大澤 2010(浦河べてるの家 2002:98 では 1990 年となっているが、べてるの家の伊藤知之氏によると 1995 年が正しい) |
| 名古屋で「べてる祭り」が始まる | 1996 年 | 斉藤 2002:103 |
| TBS「筑紫哲也のニュース 23」で、べてるの家の様子が浦河から全国に生中継される | 2000 年 2 月 | 四宮 2002:54 |
| 浦河でスキゾフレニクス・アノニマスが組織される | 2000 年 8 月 | 四宮 2002:315<br>向谷地 2009a:69-71 |
| 当事者研究始まる | 2001 年 2 月 | 浦河べてるの家 2005:3 |
| 『精神看護』(医学書院)に「当事者研究」の連載開始 | 2001 年 11 月 | 『精神看護』第 4 巻 6 号 |
| 「社会福祉法人 浦河べてるの家」設立 | 2002 年 2 月 1 日 | 浦河べてるの家 2002:28<br>四宮 2002:33 |
| 『べてるの家の「非」援助論』(医学書院)出版 | 2002 年 | |
| 当事者研究全国交流集会が始まる | 2004 年 | |
| 『べてるの家の「当事者研究」』(医学書院)出版 | 2005 年 | |
| 『こころの元気 +』(NPO 法人地域精神保健福祉機構コンボ)で「べてるの家の当事者研究」の連載開始 | 2007 年 5 月 | べてるしあわせ研究所 2009(奥付)<br>コンボのウェブサイト(http://comhbo.net/index.html) |
| 綾屋紗月・熊谷晋一郎『発達障害当事者研究』(医学書院)出版 | 2008 年 | |
| 熊谷晋一郎『リハビリの夜』(医学書院)出版 | 2009 年 | |
| 綾屋紗月・熊谷晋一郎『つながりの作法』(NHK 出版)出版 | 2010 年 | |

**付録：当事者研究関連年表**

| 出来事 | 年(月) | 参考資料および備考 |
|---|---|---|
| 向谷地生良ソーシャルワーカーとして浦河（浦河赤十字病院）に赴任 | 1978年4月 | 浦河べてるの家 2002:34, 225 |
| 浦河の精神障害回復者の会「どんぐりの会」設立 | 1978年（活動開始は7月） | 浦河べてるの家 2002:24<br>向谷地他 2006:16 |
| 向谷地生良、浦河教会旧会堂で生活を始める | 1979年4月（その後、回復者のメンバーが共に住み始める） | 向谷地 2009a:21-22<br>大澤 2010 |
| 川村敏明、浦河赤十字病院に医師として赴任 | 1981年（1983年まで。その後、札幌旭山病院アルコール専門病棟勤務） | 浦河べてるの家 2005:259 |
| 早坂潔ほか、昆布作業請負開始 | 1983年10月 | 大澤 2010<br>浦河べてるの家 2002:25 |
| 浦河教会の旧会堂が「べてるの家」と名付けられる | 1984年4月 | 浦河べてるの家 2002:25 |
| 川村敏明、浦河赤十字病院に医師として再び赴任 | 1988年 | 浦河べてるの家 2005:259 |
| 「福祉ショップ べてる」として、紙おむつの販売開始 | 1989年 | 大澤 2010 |
| 向谷地生良、浦河赤十字病院の「精神科病棟出入り禁止」「通院患者への接触禁止」措置を受ける | 1988年から足かけ5年間 | 浦河べてるの家 2002:26, 37 |
| ダルク女性ハウスが設立される | 1991年 | 上岡・大嶋 2010:12 |
| 浦河で「偏見・差別大歓迎!」集会が開催される | 1991年5月 | 浦河べてるの家 2002:52 |
| 『べてるの家の本――和解の時代』（べてるの家）出版 | 1992年4月 | 斉藤 2002:95 |
| 浦河にSSTが導入される | 1993年 | 向谷地 2009a:87 |
| 有限会社「福祉ショップべてる」設立 | 1993年6月 | 浦河べてるの家 2002:28 |
| べてるの家の記録映画撮影開始（後に『ベリー・オーディナリー・ピープル 予告編』全8巻、『シリーズ 精神分裂病を生きる』全10巻のビデオとして発売される） | 1995年3月 | 四宮 2002:28 |

綾屋紗月・熊谷晋一郎 2008『発達障害当事者研究――ゆっくりていねいにつながりたい』医学書院

――2010『つながりの作法――同じでもなく違うでもなく』ＮＨＫ出版

市川岳仁 2010「薬物依存からの回復における当事者性の意義と課題――ＮＰＯとしてのダルクの活動を素材に」『龍谷大学大学院法学研究』一二号、二九-五〇頁

浦河べてるの家 2002『べてるの家の「非」援助論――そのままでいいと思えるための25章』医学書院

――2005『べてるの家の「当事者研究」』医学書院

榎本真理子 2007「ケースフォーミュレーション」下山晴彦編『認知行動療法――理論から実践的活用まで』金剛出版、八四-九六頁

大澤榮編著 2010「べてるの家の歩み」『べてるの家の先駆者たち――苦労を大切にする生き方』いのちのことば社、一七-一八頁

大熊一夫 2009『精神病院を捨てたイタリア捨てない日本』岩波書店

上岡陽江・大嶋栄子 2010『その後の不自由――「嵐」のあとを生きる人たち』医学書院

熊谷晋一郎 2009『リハビリの夜』医学書院

河崎寛 2002「「爆発」の研究」『精神看護』五巻一号、四五-四八頁→浦河べてるの家［2002:137-146］に再録

クーパー、Ｄ 1974『反精神医学』野口昌也・橋本雅雄訳、岩崎学術出版社＝D. Cooper, 1967. *Psychiatry and Anti-Psychiatry*. Tavistock Publications.

久保紘章 1998「セルフヘルプ・グループとは何か」久保紘章・石川到覚編『セルフヘルプ・グループの理論と展開』中央法規出版、二-一〇頁

斉藤道雄 2002『悩む力』みすず書房

四宮鉄男 2002『ベリー・オーディナリー・ピープル　とても普通の人たち――北海道浦河べてるの家から』北海道新聞社

清水里香 2001「被害妄想との出会いと自立」『精神看護』四巻六号、三一-三四頁

下山晴彦 2011「認知行動療法とは何か」下山晴彦編『認知行動療法を学ぶ』金剛出版、一四-三三頁

杉野昭博 2007『障害学――理論形成と射程』東京大学出版会

ソロモン、Ｐ 2011「サービス提供者としての当事者の課題と利点――リカバリーと専門家とのパートナーシップ」ソロモン教授講演会、ＮＰＯ法人地域精神保健福祉機構・日本社会事業大学大学院プロジェクト共同主催、二〇一一年一二月

二六日、東京大学医学部本館二号館大講堂、配布資料＝P. Solomon, 2011. Challenges and Benefits of Consumers/Peers as Service Providers: Recovery and Partnerships with Professionals.

谷徹 2002『これが現象学だ』講談社

丹後俊郎 2002『メタ・アナリシス入門――エビデンスの統合をめざす統計手法』朝倉出版

中西正司・上野千鶴子 2003『当事者主権』岩波書店

西園昌久 2009「まえがき」西園昌久編著『SSTの技法と理論』金剛出版、三-六頁

フランクル、V・E 1956『夜と霧――ドイツ強制収容所の体験記録』霜山徳爾訳、みすず書房（一九五六年、新装版一九八五年、二〇一一年）＝Viktor E. Frankl, 1947. *Ein Psycholog Erlebt das Konzentrationslager*. Wien: Verlag für Jugend und Volk.

―― 1957『死と愛――実存分析入門』霜山徳爾訳、みすず書房（一九五七年、新装版一九八五年、二〇一〇年）＝Viktor Emil Frankl, 1946, 1952. *Ärztliche Seelsorge*. Wien: Verlag: Franz Deuticke.

べてるしあわせ研究所 2009『レッツ！当事者研究1』向谷地生良編集協力、NPO法人地域精神保健福祉機構コンボ

―― 2011『レッツ！当事者研究2』向谷地生良編集協力、NPO法人地域精神保健福祉機構コンボ

三島一郎 1998「セルフヘルプ・グループの機能と役割」久保紘章・石川到覚編『セルフヘルプ・グループの理論と展開』中央法規出版、三九-五六頁

向谷地生良 2002「なぜ〈研究〉という形をとるのか――自分を研究することの意味とは？」『精神看護』五巻一号、四四頁

→浦河べてるの家［2002:158-161］に再録

―― 2008『べてるな人びと 第1集』一麦出版社

―― 2009a『統合失調症を持つ人への援助論――人とのつながりを取り戻すために』金剛出版

―― 2009b『技法以前――べてるの家のつくりかた』医学書院

向谷地生良・浦河べてるの家 2006『安心して絶望できる人生』NHK出版

森田慎一郎 2007「アセスメント」下山晴彦編『認知行動療法――理論から実践的活用まで』金剛出版、六〇-七二頁

ヤスパース、K 1971『精神病理学原論』西丸四方訳、みすず書房＝K. Jaspers, 1913. *Allgemeine Psychopathologie: Ein Laitfaden für Studierende, Ärzte und Psychologen*. Berlin, Verlag von Julius Springer (Kessinger Legacy Reprints, 2010).

リリエンフェルド、S・O、リン、S・J、ロー、J・M編 2007『臨床心理学における科学と疑似科学』厳島行雄・横田正夫・齋藤雅英監訳、北大路書房＝Lilienfeld, S.O., Lynn, S.J., Lohr, J.M. (eds.), 2003. *Science and Pseudoscience in Clinical Psychology*, New York: The Guilford Press.

AA (Alcoholics Anonymous), 1953. *Twelve Steps and Twelve Traditions*. written by Bill W. New York, Alcoholics Anonymous

World Services Inc. Retrieved Jan. 10, 2012, from http://www.AA.org/1212/.
— 2001. *Big Book*. Retrieved Jan. 10, 2012, from http://www.AA.org/1212/.
Annas, G.J., 2004. Patients' Rights. Post, S.G. (ed.), *Encyclopedia of Bioethics*. New Yrok: Macmillan Reference USA. 4:1995-7.
Barnes, M. & Cotterell, P., 2012. Introduction: From Margin to Mainstream. Barnes, M. & Cotterell, P. (eds.), *Critical Perspectives on User Involvement*. Bristol, UK, The Policy Press: xv-xxvi.
Kopolow, L.E., 2004. Mental Patietns' Rights. Post, S.G. (ed.), *Encyclopedia of Bioethics*. New York, Macmillan Reference USA. 4: 1997-2004.
Matthew, C., Hamilton, A., Butler, B., Knight, E., Murray, S., Young, A., 2008. Mental Health Consumer Providers Guide for Clinical Staff. *Rand Technical Report*. Retrieved Dec. 27, 2011, from http://www.rand.org/content/dam/rand/pubs/technical_reports/2008/RAND_TR584.pdf.
SAMHSA (Center for Mental Health Services, Substance Abuse and Mental Health Services Administration, U.S. Department of Health and Human Services), 2011. Consumer Operated Services: Evidence. *Evidence-Based Practices KITs*. Retrieved Dec. 27, 2011, from http://store.samhsa.gov/product/Consumer-Operated-Services-Evidence-Based-Practices-EBP-KIT/SMA11-4633CD-DVD.
Van Den Hoven, J., 2006. Privacy. Micham, C. (ed.), *Encyclopedia of Science, Technology, and Ethics*, Detroit: Macmillan Reference USA. 3:1490-92. Gale Virtual Reference Library. Web. 5 Mar. = 2012「プライバシー」佐藤岳詩訳『科学・技術・倫理百科事典』第四巻，丸善出版，一九八八－一九八九頁

# 第2章 当事者研究の優位性

発達と教育のための知のあり方

河野哲也

# ❶ べてるの家の当事者研究の特徴

当事者研究とは、北海道浦河町にあるべてるの家において二〇〇一年二月から始められるようになった精神障害当事者による一種のピアサポート・プログラムである。★1その方法論の詳細な検討は別稿に譲るとして、こうした実践を、私の観点からその要点をやや乱暴に取り出すならば、以下のようになる。

(1)障害当事者が自身で自分の問題に取り組み、何らかの形での生活の改善を目指す。
(2)その際に、自分の障害に対して距離をとり、知的探求の対象として客観化する(症例に自分で名前をつけける、問題発生の過程や構造を明らかにする)。
(3)医学的な障害によって自分たちを分類するよりも、同じような種類の問題(苦労)を持つ人たちが集まり、自分の事例を開示し、その問題を改善する実践的方法について一緒に考え、語り合うことで相互的な自助援助(ピアサポート)を行う。

## ■□■人間を「行為者」として捉える

筆者の専門は哲学であるが、これまで特別支援教育に関心を持ってかかわってきた。特別支援教育、特に運動障害や自閉症スペクトラムを持った子どもたちと接することで筆者が学んできたことは、いわゆる「客観的な」理論的知が実践の現場でしばしばいかに無力であるかということであった。実験室で得られたような知識は、それが心理学のものであれ、医学的なものであれ、教育や介護実践の現場で具体的な指示を与えてくれるようなものになることはほとんどない。

それらの科学では当事者を、死物と同じような客体として扱い、操作する対象と見なす傾向がある。人間の生活を断片化して、そこに外側から線型的な変化を引き起こそうとする。こうした考え方に欠けているのは、当事者が一人の主体であり、自発的行為者であり、生活をより良いものへと改善するのは彼ら自身をおいて他にないのだという発想である。

本来、教育やリハビリテーションは、自己教育を推進し、自律的な生活を獲得するためにある。したがって、それらにかかわる知は、人間を行為者として捉え、当人の立場から当人の活動を支援するようなものでない限り、最終的に有効なものになりえない。本論では、以上のような教育哲学的な観点から、先にあげた(1)〜(3)のような特徴を持った当事者研究が、正当性を持った知として成り立ちうることを主張しようと思う。

いや、それだけではない。当事者研究はそれ以上の意味を持っている。医学や教育学、心理学など人間を扱う従来の知のあり方に反省を促し、これまでにはない新しい学問観を提起しているからである。率直にいえば、特別支援教育という分野において、筆者がこれまで求めてきた知のあるべき形が、この

★1　ピアサポートと当事者研究の関係については、詳しくは第1章を参照。

当事者研究において実現されている。以下では、医学的・教育学的・発達心理学的研究においては、今後、当事者研究の観点が不可欠であり、もっとも優先されるべきであることを主張しようと思う。

## ❷ コミュニケーション支援と子どもの自己決定

### ■□■ 医学的・自然科学的身体論の限界

さて、当事者研究の優位性を論じる前に、哲学や倫理学を専門とする筆者が、なぜ特別支援教育やリハビリテーションの分野にかかわるようになったか、もう少し詳しく説明したほうがよいだろう。単なる個人的な事情に思われるかも知れないが、実は本論のテーマと深く関係している。

筆者の専門は現代哲学であり、特に現象学と心身問題（心の哲学）を関心の中心にしてきた。筆者が特別支援教育にかかわるようになったのは、国立特殊教育総合研究所（当時。現在は独立行政法人国立特別支援教育総合研究所）の一九八九年から六年計画の特別研究「心身障害児の運動障害にみられる課題とその指導に関する研究」（研究代表者・笹本健）に研究協力者として参加してからである。

この特別研究のテーマは、主に脳性まひなどによる運動障害を持った子どもたちへの教育とリハビリテーションがどのようにあるべきかを検討し直すというものであった。私の役割は、医学的・自然科学的な見方が支配的であった運動障害教育の分野に、現象学的身体論の視点を導入することであった。私をこの研究に招いてくれた笹本健氏を中心とする国立特別支援教育総合研究所の教育研究者たちは、従来の医学的・自然科学的な身体観が、望ましい教育とリハビリテーションのあり方にとって、ときに弊害を招いていることに気づき、それらとは根本的に異なる子ども当人の視点に立った身体論の必要性を感じていたのである（この身体論については後で詳しく述べる）。

エトムント・フッサールに始まる現象学は、当事者が経験しているそのままの世界を、科学的に分析する前に純粋に記述しようとする試みである。現象学は、科学による抽象的で三人称的な視点からは見逃されてしまうような、だが当人にとっては重大な意義を持つ経験の具体的相貌を記述し、私たちと世界との意味に満ちた交流を再発見しようとする。

たとえば、「痛み」という経験にせよ、単に痛覚神経が興奮しているといった科学的説明では、とても西村［2007］が詳細に記述するような痛みの間主観的な特性は捉えることができない。西村は、患者の痛みが、看護者がその痛みにどのように対処してくれるかによってまったく異なって感じられることを現象学的な記述によって解明している。痛みとは、自分の身体の特定箇所の損傷を訴えるサインであり、それは他者に発せられている表現である。

現象学は、経験をしている当人自身が語る言葉を集めて分析し、当人の経験の構造を明らかにしていくのにもっとも適した方法である。私が右記の特別支援教育に関する研究において貢献できたことはそれほど多くはないが、従来の医学的身体論が前提としている心身を分離する思考法の問題点を指摘し、優れた教師や実践者が行ってきた教育法がなぜ有効なのか、その理由を説明するために、教育学者や現場の教員の方たちと対話を重ね、現象学的な視点の重要性を説明してきた。

## ■□■「コミュニケーション支援」という切り口

さらに、一九九六～九七年には、同研究所の日独科学協力事業共同研究「重度心身障害児の意思表出支援システムの開発に関する国際共同研究」へ参加し、続いて一九九七～九九年の特別研究「心身障害児の書字・描画における表出援助法に関する研究」(研究代表者・滝坂信一)に参加した。後者の研究の特徴は、学校現場の教員のみならず、障害を持った子どもの保護者たちが研究に参加していたことである。不完全であり、いまだに研究者主導とはいえ、当事者の観点の重要性を意識した研究グループであった。

これらの一〇年にわたる一連の特別支援教育の研究で、私たちのグループがもっとも重視していたことは、障害を持った子どもたちのコミュニケーション能力を伸ばすことだった。特に言語がうまく使えない子どもたちの身体的表現を支援し、それを発達させる方法を開発することを主な目的とした。そこでは教育者(介護者)は、重度の知的障害を伴う重度・重複障害児といわれてきた子どもたちが表す微細な身体表出を見逃さずに捉え、子どもと教育者(介護者)間の繊細な身体的やりとりによって介助を行う。そうして子どもたちの身体運動を表現へと増幅し、ときに描画や文字盤の指さしなどの開かれた言語表現にまで発展させ、その表現内容から子どもたちの世界を探ろうとしたのである。

自発的なものである限り、世界と自己を表現していないような身体運動はない。子どもたちの身体表現は、彼らの生きている世界についての動作を使った「現象学的記述」である。こうした考え方は、優れた実践者には自明であるが、しかし、この分野のすべての専門家に共有されているものではない。人はしばしば、社会にもっとも共通している表現法、すなわち言葉にとらわれすぎてしまうものなのである。

## ■□■ 教育の目標そのものを変える

ところで、なぜ、コミュニケーション支援を中心テーマとしたのだろうか。それは、従来の特殊教育やリハビリテーションに対する強い反省意識があったからである。

従来の特殊教育では、治療をモデルとした教育が行われてきた。従来の教育観では、子どもの発達には標準的な経路と段階があるとされ、それに応じて、規格化された教育法やカリキュラム、テキスト、評価法が子どもに割り当てられてきた。そして、「通常」の仕方で教育しても学習に問題がある場合には、問題の原因は子どもの側にあるとされ、そうした子どもは「異常」「特殊」と見なされる。

「異常」な子どもたちは「正常」な子どもから分離して障害別に振り分け、専門家による最善の治療を受ければよいとされる。標準的・平均的であることが正常と同一視され、標準・平均はそこに合わせねばならない規範となる。こうして、従来の特殊教育は、「正常」への回復を目的として、障害に対処するスキルや能力を個人に付与しようとしてきた。そして、「正常」に到達することが社会参加するための必要条件と見なされてきた。

こうした発達観と教育観の問題点はすでに明らかである。そこでは、障害の克服とは、多くの人の平均であるような「正常」に適合することを意味しているのである。「正常」とは、教育する側にとって一律に効率よく扱える標準と見なされる。教育者たちは、子どもの発達を促すようにカリキュラムや教育方法を開発するべきところを、逆に、標準的な教育方法・カリキュラム・教材に準じる形で子どもの「発達」を測り、教育の仕方を定めてしまっている。

たとえば、運動障害児に、鉛筆で字を書くことを学習させようとする教師がいる。それは特定の文化への標準的なアクセス方法を、万人に同じ形で習得させようとする教育法である。しかしその子が、訓練をいくら繰り返しても、適切にコミュニケーションできるほどの十分な速さで字を書けるに至らない場合、その訓練はほとんど意味がないであろう。

しかも、その子どもの知的レベルが高い場合には、知的意欲旺盛な少年期に繰り返し単純な手書きを強制することになる。それではとても適切な教育とはいえない。手の運動のリハビリをするのとは別に、たとえば、比較的容易に動かせる口や指先を使ってコンピュータで文字を入力することを学習できれば、その子はもっと数学や言語の科目を学んでいけるであろう。鉛筆による書記はどうしても獲得しなければならないものではないはずである。

従来の障害を持った人への日常生活動作（Activities of Daily Living: ADL）訓練では、障害によって困難になった、もしくはできなくなった基本動作（移動、食事、トイレ、入浴、家事など）をなるべく一人でできるように指導してきた。たとえば、運動障害を抱える子どもに、他の人と同じ服装を自分だけで着衣することを訓練させてきた。

しかし健常な人と同じような速さで着衣することが困難であるならば、教育の目標そのものを変える必要があるのではなかろうか。自分で衣服を着るのに二時間もかかるようでは、実際に外出は難しくなる。むしろ、他人の助けを借りて一五分で衣服を着て、自分がやりたい仕事に出かけられるならば、そうした人のほうが、家にいるしかない障害者よりもはるかに自立しているといえる。

このような従来の教育法を顧みたとき、私たち教育者や介護者は、何をもっとも優先して子どもを教育すべきかという問題に直面する。とりわけ、重度の障害を持つとされる子どもの場合には、その問いは切実なものとなる。

私たち研究グループの答えは、子どもに何よりもまず学んでほしいことは、他者とかかわり社会に参加するためのコミュニケーション能力だというものである。自己表現をする能力があれば、他者の援助を介してであれ、自己決定と選択が可能となる。自分で自分のことを決定する権利が尊重されている限り、全面的な介助を受けていても人格的には自立可能である。

## ■□■ 自立＝自分の価値判断に準じて生きられる

ここで私たちは、「自立」という概念に新たな意味を与えなければならない。

ここで強調すべき自立とは、単に一人で生活に十分な収入を得るということでもなければ、あるいは、身の回りのことを人の助けを借りずにやれるということでもない。自立とは、何でも一人でできるということではない。野生的自然の中で孤独に生活を送るならば、どのような強者でも恐ろしい窮乏生活を余儀なくされるであろう。むしろ、ここで私たちが求めている自立とは、「自分の価値判断に準じて」生きられるということにほかならない。

ここでいう〝価値判断〟とは、「何々のほうがよい」という自分の好みを定めることであり、自分の価値判断に〝準じる〟とは、その判断から生じる帰結を自分に引き受けることである。よって、自立とは、他者から価値判断や選好を押し付けられる「他律」に対立するものであり、他者や共同体から一方的に自分の生活を律せられるような従属状態に対立するものであるはずだ。

自立とは、まずは、自分にかかわる物事を自分で決定し、さまざまなことを自分で選ぶ自由を意味している。こうした意味での自立は、その人が自分自身の主人でありえているかという点において、人格の尊厳に根源的にかかわってくる。自立とは、その人が尊厳を持って扱われるべき独立した人格であることの謂《い》いなのである。

人間は何かを好み、何かを求めている。どのような重い障害を持った人でも、何かを選好し、選択している。どんなに微細な行動であっても、そこに当人の価値が表明されている。自立が自己決定できる存在になることを意味するのであれば、それは、自分で望む介護を受けての自立であったり、自分が援助をコントロールできるという形での自立であったりしてもよいはずだ。そうした自立に第一に必要なものが、自己表現する力、コミュニケーションする力なのである。私たちのグループが、コミュニケーション支援を特別支援教育の中心課題に置いたのは、これまでとは異なる自立観に立った教育が必要だと思ったからである。

人間は誰でも、自分の価値を追求し、生活の質（クオリティ・オブ・ライフ）を向上させようと欲している。教育者や介護者は、生活の質に関する当事者の選好を尊重した上で、さらに当事者の成長と発展を支援することができる。すなわち、当事者のケイパビリティ（潜在能力）を育み、行為の選択肢を増やし、豊かな経験の機会が得られるような支援を行うことができるのである。

ケイパビリティとは、アマルティア・センが展開した用語であるが、ある人が「機能」、すなわち「どのようなことができるのか」「どのような人になれるのか」を達成するための潜在性のことである［セン 1999］。ケイパビリティが豊かであればあるほど、その人はさまざまな機能を持つことができる。したがって、ケイパビリティは、生き方の幅、自由の幅を意味している。

この観点から見れば、教育と福祉の目的は同一である。すなわち、当人のケイパビリティの開発であり、それは本人の自由を増大させることである。そのためには、まず当事者が価値を表明し、周囲がそれを理解する必要がある。自己表現力の開発こそが、教育と福祉の最初の課題である。

# 3 生命の知、成長を扱う知

## ■□■ 治療でなく学習だ

ジョン・デューイ［2004］は、知識を覚えさせるだけの旧弊な教え込み型の教育に反対し、「児童中心の学習」の重要性を主張していた。児童中心主義という考え方は誤解されやすいが、子どもが求めるものを何でも与えるということではなく、学習意図の形成に学習者自身を参加させることを意味する。すなわち、子どもが学びへの動機を持ち、経験することを欲したときに、それをより豊かに発展させる支援を行うことに教育の本質があるという考え方である。

児童中心の学習においても基礎となるのが、表現力である。子どもに自己表現力があれば、自分が何をどのような方向性に発展・成長したいか、何を学びたいかを表出することができ、そこに教育者は支援を行うことができるからだ。

当事者研究において目指されているのは、障害当事者が自分自身で自分の問題に取り組み、自発的に生活の質の向上を目指すことである。この形を見るならば、当事者研究の過程は、治療というよりも、デューイがいう意味での自己「学習」に近いといえないだろうか。治療という概念には、病や障害の原因を取り除き、ノーマルな状態に戻すという意味が含まれている。たとえば、コレラ菌を取り除き健康状態に戻すとか、骨折部を以前の通りにつなげるとか、糖尿病がよくなって正常な血糖値になるなどが、この意味での治療である。

しかし、脳性まひによる運動障害や自閉症スペクトラムのような発達障害に対する教育やリハビリテーションに、治療という概念を当てはめることは相応しくない。なぜなら、たとえば脳性まひ者や自閉症者の脳状態を〝元に戻す〟方法など、現在の医学には存在しないし、おそらく、将来も存在しえないからだ。脳内を直接に操作して特定の神経を接続させる方法など開発できそうにないし、どこをどう接続させればどのように心的機能が変化するのかも、おそらく正確には知りえないであろう。それ以前に、そもそも、発達障害が脳神経のネットワーク形成の発達上の問題である以上、「元の状態」などないし、「元に戻すこと」という概念自体が意味をなさない。したがって、すべてではないにせよ、かなり多くの障害については、それを「元に戻す」ということが困難であったり（難病の場合など）、あるいは、その言葉を当てはめること自体が原理的に不適切であったりする（知的障害、発達障害）。

つまり、私たちは現時点まで、発達する過程を支援するのに適切な科学（学問）を持ちえていないのだ。発達する過程には、その方向性を導く目的が必要であるし、その目的の原則となる規範が必要となる。しかし従来の科学は、自分たちが「客観的」であるべきだと主張してきた。

## 価値からの中立はありえない

そこでの「客観的」とは、まずは、その科学による対象への介入が、対象に何らの変化ももたらさないことを意味している。「客観的」なはずの科学は、研究対象に変化をもたらしてはならないし、もたらさないように研究が可能だというのである。しかし、そのようなことは、本当のところは不可能である。科学哲学者のイアン・ハッキング〔1986〕が指摘したように、実際には、いかなる科学的観察も介入であるからだ。介入ではない観測などありえない。

「いや、客観的とは介入しないという意味ではない。価値にかかわらないという意味だ」、客観主義者はこう言うかもしれない。しかし、今述べたように、発達する過程は、目的や規範といった価値から自由ではあり得ない。発達は、単なる生成変化とは異なる。客観的に対象を記述するつもりであっても、対象の発達の過程に介入すれば、それが対象の未来の展開に影響を与える。

そもそも、ある研究が単なる機械的な因果関係を扱うのではなく、発達につながる因果関係を扱うのであれば、その研究は価値から自由などではありえない。これは、医療や教育の現場で研究したことのある人間なら、誰しもが認めることであろう。

## 当事者を「発達させる」ことはできない

以上の議論からいえることは、発達のための知とは、その対象〔人間〕に介入せざるをえない点において「客観的」であることはできないし、その対象〔人間〕の価値や規範の設定に関与せざるをえない点においても「客観的」であることはできないということである。

発達し、成長するシステムを扱う科学は、「客観的」であることなど、決してできない。たとえば、生態系という成長するシステムを扱うエコロジーは「客観的」ではありえない。エコロジーは、生態系に介入してしまう点で「客観的」ではありえないし、その生態系をどのような形で保全するかという規範問題を含んでいる点でも「客観的」ではない。同じく企業という成長するシステムを扱う経営学も「客観的」ではありえない。企業経営に参画し、その企業がどうあるべきかという規範が、組織の運営に内在しているからだ。

しかし、生態系も企業もそれ自体が一つの自律的な生命をなしているわけではない。何が生態系や企業における規範的状態であるかは、人間の側が判断せざるをえない。生態系や企業が、自ら規範からの逸脱を訴えることはない。だが、生命は、生態系や企業と重大な点で異なる。すなわち、生命は自ら規範を設定する。さらに、意識を持った生命は自覚的に規範を設定する。意識を持った生命である人間は、目的を自分で設定・再設定することによって発達していくのである。

したがって、医療や教育といった分野は、本人の規範設定、すなわち、当事者による目的設定をないがしろにして行える学問ではありえない。医療や教育は、当事者を成長「させる」ことなどできはしない。当事者が自ら発達する過程を、側面から支援し、促進するものでしかありえない。自律性の要求は、権利や正義のような倫理的レベルでの要請である以前に、意識を持った生命の根源的な欲求である。したがって、医療や教育の本質は、生命の内在する力を引き出し支援するという意味でのファシリテーションであるべきであり、実際、この力に寄り添う以外の介入法はありえないのである。

医療や教育の分野において、ある人の「現在の状態を知る」といった場合、その現状が何であるかは目的を基準としてしか定義できない。

医療で、ある人の血糖値が高すぎるといった場合、健康な基準からの乖離として「高すぎる」ということがいわれる。健康という基準はある程度、固定的である。正常な血糖値の数値というものが、年齢や性別である程度定まっている。しかし、教育のように目的が一人ひとりで異なるだけでなく、一人の中でもさまざまに再設定される場合には、そのそれぞれの目的に応じて現在の状態が測られなければならない。現状の認識は、成長する対象の場合には、その成長の方向性から測られるのであり、この意味で認識は価値（目的）から分離してはありえない。

## ■□■ デューイ的問題解決技法としての当事者研究

当事者による当人の状態についての研究が、非当事者による当人についての研究よりも優位に立つのは、前者においては、ちょうどデューイの「児童中心主義」のように、本人自身がリハビリテーションとして自分の学習の目的を設定することと、現状の認識が結びついているからである。非当事者による当人の研究は、非当事者が一方的に定めた目的から当事者の現状を測定するものになってしまう可能性がある。こうした研究は、当事者の生活の質の向上に寄与しないものとなってしまう。当事者研究は、その研究の中に目的の発見や設定が含まれている限りにおいて、当事者の発達を裏切らないのである。

したがって、当事者研究は、デューイの問題解決学習（Problem Solving Learning）の一種だといってしまってよいほどだ。デューイの問題解決学習とは、教師が予め準備した授業案に従って系統的に定められた内容を獲得するのではなく、生徒があるテーマに関して、自分が疑問に思っていることを問い尋ね、自ら調査していく学習法である。自ら仮説を立て、それが正しいかどうかを自分自身で検証し、調査をしていく。仮説が誤っているなら別の仮説を立て、試行錯誤を繰り返す。その課題探求をしていく経験のプロセスの中にこそ、学習の目的があり、むしろその過程そのものが学習である。

さらにデューイによれば、真の問題解決とは、その子どもの仮説形成と検証の帰結が、自分と無関係な仮想としてではなく、本人の問題として、その帰結が本人に帰せられることである。当事者研究は、デューイのいう意味での自己についての真の学びなのであり、ここにこそ私たちが求めている「成長にかかわる知」があるはずである。

こうした当事者による学びにおける教育者の役割は、生活の質を向上させようとする当事者の試みを尊重しながら、それが可能になるような当事者のケイパビリティ（潜在能力）を共同で開発していくことにある。何を学ぶことがどのようなケイパビリティを開発することにつながるのか、それがどのような生活の質の向上と結びついているのか。こうした学びの価値が当人にとって可視化されていることが、学習意欲を維持する。教育者は、学習目標を定めてそこへの道を教授するインストラクターではなく、当人が生活の質を高めるための選択肢を示唆するコーチでなければならない。

当事者研究は、自分の成長にかかわる知、すなわち、自己教育であり、自己教育以外に成長の道はないのである。これが当事者研究の優位性である。

# ❹ 非当事者研究の問題点（1）

## 『リハビリの夜』から

以上の考察で理解すべきことは次のことである。すなわち、「客観的」であることができるのは、決して世界に介入せずに、生命という価値から超然としていられる存在、すなわち、デカルト的な意味での純粋主観ないし精神実体だけだということである。身体を持つ生ける者は、世界に介入せざるをえず、価値判断をせざるをえない。「客観的」であることを目指す科学は、暗黙のうちに、宇宙から亡命している純粋観察者として自らを仮定している。それは、根本的に二元論的な想定の上に自分の研究を成り立たせていることでもある。

しかし、そのような純粋主観などはフィクションにすぎない。フィクションに基づいた教育や医療はどのような問題をもたらすか。以下に二つの例を取り上げてみよう。

### ■□■ 身体は、精神に制御される機械ではない

熊谷の『リハビリの夜』［2009］に詳述されているように、脳性まひを被っている児童のリハビリテーションでは、ある規範的な運動を習得させる訓練をかなり強制的に行わせることがしばしばだった（脳性まひとは、受精から生後四週間までに生じた脳の非進行性の病変に基づく運動機能の障害であり、永続的だが、変化しうる

運動および姿勢上の障害が生じる。脳性まひは、脳損傷に起因する中枢性の障害であり、四肢の筋肉や骨、内臓には問題がない。だが、運動障害の結果、末梢に二次的に問題が生じることはある)。

そのような動作の訓練は、一定の想定に基づいている。その想定とは、心(精神・意識)と身体を分離して考え、身体のほうをリハビリして四肢の過緊張を取り除けば、心の命じるままに身体を動かせるようになるというものである。この仮説に立って、子どもに緊張がほぐれるとされる姿勢を保たせてみたり、腕の単純動作を繰り返し、リラックスさせたりといった訓練が続けられてきた。

子どもはそうした強制される訓練をいやがり、無理に身体を動かされる苦痛を表現する。しかし「これは訓練だから」といっては、苦しいリハビリが続行される。

筆者はこうした場面を何度も見てきたが、そのリハビリテーションの効果はしばしばあまりに薄い(こうした場面は、ジャンニ・アメリオ監督の『家の鍵』できわめて写実的に映像化されている)。たとえ、腕をブラブラ動かしてリラックスさせる訓練によって、そのときは腕の緊張を取ることに成功しても、鉛筆を握ったり、お箸を持ったりすれば、たちまち腕に緊張が高まって動きが止まってしまう。腕をブラブラさせる練習の文脈と、鉛筆でものを書く日常生活の文脈はまったく異なり、前者での運動訓練は後者の実生活の活動につながってこないのである。

こうした教育法では、あたかも身体は精神によって制御される機械のように見なされ、身体運動は文脈を無視して分解される。その分解したパーツを後に組み立てさえすれば、複合的な運動になると信じられている。典型的に近代物理科学の分析的な思考法を、人間の運動に当てはめているのである。

私たちが先に述べた特別研究で問題視したのは、そうした心身を区別し、子ども当人の意図や意欲を考慮せず、子どもを取り囲む文脈を無視した機械的な指導であった。ここで指摘されるべきことは、ゲシュタルト心理学が主張したように、全体とは部分の単なる加算的集合ではないことである。身体小部位を動かす運動とより大きな身体部位を動かして何かの目的を達成しようとする志向的な行為とは、同じ身体部位を使っていても、当人にとってはまったく文脈と意味の異なる運動だということである。

## ■□■ 志向性がすべてのはじまり

脳性まひにおける運動障害は、身体運動を意識的・意図的にコントロールすることの困難にある（末梢には一次的には問題がない）。腕をあげるとか、まっすぐに立つといった単純な行動さえも、ある筋肉を収縮させて別の筋肉を弛緩させ、全身の姿勢を安定させるなどといったシステマティックな身体操作を必要とする。脳性まひの子どもは、これらのさまざまな身体の働きを分節化させることはできておらず、身体の一部の緊張が周囲の部位すべての緊張を招いてしまう。

脳性まひの問題は、運動をうまく行うための全身の図式（スキーマ）を形成できないことにあるといってよい。こうした運動の図式は「身体図式」と呼ばれる。身体図式とは、さまざまな内受容的および外受容的諸感覚（視覚的・触覚的・筋緊張感覚的・体感的等）、および運動制御が一つの協働するシステムを作り上げている様をいう。脳性まひにおける運動の改善とは、より繊細に弁別された運動ができるように、この図式を細分化させていくことである。

しかし、身体図式の研究で知られるポール・シルダーも指摘するように、私たちは、身体を動かさなければ身体について多くのことを知ることはできない。

運動は、私たちの身体のさまざまな部分を統合する大きな要因である。運動によって、私たちは外界や対象との明確な関係を持つことができ、そして、この外界との接触によってのみ、私たちは自分自身の身体についての多様な印象を関係づけることができるのである［シルダー 1987:112］。

身体図式とは、単なる四肢の位置についての内的感覚の図式ではなく、環境内の対象とかかわる運動する身体のスキーマであり、私の身体がある目標に向かってとる姿勢や態度のことなのである。よって、脳性まひの子どもの運動改善にとっては、その子が関心のある対象に向かってかかわっていくという志向的な行為の流れのただなかにおいて、その身体運動を援助する必要がある。たとえば、子どもがクレヨンに関心を持ち、絵を描こうとしているまさにそのときに、指導者は、子どもの腕にゆっくり繊細に触れて、自分の腕の動きのどこに緊張が入りすぎているのかを感じさせ、子どもに自分の身体の動きを自覚させる必要がある。

そうした繊細な間身体的な交流によってこそ、当人の意識的な運動制御は促進されていく。脳性まひの子どもにとって、自分の身体やその動きに気づくことが、動作改善の重要な契機となる。何かに気づくこととは、それを対象化することである。ここでいう「対象化」とは、身体のある部分や過程を、身体全体から際立たせることを意味する。身体の部分やその運動を対象化するとは、その当の部分の運動を、それに不随意に随伴してしまう他の身体運動から弁別していくことである。

当たり前であるが、どの子どもも、保護者や同じ子どもたちとコミュニケーションをとりたがる。そうした表現行為の文脈の中で自分の身体運動についての気づきを与え、それによって相手の反応がどう変わるのかを感じさせるようにする。こうすることで、表現としての身体運動を形成し、促進していくことが可能となるのである。

## ■□■ 自発性＝当事者性を教育の中心に

以上からわかるように、支援すべきは、子どもの自発的な動作であり、動機づけのある動作である。本人がやりたがらない動作を無理やりやらせたところで、自発運動の図式である身体図式は発達しない。断片化した動作を訓練させても、自発的に行われる大域的な行動がとれるようになるわけではない。私たちは、教育やリハビリの場面で当事者の自発性を尊重しなければならないが、それは権利や倫理といった社会問題である以前に、生命の根源的な自発性の発露に則らなければ、そもそも学習が成立しないからである。実際、運動機能であれ、言語機能であれ、子どもが伸びていくときの原則は、たった一つだけである。すなわち、「子どもが自発的に行うこと」、これである。

優れた現場の教員や介護者はそのことに十分に気づいており、効果的な実践を行っている。それに対して、マニュアルや書籍の知識に頼り、それらを自分の体験と照らし合わせることなく、子どもに正面から相対してみようとしない教員や医師、研究者は、自分の態度の何が問題でうまくいかないのか理解できないであろう。

こうして私たちは、教育にとって当事者性が本質をなすということを、一九八九年から六年計画の「心身障害児の運動障害にみられる課題とその指導に関する研究」の結論として得ていた。だが、まさにこの時期に熊谷は、私たちのグループが疑問を呈していたようなタイプのリハビリテーションと教育を受けていたのである。

それが、どれほどつらく、しばしば不毛であるかは、熊谷の『リハビリの夜』を読めばよくわかる。したがって、私たちのグループにおいても、十分に当事者性を取り入れていたとは言えない。もしも子どもの声をもっと教育の中心に置いたならば、以上のような結論はもっと早いうちに得られ、もっと強く教育現場に提言できたはずである。

# 5 非当事者研究の問題点(2)

## 『発達障害当事者研究』から

### ■□■「社会性の障害」は派生的な問題にすぎない

当事者からの視点が欠けることがもたらす、もう一つの重大なケースを取り上げよう。

綾屋紗月は、自閉症スペクトラムに属するアスペルガー症候群という診断名をもらった発達障害の当事者である。綾屋は、自閉症スペクトラムを「大量の身体感覚を絞り込み、あるひとつの〈身体の自己紹介〉をまとめあげるまでの作業が、人よりゆっくりである」[綾屋・熊谷 2010:23] 状態として定義し、自閉症を、感覚統合・意図(実行)統合の問題として捉える立場を打ち出している。

これは、従来の自閉症スペクトラムの定義に、根本的な変更を要求する定義である。自閉症は、アメリカ精神医学会が出している『DSM-Ⅳ-TR 精神疾患の分類と診断の手引』[APA 2003] によれば、第一義的には、言語コミュニケーションや人間関係、社会性の障害と定義されてきた。自閉症とは他者理解の障害だというのである。

これに対して、綾屋と熊谷は異を唱える。自閉症当事者たちが、言語の運用や他者とのコミュニケーションに困難が存在しているとしても、そうした問題はさらに根源的な中核的な障害から派生したものにすぎない。自閉症スペクトラムの中核的障害は、認知的統合の困難にあるというのが、彼女らの主張である。

これは、一般に普及した医学的定義に反しているように思われるかもしれないが、決して特異で孤立した主張ではない。綾屋の自閉症の定義は、イギリスの自閉症研究の第一人者、ウタ・フリス［2009］に近いからだ。フリスは、自閉症に見られる「社会性、コミュニケーション、想像力の障害」は、もっと根本的な統合的一貫性（セントラル・コヒーレンス）に由来すると指摘した。認知科学者であり哲学者のシャンカー［Shanker 2004］も同じく、自閉症の中核障害は、他者との関係性そのものの問題ではなく、それを成立させるための認知的基盤の問題であると指摘している。自閉症の本質を、他者の心を推測する「心の理論」の問題にあるという認知科学的な自閉症の定義には、多くの批判があることを思い出そう［Leudar & Costall 2009］。

一九九〇年代以降、ドナ・ウィリアムズ［1993／1996／2008］やテンプル・グランディン［2004／2007／2010］といった人を嚆矢として、自閉症者自身による成育歴や心身状態の報告やその研究がなされるようになった。日本でも、二〇〇〇年代に数多くの自閉症の当事者、あるいは家族による報告が相次いだ。今述べたフリスやシャンカーの認知障害説は、これらの自閉症スペクトラム当事者による報告と一致している。というのも、当事者からの報告によれば、自閉症者たちがもっとも苦しんでいるのは、感覚・知覚上の異常（感覚の過敏、知覚における部分と全体の統合の困難）だからである。

たとえば、ウィリアムズは、彼女の知覚世界が健常者のものとは違う独自のものであると言い、「私の世界」と呼んでいる。自分たちと健常者とのコミュニケーションの齟齬は、この知覚世界の相違によるという。ニキリンコと藤家寛子［2004］は、「雨やシャワーが痛い」といった触覚の過敏、「プール消毒が怖く、都会はどこでも食べ物の臭いがする」といった嗅覚過敏、そして、DSM-Ⅳの中でも特徴として指摘されている「シングルフォーカス」、すなわち、何か単一の刺激に集中的に反応してしまい、他の感覚が抜け落ちてしまう傾向が語られている。ニキは、自閉症が、感覚知覚異常という意味で「身体障害」であるとさえ主張している。

## ■□■ 何が障害の中核なのか

そうであれば、当然、「自閉症 autism」という診断名にも問題があることになるだろう。自閉症の名づけ親は、一般に、アメリカの児童精神科医レオ・カナーであるとされている。

彼は自分のクリニックを訪れてきた子どもたちが、他者との感情的接触の欠如や常同傾向やこだわり行動、コミュニケーションの問題などの共通の特徴を示していることを、一九四三年の論文で「早期乳幼児自閉症」と名づけた［Kanner 1943］。カナーは、この子どもたちの症状を、統合失調症における他人とのかかわりを絶とうとする陰性症状である「自閉」と関連づけて理解した。この言葉の含意によって、自閉症という障害の中核は社会性やコミュニケーションにあるとされてきたし、現在でも主流の見解としてはそうである。ここから、自閉症が内向的な性格や引き込もるような鬱状態として誤解されることさえある。

一九八〇年代後半から九〇年代になると、社会性とコミュニケーションの障害という自閉症の定義を裏打ちするように、バロン＝コーエンを中心にして、「心の理論」説に立った認知科学的な自閉症理解が台頭してきた［Baron-Cohen et al. 1985／バロン＝コーエン 1997／バロン＝コーエン他 1997］。「心の理論」とは、他者に心を帰属させ、それに基づいて他者の行動を理解・予測・説明するような能力一般を意味する。バロン＝コーエンたちは、自閉症の中核はこの「心の理論」能力の損傷にあると主張し、この考えは、今でも医学や特別支援教育で標準的な見解となっている。

しかし以上に見た当事者たちの発言を重く取るならば、自閉症の症状や行動特性のうち何を中核的な特徴とするかに関する従来の見解に疑義を唱え、それを見直す必要性も生じてこよう。中核的であるということは、それ以外の問題が派生することである。もし、コミュニケーションや社会性の問題が中核的であるならば、常同的な行動様式や感覚過敏や鈍麻などの認知上の諸問題は、そこから派生しているか、あるいは、それとは独立した症状と見なされるべきであろう。逆に、認知上の問題が中核をなしているとするならば、コミュニケーションや社会性の問題は、認知上の問題から生まれるものとして捉えられるはずである。前者の説はきわめて不自然であり、後者の説のほうがより説明力があるといえるのではなかろうか。

以上の当事者報告からわかることは、少なくとも、多くの当事者が苦しんでいること（感覚知覚の問題、あるいは認知の問題）と、医学や教育学が当事者に付与している障害の特徴（コミュニケーション・社会性の問題）に大きなズレがあることである。

本論は自閉症の本質について最終的な結論を出そうとするものではないが、一つ明らかなことは、自閉症者のかなりの部分が、対人関係や社会性の問題以前に、感覚知覚的な困難を訴えているという確かな事実である。自閉症は、周囲の人々にとっては対人関係の問題ゆえに障害と呼ばれるのに対して、当事者たちにとっては感覚知覚上の困難こそが障害なのである。

## ■□■ 分類から解決へ

医学の権威ある説であっても、それが科学的理論である限り、絶対的なものではありえず、対立する他の仮説も並存しているという事実を忘れてはならない。また医学での障害の分類や原因の解明が、そのまま当事者が感じている問題と常に一致するわけではなく、医学的研究が当人たちの問題の解決に貢献しないことがある。

一九七八年のイギリスで発表された、哲学者メアリー・ウォーノックを座長とする『特別な教育的ニーズ――ハンディを持つ子どもと若者の教育についての教育調査委員会の報告書』〔Warnock 1978〕では、医学的観点からの障害カテゴリーは子どもが必要としている教育とは対応していないことが指摘されている。こうしたことを忘れて、医学的見解を絶対視することはできない。むしろ、当事者研究は、医学にとってもその見解を修正するための重要なデータのはずである。

こうした発達障害の分野でも、現場の優れた教員や介護者は、医学的な障害の定義や知見を参考にはしても、それにとらわれることなく、当事者の問題がどこにあるかを探りながら教育やリハビリテーションを行っている。優れた実践者は、子どもを個別の人間として扱い、単純に障害種別にカテゴライズして対処しようとはしない。理論書に書かれた型どおりの教育法にこだわらず、個々の子どもが自発的な学びをするのに何が最適な方法であるかを第一に考える。子どもたちを何かを教え込ませるべき未完成品として扱うのではなく、可能性のある一人の人間として接しようとする。当事者と対話や交流を重ねながら、いかなる支援が当事者にとって最適であるかを探るのである。

医学的分類はしばしば病因や発生のメカニズムによって障害を分類するが、そうした病因による分類はときに、当事者や教育者にとっては実践的な意義を持たない場合がある。医学的な分類だけではなく、障害のもたらす問題に応じて、いわば、問題別（べてるの家で言うところの「苦労」別）に障害に向かい合うほうが、当事者の自己改善のためには有効であるし、当事者を支援する教員や介護者にとってもそうなのである。

私が右記の研究所にいたときには、自閉症がどのような障害であるかに関して、教育の現場ではさまざまな意見が存在しており、すでに標準的な医学の定義に疑義を唱える考えも存在した。少なくとも、自閉症児の教育に携わる保護者や現場の教員のかなりの数の人が、社会性やコミュニケーションよりももっと基本的であるような問題に向き合っていた。しかし他方で、権威ある学説を頭から信じ込み、自分の目の前の人間に向き合おうとはしない人々も数多くいた。

そうした人々は、子どもに接するための簡単な指示やマニュアルを欲しがる。彼らは、それぞれの子どもに自分の力で向き合えなどとは言わずに、教科書どおりの接し方をやらせてくれと言う。そうした教員や介護者は、子どもにとって役立っているかどうかという基準で自分の教育や介護を測るのではなく、職場の上司や自分の指導者、同僚の評価をまず気にする。科学技術社会論で指摘されるように、ある科学者が同業者評価を自分の行動の指針にしている限り、当事者の立場や社会的要請からは離れていく危険性がある。そうした実践からは、障害についての新しい知見や新しい方法論が得られることは少ないはずだ。

子どもにとって良い教育者であるためには、自分のこれまでの経験や既存の知識やスキルを問い直す批判的思考が欠かせない。批判的な観点は、常に子どもとその保護者の側から与えられる。当事者の視点から己れの仕事を評価することをしない教師や介護者は、熊谷や綾屋が経験したような抑圧的強制を行う危険性すらあるのだ。

## ⑥ 新しい知の形としての当事者研究

では、当事者研究は、現在の学問の体系においてどのような意味とインパクトを持ちうるのだろうか。それは、医療や教育学、心理学などの人間を扱う科学における従来の知のあり方に、どのような反省を促しうるのだろうか。

### ■□■ 価値にコミットするモデルの提供

第一に指摘すべきことは、人間を扱う科学における従来の知のあり方の根源的な問題点である。その問題点とは、これまでは、物理科学と同じような没価値性としての客観性と普遍性が求められてきたということである。

すでに指摘したように、成長する存在としての人間を支援する知は、没価値な科学をモデルとすることはできない。発達とは、生命が規範を自ら再設定していく過程に他ならず、外からの規範の強制はその生命の内的必然性に反するからである。発達のための知は、究極的には自助を支援する知でしかありえない。

これに対して、当事者研究は、それ自体がデューイのいう意味での問題解決学習の形をしており、当事者研究は、一定の健康状態への回復を目指す治療であるよりは、目的自体を自分で設定しなければならないという意味において自己学習なのである。だが、当事者研究が自己学習であるといっても、それは同時に、似た問題を抱えている他の人々のための実践的な知識やノウハウを提供することにもなる。

## ■□■ 普遍性を目指さない

第二に、人間を扱う科学は、普遍的であることを目指す必要は特にない。

発達する歴史的過程を持つ存在は、反復しないユニークな存在である。生命現象のような成長・発展するシステムにおいては、反復する現象は全体の文脈から人工的に切り離された部分的過程においてしか見出されない。たとえば、生命全体の反応としての病理は、厳密には一回的である。それゆえに、同じ薬剤や治療法が、患者により、患者の状態により、病の進行の度合いにより、有効であったりなかったりする。

人間を扱う科学において、法則的な物理科学をモデルとすることへの批判はすでに存在していた。たとえば、新カント派のヴィンデルバントは「人文科学は個性記述的である」と主張していた。これに対して、カール・ヘンペルが一九四二年の論文「歴史における一般法則の機能」［Hempel 1942］で行った批判は、科学哲学の分野では有名である。ヘンペルによれば、自然科学と歴史学は、基本的には同じような法則的モデルを使って現象を説明できるという。特別な型の出来事の発生は、先行する出来事や初期条件を考慮した上で、法則を適用することによって説明されるというのである。

こうした線形的な法則性が当てはまるためには、初期条件と周辺（境界）条件がすべて同じでなければならない。だが、厳密に同一の条件など実験室の中ですら存在しないし、現実の事例には数えきれないほどの複雑な要因が絡み合っている。複数の法則が絡み合って成立している事態には、単純な線形的な因果性は成立しなくなる。

一つの事例は複雑なシステムとして存在している。それは、通常、極端な変化を起こさない場合が多いとはいえ、外的・内的要因の正のフィードバックを契機としてドラスティックな質的変化を起こす可能性を秘めたシステムである。たとえば、株価は、経済の複雑なシステムから生じる帰結である。株価には、景気の動向、新製品の開発、政治的要因、自然災害の影響などあまりに多くの要因が絡み、その正確な予測は不可能である。株価変動には予測を裏切る動きをする可能性が常に存在し、株価についての一般法則など存在しえない。人間の発達もこのようなものではないだろうか。ヘンペルの主張は、複雑系の科学が誕生する以前の見解に思われる。

## 事例ベース方法論の可能性

人間を含めた生物自身が、こうした成長する複雑なシステムなのである。では、生命を扱う科学はどうあるべきだろうか。ここで着目すべきは、近年、確立されつつある事例ベース方法論（case-based method）である。デイヴィッド・バーンによれば、事例を扱うには、従来の物理科学で用いられてきた線形モデルとは異なった「布置的アプローチ」が必要とされるという［Byrne 2009:109／Angela et al. 2007］。布置とは、ある対象内外のさまざまな要素や過程が相互関連した配置を成していることをさしている。

たとえばサッカーの試合では、各選手のポジションはゴールにボールを入れるという目的のもとで制御され、味方の選手や、敵チームの選手たち、サイドラインなどの要素によって決まってくる。一人の選手の動きと位置取りの変化は、敵味方双方の選手の位置と動きを変える。こうした一部の要素の変化が他の要素に影響を及ぼさざるをえず、その構造は時間の推移によって変化する。サッカーの選手たちは、時間的過程を伴った布置をなしている。

サッカーの試合は、その一つひとつが事例である。一つの事例は、全体として配置を有しており、その内部でさまざまな構成要素が関連しているだけではなく、内部の構成要素と外部の要素も一定の関係を取り結んでいる。したがって、その全体の中の一部の因果関係だけを取り出そうとする線形的な物理科学は、事例全体の成り立ちと発展を扱うのに不十分である。サッカーでいえば、個々の選手がただゴールに蹴り込むキックの精度を上げても試合に勝てない。

事例研究は、一つの事例を線形的な過程に分解するのでもなく、ただ事例をいくつかのタイプに分類して満足するのでもない。事例研究は、ある個別的対象がその内外の諸要素によってどのような変化の軌跡を描くのかを記述し、その構成要素の相互関連全体の変化の過程を捉える。単純にいえば、事例は、さまざまな要素が絡み合ったひとまとまりのエピソードとして理解されるのである。

事例研究は、人間を扱う科学における実践の上での重要性が指摘されながら、これまで科学的な方法論としては認められてこなかった。人間科学における研究者の発想が物理学をモデルとした法則主義に縛られていたからである。しかし、法律の判例主義、医学における事例研究、心理学における事例の質的研究、教育における学級研究や個人の成長記録と個別の支援、歴史研究、文化地理学、生態系の維持・保全・成長、企業経営の立て直しの記録。これらの分野でなされるのは、一つの事例の時系列的な変化の記録であり、その変化は、事例という一つの布置の構造変化として記述される。

## ■□■ キーワードは「類似性」

個々の事例はユニークである。しかし、さまざまな事例の中には類似性も存在している。類似した事例は、データとして蓄積され、事例への対処の仕方や介入の方法は成功・失敗例として参照される。べてるの家では、その自己の障害の客観化ために、同じような問題を持つ人々と話し合い、情報や実践方法を共有する。これは一人の事例を、ひとまとまりのユニークなエピソードとして紹介するとともに、それと類似した事例を話してもらい、比較することで、それらの間にある同一性と差異を理解していく。

こうした当事者研究においては、障害（症状）は医学的定義によって分類されるというよりは、問題（苦労）の種類によって類別される。一人の人間の問題は、当事者たちにとっては、自分の抱えている問題と似ているかどうかという観点から分類される。当事者研究は、同じような問題を持つ人々と話し合い、情報や実践方法を共有することで、自分と他の人との類似性とともに、自分の事例の特殊性も理解する。他者の問題とその解決の仕方をみんなで語り合うことによって、自分のあり方を客観化できると同時に、自分自身の問題に対する対処法のヒントを得るのである。

当事者研究は、自分を対象とした事例研究である。しかし忘れてはならないのは、その研究は、自分の問題をなんとか乗り越えたいという価値と方向性のもとに、観察と知識が組織されていることである。当事者研究は、成長のための研究である。成長する生命を扱う科学は、対象を傍観者的に観察することでは成り立たない。人間を対象とする科学の知は、当人が設定する価値から切り離せないし、切り離されてはならない。

事例研究は珍しいものでも新しいものでもない。むしろそれはある意味で、人間に関する科学の中心をなしてきた方法である。だが、普遍学を標榜する「科学」が知の主流を為す学問世界の中では不当な扱いを受けてきた。

しかし、普遍性を訴える科学は、人間に関しては何を研究しているのだろうか。さまざまな人間存在の中から、一般的な性質を抜き出し、抽象化することが科学なのだろうか。そうした一般論は、個々の事例の重要な特殊性を取りこぼしてしまう。それでは、自分の問題を何とか改善しようとしている当事者にとっては、十分に役立つものとはいえない。人間に関する科学は、個々の人間の成長に役立つ知を提供すべきであり、そうした科学の目的は、普遍性の発見ではなく、個々の事例の問題解決であってよいはずだ。

具体的な事例の研究は、その個別的事例だけを説明し、その一つの問題を解決するだけの価値しかない、すなわち、他の事例にとって何の役割も果たせない。こう考えているのならば、事例研究の意義を捉え損ねている。バーンのいう布置的アプローチとしての事例研究は、個々のケースのただの蓄積ではない。この点は、以下で論じる三番目の点に関係してくる。

## ■□■ 連続性と差異による自己客観化

当事者研究の第三の優位性は、その独特の客観性にある。

ここでの客観性とは、没価値的な「客観性」ではない。そうではなく、べてるの家で行われているのは、自己客観化・自己対象化である。当事者研究において目指されているのは、一人称的立場を絶対的権威として打ち立て、他者を無用の存在にすることではない。当事者研究における自己学習は、自己対象化の過程にほかならず、自己の状態を知るための適切な基準を設定することである。そのためには、当事者同士で話し合い、互いの問題やそれに関する情報やそれに対する対処法を共有し、比較し合うことが必要とされる。

こうした当事者同士の話し合いを通した自己対象化は独特である。当事者研究における自己対象化には、二種類あるように思われる。一つは、「連続性」による気づきである。

すなわち、他者の症状や問題を聞き、それと自分の状態との間に類似性を認めると同時に、程度の差異を認め、ある連続線上に自分の位置づけを見出すことである。たとえば、不安は健常者でもしばしば感じるが、不安感が生活の他の局面を浸食してしまい、行動のバランスを失った場合には、その人は精神病理的な状態にあるといえる。そこには、相当に重度の状態からややバランスを崩した程度の状態まで症状のスペクトラムが存在し、その線上に自分の状態を位置づけることができる。しかしこの場合でも、疾患状態の強度の違いが、その人の生き方の全体に構造的な変化を及ぼすので、問題はただの量的な差異ではないことを強調すべきである。

だが理解とは、必ずしも連続性によるものだとは限らない。もしそうであるならば、ある事例は、同じような事例を経験した人にしか参照する価値はないことになるだろう。しかし私は、連続性による理解とは別に、差異による理解といったものがあると考えている。すなわち、他者と私は質的・構造的に異なることにより、互いにより深い自己と相手に対する理解を得られるのである。これを「差異による客観化」と呼ぶことにしよう。

自分の問題を相互に語り合い、比較し合うことは、障害分類としてはまったく異なっていても、そして、生活上の問題（苦労）が大きく異なっていても、自己の状態を定位するための座標軸を与えてくれる。ここでの比較とは、自分と他の事例の間に連続性を見出すためのものではない。差異化による客観化とは、ある障害から生じる問題が、まったく異なった問題とある種の布置を成していることに気づき、その布置における配置によって自己を対象化するあり方である。異質な障害との相対的な配置の中で、自己の問題を新しい位置づけで理解することが可能になるとともに、異質な他者とのコミュニケーションの回路が開かれる。

表面上、あるいは、医学上、異質とされてきた障害同士の事例の比較は、それまで思いもかけなかった新たな自己対象化の可能性を広げる。その好例が、綾屋と熊谷の共同作業による当事者研究である。

## ■□■ 差異を通して同一性に至る道筋

先に紹介したように、医学的には、綾屋の症状はアスペルガー症候群、熊谷の症状は脳性まひと診断される。特別支援教育や医学における分類の常識からいえば、自閉症スペクトラムと脳性まひには、何の関連性もないと考えられてきた。両者を重複して思っている人もいるとはいえ、障害そのものとしては、原因論的にも、症状としても、何の共通性もなく、従来、この二つの障害が比較されることはまったくなかった。

綾屋と熊谷共同の当事者研究で画期的なことは、この二つの障害を、身体内部、および身体と環境との間の「つながり」という観点から比較して、双方の障害の特徴に光を当てていることである。彼女らの研究は、両者の経験する世界の共通性と差異をある軸線上に位置づけ、興味深い一種の比較論となっている。医学や教育学からは、絶対に提示されることのない分析の視点がここに生まれている。

綾屋は、自閉症スペクトラムを「大量の身体感覚を絞り込み、あるひとつの〈身体の自己紹介〉をまとめあげるまでの作業が、人よりゆっくりである」［綾屋・熊谷 2010:23］状態として定義し、自閉症を、感覚統合・意図統合の問題として捉える立場を打ち出した。

自閉症スペクトラムが互いにつながらない身体内外の情報の過剰によって苦しんでいる状態であるとすれば、熊谷によれば、熊谷が被っている痙直型の脳性まひは、その逆に身体内の状態がつながりすぎることからくる問題を抱えているのだという。

綾屋の身体のように、内部のつながりがゆるい（＝自由度が高い）身体は、より細かく外界の

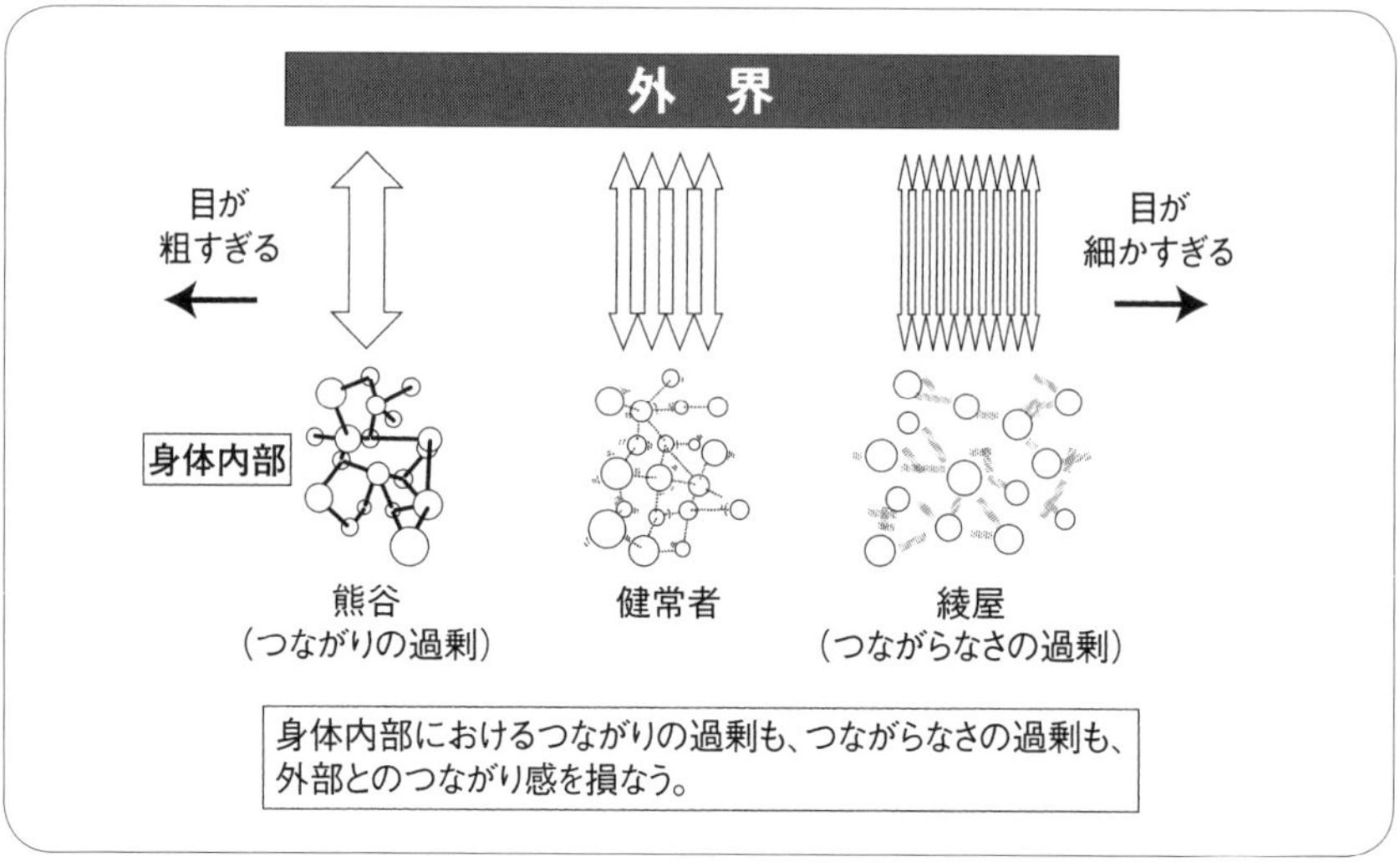


綾屋紗月・熊谷晋一郎『つながりの作法』NHK出版、2010、p.66より

差異に反応できる。しかし、差異に細かく反応しすぎると、差異を超えて反復される全体パターンを抽出しにくくなる。〔…〕全体パターンなしのバラバラの差異の知覚は、意味のわからない刺激の飽和にしかならないのである。／他方、脳性まひの身体は、身体内部のつながりパターンが強すぎる（＝自由度が低い）ために、外界で生じる差異を分節化して反応できない。したがって外界と身体とは、細かい差異を無視して、目が粗い状態でつながっていることになる［綾屋・熊谷 2010:65-66］。

こうした異例の比較論から、綾屋と熊谷は、外界とのつながり感を得るための身体内部の条件として、（1）外界の「差異」に細かく反応できるための内部自由度、（2）外界のノイズを排除して「全体」パターンを抽出するための内部統合の両方が必要になると結論している。

ここでは、身体内部の分岐度合い（「目が粗い・細かい」）と環境への適合性が関連づけられ、そこに生じた不都合の両極としてアスペルガー的身体と脳性まひ的身体が位置づけられている。綾屋と熊谷の間の差異を明確にすることで、かえって人間の実存の一般的なあり方が浮かび上がってきたのである。

連続性による理解が、類似した事例の比較から自己を差異化していくのに対して、差異による理解は、予想外の組み合わせで比較することで、かえって人間を位置づける一定の尺度や基準が生成されてくるのである。本論では、これ以上詳しく追求できないが、この二つの当事者研究の自己客観化の可能性は、今後も追求されるべきであると思われる。

＊

当事者研究が目指しているのは、当事者同士の共同的な探求の中で自己理解を深め、自分の問題に対する対処法を知ることであり、それを通して最終的に自律性を確保することである。したがって、当事者研究とは、比較不可能な個性を主張するための閉鎖的な自己表現ではありえない。当事者が、自己についての言及が絶対のものであり、無謬《むびゅう》であると考えてしまえば、それは集団・個人の両レベルにおいて当事者の孤立を招き、最終的に当事者の活動を閉塞させてしまうだろう。

当事者研究は、当事者同士の相互援助によって障害を持った人々の共同性を確保すると同時に、その個々人の差異化と分節化を促し、自分自身で自発的に学びながら生きる手段を提供するものである。当事者が医学定義によって外から分類されるのではなく、当事者が自分の抱えている問題をどのように対処しているかという自己学習の観点からつながり合うときにこそ、当事者研究の大きな意味が明らかになる。

「自分自身で、共に」というべてるの家のスローガンを、私はこのように解釈している。この点にこそ当事者研究の優位性が存在するのである。

### 文献


綾屋紗月・熊谷晋一郎 2008『発達障害当事者研究――ゆっくりていねいにつながりたい』医学書院
ウィリアムズ、D 1993『自閉症だったわたしへ』河野万里子訳、新潮社
――1996『こころという名の贈り物――続・自閉症だったわたしへ』河野万里子訳、新潮社
――2008『ドナ・ウィリアムズの自閉症の豊かな世界』門脇陽子・森田由美訳、明石書店
浦河べてるの家 2005『べてるの家の「当事者研究」』医学書院
カンギレム、G 1987『正常と病理』滝沢武久訳、法政大学出版局
熊谷晋一郎 2009『リハビリの夜』医学書院
グランディン、T 1997『自閉症の才能開発――自閉症と天才をつなぐ環』カニングハム久子訳、学習研究社

—— 2010『自閉症感覚 —— かくれた能力を引きだす方法』中尾ゆかり訳、ＮＨＫ出版
グランディン、T、スカリアーノ、M・M 1994『我、自閉症に生まれて』カニングハム久子訳、学習研究社
国立特殊教育総合研究所 1995『心身障害児の運動障害にみられる課題とその指導に関する研究』特別研究報告書
—— 2000『障害のある子どもの書字・描画における表出援助法に関する研究』特別研究報告書
シルダー、P 1987『身体の心理学 —— 身体のイメージとその現象』稲永和豊監修、秋本辰雄・秋山俊夫編訳、星和書店
セン、A 1999『不平等の再検討 —— 潜在能力と自由』池本幸生・野上裕生・佐藤仁訳、岩波書店
デューイ、J 2004『経験と教育』市村尚久訳、講談社
ニキリンコ・藤家寛子 2004『自閉っ子、こういう風にできてます！』花風社
西村ユミ 2007『交流する身体 ——「ケア」を捉えなおす』ＮＨＫ出版
ハッキング、I 1986『表現と介入 —— ボルヘス的幻想と新ベーコン主義』渡辺博訳、産業図書
バロン=コーエン、S 1997『自閉症とマインド・ブラインドネス』長野敬・長畑正道・今野義孝訳、青土社
バロン=コーエン、S、ターガー=フラスバーグ、H、コーエン、D・J 1997『心の理論 —— 自閉症の視点から（上・下）』田原俊司訳、八千代出版
フリス、U 2009『新訂 自閉症の謎を解き明かす』冨田真紀・清水康夫・鈴木玲子訳、東京書籍
APA (American Psychiatric Association), 2003『ＤＳＭ-Ⅳ-ＴＲ 精神疾患の分類と診断の手引 新訂版』高橋三郎・大野裕・染矢俊幸訳、医学書院
Angela, N.H. Creager et al. (eds.), 2007. *Science Without Laws: Model Systems, Cases, Exemplary Narratives*. Durham & London: Duke U. P.
Baron-Cohen, S., Leslie, A., & Frith, U., 1985. Does the Autistic Child Have a "Theory of Mind" ?. *Cognition*, 21, 37-46.
Byrne, D., 2009. Complex Realist and Configurational Approaches to Cases: A Radical Synthesis. David Byrne & Charles C. Ragin (eds.), 2009. *The SAGE Handbook of Case-based Methods*. London: SAGE.
Hempel, C.G., 1942. The Function of General Laws in History. *The Journal of Philosophy*, 39, 35-48.
Leudar, I. & Costall, A. (eds.), 2009. *Against Theory of Mind*. NY: Palgrave and Macmillan.
Kanner, L., 1943. Autistic Disturbances of Affective Contact. *Nervous Child*, 2, 217-50.
Shanker, S., 2004. The Roots of Mindblidness. *Theory & Psychology*, 14, 685-703.
Warnock, M., 1978. *Special Educational Needs: Report of the Committee of Enquiry into the Education of Handicapped Children and Young People*. London: H. M. Stationery Office.

# 第3章

# 研究とは何か、当事者とは誰か

## 当事者研究と現象学

池田 喬

当事者研究には哲学的なところがある。法学から医学まで、研究を行う学問は数多くあるが、当事者研究にいちばん近い研究のスタイルでやっているのは哲学ではないだろうか。特に、二〇世紀初頭にフッサールによって創始された現象学という哲学上の立場と当事者研究には相当な近さがあるのではないだろうか。当事者研究の本を読み、当事者研究のセッションに足を運んだ当初、私が抱いた印象はこれだった。

当事者研究と現象学は、「研究とは何か」と「当事者性・主体性とは何か」というまさに根本問題について基本的着想を多く共有しているように私には思える。実際のところ、当事者研究は、障害や困難の当事者による現象学の実践である、と言いたくなるほどであるし、あるいは逆に、当事者研究の営みを知ることで哲学や現象学がそもそも何であったかを次々に再発見させられているという実感もある。

このような印象は、現象学を専門とする哲学研究者である私が個人的に抱くものなのかと最初は考えた。しかし、そうではないようだ。たとえば、教育学者の森田伸子は、当事者研究発祥の地であるべてるの家の当事者研究を「哲学すること」と重ね合わせて捉えている［森田 2011:203］。また、社会学者の大澤真幸は、熊谷晋一郎の当事者研究の本『リハビリの夜』を「一種の現象学的哲学」だと評している［大澤・熊谷 2010］。そればかりか、まさにべてるの家の共同設立者であり、ソーシャルワーカーの向谷地生良自身が、当事者研究のキャッチフレーズである「自分自身で、共に」は、「『自分自身で考える人』たちが、『共に哲学する』ときにこそ、物事の本質に迫ることができる、という現象学の創始者であるフッサールの言葉にヒントを得たものである」［向谷地 2009:99］と言っている。

このような状況にもかかわらず、これまで哲学や現象学の研究者は、当事者研究の営みに十分着目してこなかった。しかし、哲学・現象学と当事者研究が対話すべきときはすでに来ている。本章の目的は、「研究とは何か」「当事者とは誰か」という二つの問いに関して当事者研究と現象学を出会わせることである。

# 1 研究とは何か（1）客観性と当事者性

## 当事者研究とは何か——とりあえずの規定

まずはあらためて、当事者研究とはどういう活動のことだろうか。二〇〇一年二月に当事者研究を最初に始めたことで知られるべてるの家の設立者の一人、向谷地生良は、「生きる主体性を取り戻す作業」として特徴づけている。

つらい症状や困った事態に遭遇したとき、自分の苦労を丸投げするようにして病院に駆け込み、医師やワーカーに相談をしていた日々とは違った風景が、そこからは見えてくる。それは浦河流に言うと「自分の苦労の主人公になる」という体験であり、幻覚や妄想などさまざまな不快な症状に隷属し翻弄されていた状況に、自分という人間の生きる足場を築き、生きる主体性を取り戻す作業とでもいえる［浦河べてるの家 2005:4］。

べてるの家では、幻覚や妄想で苦労する統合失調症などの当事者が、自分の症状を医師やワーカーに説明してもらうのではなく、自分たちで自分自身の体験の研究をしている。当事者研究は、専門家たちに説明されるいわば客体であった苦労の当事者たちが自分の苦労の主人公になり、生きる主体性を取り戻すという実践的な意味を持っている。

べてるの家の後、当事者研究は、統合失調症だけでなく、さまざまな困難の当事者たちに広がっていった。脳性まひ当事者である熊谷晋一郎による『リハビリの夜』や、熊谷とアスペルガー症候群当事者である綾屋紗月の共著『発達障害当事者研究』はその成果の一部である。綾屋・熊谷の共著『つながりの作法』は当事者研究を次のように説明している。

べてるの家で生まれた「当事者研究」は、自分の身の処し方を専門家や家族に預けるのではなく、仲間の力を借りながら、自分のことを自分自身がよりよく知るための研究をしていこうという実践であり、現在ではいろいろな問題や障害を抱える当事者団体、自助グループ、社会運動団体にも広まっている［綾屋・熊谷 2010:102-103］。

当事者研究は、いろいろな問題や障害を抱えるさまざまな当事者グループに広がっている。いろいろな問題の中には、アルコール・薬物依存、摂食障害、あるいは震災経験なども含まれている。一つの研究のあり方が、このように診断名や問題の種類を横断した広がりを見せるということは、当事者研究が誇るインパクトの一つだろう。では、当事者研究でいわれる「研究」とはどういうものなのだろうか。

## ■□■ 「研究」という言葉

べてるの家のある浦河では、研究という言葉がごく日常的に使われている。もっとも、当事者研究をやっている人たちのほとんどは、大学などの研究機関に属する公式の研究者ではない。だから、大学人が自らのルーティンワークについて「研究が忙しい」とぼやくようなときに言われている職業活動として研究という言葉が使われているのではない。しかし、研究は公式の研究者だけが独占する活動ではない。スキー連盟に所属している人だけが「スキーをする」という活動をしているわけではなく、教職免許の取得者だけが「人に何かを教える」という活動をしているわけではないのと同じように、である。社会的な権威づけには回収されない、研究という言葉の本質的な意味が当事者研究には込められている。

べてるの家で当事者研究がまさに研究として誕生した直接のきっかけについてのエピソードを参照したい。そのきっかけとして、統合失調症を抱え、「爆発」を繰り返す一人の青年に向谷地が出会ったことがあった。もはや自分も他人もどう援助すればよいのかわからない状態に陥っているとき、向谷地は、河崎寛というこの青年に「仲間といっしょに爆発をテーマにした研究をしてみないかい」と提案した、という。

「河崎くん、この爆発のテーマは、君自身の欠点や弱さをいかに克服するかという問題ではない。極端に言えば、世界中の爆発に悩む仲間をいかに救出するかというテーマであるし、河崎くん自身がこのテーマを通じて、多くの人たちとつながるチャンスでもある」と。すると、

「え、研究ですか。それはおもしろそうだね」

という反応が返ってきたという［向谷地他 2006:63-64］★1。

研究とは、自分（たち）にとってのっぴきならない問いを立て、それに答えを与えようとする――おもしろそうな――知的冒険であり、研究仲間からの多様なリアクションに開かれた共同的なプロセスだといえるだろう。だから、研究の生き生きとした活動は、孤独に自分の欠点や弱さを自省することでも、机上の空論をもてあそぶことでもなく、人間が現実の世界の中で他の人間たちと共に生きていく一つの主体的な実践である。

こうした意味での研究を始めるためのもっとも重要かつ必須の動機は、どうしても解き明かしたい問題を持っているということであろう。河崎青年の場合のように、この問題は日常生活においては苦労や悩みとして現れることがある。逆にいうと、日常においていろいろな問題を抱えていることは研究の原動力になる。いろいろな問題はその人の事情によりさまざまであり、問題の数だけ、当事者研究のテーマは多様でありうる。当事者研究の原点は、生活の中で何らかの問題や困難と向き合っているということにある。

悩みを課題やテーマに変換するという当事者研究の基本性格は、哲学の研究から見ると非常に納得がいく。世界が存在しているとなぜいえるのかとか、幸福とは何かとか、およそ哲学的な問いとは、一種の悩みであり、この問いに悩まされることは、日常を円滑に過ごすためにはしばしば障害となる。しかし、研究という場にあってはまさにこうした問いを立てることこそ重要であり、その問いについて同じ

言葉を共有する仲間の存在は、悩みをおもしろさに転換する可能性だといえる。もっとも、哲学でなくても、問いを手放さず、それにある意味で憑かれていることは、優れた研究にとってはどこでも、本来必須とされるものだろう。

しかしながら、主体的実践として語られるような当事者研究の研究のかたちを、本物の研究と認めることに抵抗感を覚える人も少なくはない。このことも他方で事実である。

そこにはこのような考えがあるように思われる。

生きる主体性を取り戻すという当事者研究の要素は、自助グループや社会運動団体の目的としてはよくわかる。けれども、大学などで行われている〈理論的〉な研究は、主体性を取り戻すというような〈実践的〉な目的を持っているわけではなく、だからこそ、〈客観的〉な研究に打ち込めるのではないか。そして、この点と関係して、どうも当事者研究には科学的探求に求められる「客観性」「一般性」「エビデンス」が欠けているように思われる。したがって、本物の研究と呼びうるものではないか、まだなっていないのではないか——。

当事者研究に関する学習会や討論会でこの種の疑問を耳にすることは多い。

現象学的な考えからすると、こうした疑問は的を射ていないように思える。そして、当事者研究はまさに研究という活動の一部であるのみならず、人についての研究のあり方を根本から問い直すことを含み込む、際立った研究なのだ、と主張したくなる。そのために、当事者研究に客観性があるかないかを

★1　このエピソードについては、本書第1章および Interview を参照。

問題にする前に、そもそも客観性とは何かを考えてみたい。

## ■□■ 客観性と現実

そもそも客観性とは何のことなのだろうか。ごく常識的な考え方によればおよそこうだ。研究によって得られる知識はある特定の主観的観点からの偏った思い込みであってはならない。研究と呼ぶに値するためには、〈現実〉に対応した真正の知識を提供するのでなくてはならない。だから、発表されるべき知識は、ある仮説が繰り返し適用可能であることをチェックされ、主観的な判断が排されている必要がある。

このように客観性の高い知識を獲得することには、周到な操作が伴う。その典型的な形を、ハイデガーはフッサールの用語を借用しつつ、「客観化 Objektivierung」する理論的態度と名づけた。客観化は、ある現象に対して人間がとる一つの特殊な理論的態度であり、哲学的には、それ自体考察の対象になるべきものである［ハイデガー 2010:75, 139 etc.］。

理論的な客観化は、人間の「体験」に対する態度としては特殊である。日常生活者としての私たちは、自らの体験を理論的に客観化しようとしているのではないからである。現象学的にいうと、むしろ、私たちが体験とかかわる通常のあり方は、単に体験するというあり方である。つまり、日々の生活において私たちは、「何かが聞こえる」とか「何かが見える」といった体験にのめり込んでいる。この〈日常的に体験する態度〉と〈理論的に客観化する態度〉の違いは、ある体験の証拠・根拠（エビデンス）という観点からはっきりしてくるだろう。

たとえば、「目の前にビールの入ったコップが見える」という体験の証拠（エビデンス）を示すように言われたとしよう。日常生活において私たちは、「さっき、Aさんが冷蔵庫からビールを出してきてここに入れて、まだ飲んでいないから、ここにはビールの入ったコップがある」というように答える。そして、そのような証拠が見つからない場合には、「目の前にビールの入ったコップが見える」という体験は信憑性を疑われる。こうした証拠を、私たちは、自分の体験の連鎖の中から、現在の知覚、記憶、予期などを総動員して与えている。しかし、「ビールの入ったコップが目の前に見える」という人間の体験に一般的に当てはまる〈証拠〉を語っているのではない。たとえば、Aさんではなく、居酒屋の店員がビールを持ってきたり、まだ飲んでいないのではなく、少し口をつけただけだったり、〈日常的に体験する態度〉において、ある体験の証拠は状況によってさまざまである。

　他方、私たちが日常生活においてまずしない証拠の挙げ方とは、「目の前にビールの入ったコップが見えている」のは、「光が網膜を刺激して、光情報を神経信号に変換し、視神経を通して脳中枢へと信号が伝達されたからだ」といったものだ。それは、なぜあの靴を買ったのかと聞かれたときに、「すでに持っているズボンの色に合っていたから」などと答える代わりに、「右前頭前皮質のニューロンが興奮したからだ」と答えるようなものである。このような証拠の挙げ方は日常的な体験理解にはそぐわない。なぜなら、体験の連鎖の中で私たちが見ているのは、誰かがコップにビールを入れるところであり、網膜や神経細胞の働きではないからである。

　上にあげたような生理学的・神経科学的な〈証拠〉は、〈理論的に客観化する態度〉において得られるエビデンス（科学的な根拠）と呼ばれるものの一種である。科学性を物語るこうしたエビデンスこそが、体験の研究の客観性の指標になる、という考えは一般的である。しかし、この考えはそれほど自明なのだろうか。

そもそも客観性が求められるのは、研究によって得られる知識は人間の体験を〈現実〉に対応した仕方で説明すべしという要求ゆえである。そうだとすると、体験の連鎖の中で証拠を発見していく日常生活者の言葉もまた、人間の体験を〈現実〉に対応した仕方で説明するという要求に応えている。いやむしろ、〈現実〉に体験される通りに体験を説明するという点では優れているようにさえ思える。

統合失調症の認知神経科学で知られるフリスは、「精神病の症状は、客観的に測定できる障害ではなく、声が聞こえるとか、自分の行動が外部の力に支配されていると信じるような主観的な体験である」［フリス 1995:15］ことを明記している。体験の当事者たちが現実の実践の中から語り出している体験理解の網の目を、客観化が締め出してしまうとしたら、体験の研究としては一面的なものになってしまう。このことは、まさに客観化によるアプローチを取っている科学者がしばしば表明していることである。

## ■□■ 生から乖離しないという原則——当事者研究の要請

研究が〈現実〉に対応した知識を生み出すべきである以上、現実に起こっている体験を解釈し表現する当事者による語りが要求される。フッサール以来の現象学が「当事者による体験の研究」を打ち出したときの動機はここにあった。そればかりか、体験の研究において、当事者は第三者よりもある優位な基盤の上に立っていると考えられる。

フッサールによれば、当事者が自分の体験について研究する——現象学的に省みる、といわれる活動——場合には、この体験（何かが聞こえたとか、何かが見えたとか）が現実に存在していたことは疑い得ない。もしその体験が存在していなかったならばその体験について研究する——省みる——作用は生じえないからである。しかし、科学者という第三者が私の体験を客観化して研究する場合には、この体験が私に現実に存在していることは最終的には「そう信じる」という域を出ない。どれだけ観察や聞き取りを重ねても、結局、その体験をしているのは研究者・専門家自身ではないという単純な事実は消えないからだ。だからフッサールは、客観的科学を、「超越の危惧」［フッサール 1965:14］と呼ばれる一種の不安によって特徴づけた。

人の体験を客観化することに付きまとう不安は、客観的考察の対象となった体験の当事者をも不安にするだろう。アスペルガー症候群という診断名を得た当初、綾屋は、「名づけのありがたさを感じつつも、専門家によって記述される外側からの見立てによる特徴に納得できず、内部の自分から見える景色や、内側から感じていることとのズレに対する不満を抱えていた」と言う。そこで、綾屋は熊谷と共に、「この体験とこの体験は同じ原因から始まっているのではないか」「これら五つの体験は、実は連続した変化なのではないか」というように自らの内側の体験を言葉にしていったことが、彼女たちにとって「当事者研究のはじまり」だった［綾屋・熊谷 2010:103-104］。

べてるの家の当事者研究においては、先のフリスの言う「主観的体験」が、「サトラレ」などと当事者研究独自の言葉・概念で語られていく。専門家による客観的記述が、現実に起こっている当事者の体験を表現していないのであれば、この体験の研究を行えるのは当事者でしかない。

フッサールやハイデガーは、ある研究が真に科学的である基準として「生の現実から乖離しないこと」が立てられるべきだと——実に単刀直入に——主張した。今から七〇年以上前にフッサールは、『ヨーロッパ諸学の危機と超越論的現象学』［1995］において、精密性と実証性を原理とする客観的科学が「生に対する意義」を失ったことを科学の「危機」として告発した。また、ハイデガーは、客観化する理論的なふるまいが「生からの乖離」［ハイデガー 2010:75］と表裏一体であるとして、体験に「客観化」ではない仕方でアクセスする学問的方法の開発を目指した。[★2]その働きが現実に存在したかどうかという、まさに研究の根本前提に関して確実でない専門家的記述よりも、現実に存在する体験についてのものであるという確実性において常に勝る当事者視点の研究こそ、現象学的な学問の理念に沿っている。

この意味での危機は、体験の主体とこの体験を研究する主体が統合されない限り、時代が変わっても克服されはしない。この危機を、現在、乗り越えようと努力しているのが当事者研究であるように思われる。

## ■□■ 当事者研究と専門知❶——対等な対話へ

人に関する理論的探求が現実の生から乖離して「生に対する意義」を失っているという窮状が当事者研究の重要な動機になっていると思える記述は、多く見出せる。たとえば、『リハビリの夜』の熊谷は次のように述べている。

> 「脳性まひ」だとか「障害」という言葉を使った説明は、なんだかわかったような気にさせる力を持っているが、体験としての内実が伝わっているわけではない。〔…〕ひとくちに脳性まひといっても、そこには個人差がある。というのも、脳性まひの定義自体が、〔…〕多くの状態を十把一絡げにしたものだからだ［熊谷 2009:22-23］。

その上で、脳性まひの当事者研究を始める動機がこう表現されている。

私が体験していることをありありと再現してくれるような、そして読者がそれを読んだときに、うっすらとでも転倒する私を追体験してもらえるような、そんな説明が欲しいのだ［熊谷 2009:22］。

あるいは、『発達障害当事者研究』の冒頭で、綾屋は次のように書いている。

これまでの自閉症スペクトラムに関する研究においては、「他人との社会的なかかわり合いに問題を示す」というコミュニケーション障害が第一義的な原因としてあげられている。〔…〕そのような従来の研究とは別の切り口から私は自閉の概念をとらえなおしたい。コミュニケーション障害なるものをはじめから仮定するのではなく、まず私自身の体験を可能な限り詳細に記述する［綾屋・熊谷 2008:3-4］。

個人差のある現実の体験を表現しない「十把一絡げ」の説明ではなく、当事者の体験を捉える「説明が欲しい」のであり、そのために、当事者自身が「可能な限り詳細に記述する」ことに踏み出している。〈現実〉に対応した知を生み出すためには、自分の現実の生に根差し、現実の生から生まれた言葉が必要なのだ。

もっとも、人間は他者と共に生きている限り、常に、自分自身によって体験を内側から理解するか、

★2　ただし、ハイデガー［2010］の翻訳では「生からの乖離 Ent-lebung」が「脱生化」と訳されている。

あるいは、他者によって体験を外側から説明されるか、という二つの可能性の中で生きている。現象学は、第三者による客観化による体験の知識は誤りだといっているのではない。もちろん、第三者からこそ観察できる事柄はたくさんある。先にあげた、脳の神経活動の状態はまさにそれである。ある体験に没頭している最中の私の神経活動の状態は他者（科学者）によってしか観察できない――その科学者自身、体験に没頭中の彼自身の神経活動の状態を観察することはできない。けれども、そのことは、当事者だからこそできる体験理解と言語化があることをいささかも否定するものではない。まさにこの点が忘却され、客観化偏重が極まり、研究が生に対する意義を失っていくことに、フッサールやハイデガーは学問の危機を感じたのである。

類似の問題意識が当事者研究にも見られるといってよいだろう。向谷地によれば、当事者研究が意図しているのは、第三者による客観化を無効化することではなく、専門家と当事者が対等な連携を結べるように軌道修正することなのである。

「当事者研究」とは、この活動によって専門家の関与が不要になったり、影響力を排除することを意図したものではありません。〔…〕けれど大切なのは、専門家の持っている知識や技術と、当事者自身が持っている経験や知恵は、基本的に対等であるということです。そこに優劣はありません。そのことを通じて、専門家も当事者も、本来の役割を取り戻すことができるのです［向谷地他 2006:66-67］。

現実に、当事者研究と科学との対等な対話は比較的多く行われている。「発達障害「から」考える。」

と題された綾屋・熊谷との対談で、精神科医の内海は次のように述べている。

ぼくはときどき若手の精神科医に「直接体験にアクセスできるのは患者さんのはずなのに、どういうわけか、医者の側の理解が正しいとされるのが今の精神医学の構造なのだ」と投げかけます。なぜそんなことが許されるのか。〔…〕今後、精神医学はおそらく変わるでしょう。一方的に医療の側から記述するというのではなくなるのではないでしょうか［綾屋・内海・熊谷 2011］。

当事者研究の知は、他でもない専門的な理論知自体に必要とされている。当事者研究が科学と協働的対話を行っているのは、当事者が客観化によっては表現できない主観的な体験を自ら解釈し洗練した言葉を提示しているからである。このような効果は、当事者のふるまいや語りが、専門家の観察や聞き取り調査の対象にとどまり、解釈するのは当事者ではなくあくまで専門家、という状況下では見込めないものである。

## ■□■ 当事者研究と専門知❷——医学との特別な関係

当事者研究は、専門家の関与を不要にしたり、影響力を排除したりすることを意図したものではない、という点についてはもう少し細かく見る必要がある。というのも、専門家の知との関係において、厳密にいえば、当事者研究とオーソドックスな現象学的研究には重要な違いが存在することも明確になるからである。

当事者研究は、病気や障害として特定される状態をテーマにする。現象学的研究の場合は必ずしもそうではない。そのため、当事者研究の場合にはとりわけ医学的研究との違いや関係が問題にならざるをえない。専門知との関係について特別な事情があるのである。

当事者研究は、一見、専門家不要説を唱えているように思える。先に見たように、当事者研究の重要な動機には、自身の体験や状態は、医学による定義や説明によっては捉えられていないという認識があるからである。この認識ゆえにこそ、当事者たちが自立的に自身の体験や状態の記述・理解を行っている。さらには、当事者研究が従っている「研究の論理」は、そもそも、「病気や障害を「治すべきもの」として捉える「治療の論理」」［綾屋・熊谷 2010:125］とは別ものであることも、当事者研究の中で強調されることがある。当事者研究が、病気や障害を治すべきものと捉えるのではないとすると、もはや医学は不要になるように思えても不思議ではない。

しかしながら、当事者研究は、治療ではなくまさに研究という営みに関して、医学的知識と切っても切れない関係にあるのである。

研究は本質的に言葉によって行われる。この点について、熊谷は、「脳性まひの身体に関心を持つ言語は医学にしかなかったから、まずそこから始めるしかない」と印象的に語ったことがある。★3 障害とされる身体や精神に対して、多数派の社会にはそもそも関心も言葉も欠けているのであり、医学（科学）が最初の手がかりを与える。

類似のことは、社会生活の中で自分の正体がわからなくなっていた綾屋が、「幼少時からの生きづらさの証明書のようなもの」としての診断名を「長年探していた」というときにも言われているように思える［綾屋・熊谷 2010:84］。また、石原孝二は、浦河べてるの家の当事者研究において、「統合失調症○○型」といった「自己病名」が当事者によってつけられるとき、この自己病名が医学的な診断名の形式を残し、医学的診断名のアレンジであり続けていることなどに着目し、当事者研究の「半精神医学 quasi-psychiatry」的な性格を指摘している。★4

　このように、当事者研究は、医学的な定義に違和感を覚え、オリジナルな言葉を紡いでいくときにも、医学と概念的には連続性を保ち続ける。当事者研究は、たしかに治療の論理で医学とつながるのではない。しかし、体験や状態のまさに研究という点で医学と地続きであり、だからこそ、医学と対等に対話する地盤があるように思われる。

　ただし、当事者研究は、治療の論理に従うのではないにしても、いわば純然たる理論的関心から、病気や障害を眺め回しているわけでないことはいうまでもない。自らの苦労をテーマにする当事者研究は、当然、日々の生活にまとわりつく問題の解決を志向している。そして、実際に問題解決に寄与しているからこれほどに広がりを見せているのだろう。もっとも、なぜ治療ではなく研究によって良くなるのか、それはいかにして起こるのかといった点にはまだ謎も多い。しかし、この点の解明が進むなら、当事者研究と医学の間には、実践的解決の面でも対等な対話の機会が増すだろうし、そのとき、治療のあり方に関して生産的な反省が促されると思われる。★5

---

★3　討論会「当事者研究と現象学（1）――『リハビリの夜』をめぐって」（東京大学、二〇一一年九月一六日）における、私との質疑応答の中で。

★4　本書第1章を参照。

★5　本書第4章で綾屋は当事者研究によって「自分の軸」がもたらされる過程を、第5章で熊谷は「痛み」の軽減に対する「知」の力について論じている。こうした当事者研究の成果は、当事者研究と治療の対等な対話に道を拓くものだろう。

# 2 研究とは何か（2）

## 立ち上がる客観性

### ■□■ 当事者研究は体験談ではない

これまで、当事者研究は客観化によっては得られない主観的な体験の知を提供するものであり、この知を必要としているのは他でもない客観的諸科学だという議論をしてきた。しかし、主観（主体）の位置づけを強調しすぎた可能性がある。なるほど当事者研究は主観的な体験の研究として客観的諸科学と対等に対話できるとしても、やはりそれ自体としては、「客観的ではない」「個人的な体験談の集積ではないか」という当初の疑問は手つかずに残るという印象が残るかもしれない。

そこで、そもそも「体験談」とは何のことかを考えてみよう。体験談とは、もっとも一般的にいえば、「体験についての自身による語り」というほどのことを意味している。しかし、哲学的に考える場合、この語りが個人によってなされるということは原理的にありえず、「個人的な体験談」というものは、厳密にいえば、存在しない。

どういうことだろうか。たとえば、なんとも言いがたい奇妙な感じがときおり襲うが、私にはこの感覚を表現する言葉が見当たらないとする。そこで、私がこの感じに「ムル」という名前を与えるとしよう——最初にこの感じが襲ったときになぜかムルという声が出てしまったことを記憶していたとする。

そして、私はこの感じが生じるたびに「ムル」と言ってみる。けれども、このムルという音はこの感じを表現し説明する言葉ではない。それは、あくびが出る度に生じる「アー」という音と同様、体験に付随する音であっても、この体験を意味づけしたり説明したりはしていないのである。★6

なぜだろうか。綾屋と熊谷が強調するように、「共有されなければ意味は生まれない」［綾屋・熊谷 2010:72］からである。発せられた音は言葉として聞かれることで意味を持ち、紙の上のインクの染みは言葉として読まれることで意味を持つ。ところで、先に触れたように、障害や困難の当事者研究の特徴は、その語りの出発点に、日常言語の中に自らの身体や精神に関する関心や言葉も欠けているということであった。

気づいたことや感じていることを話しても「それは考えすぎだ」と受け流され、「あれは何が起きているの」「さっきのはどういう意味?」と訊ねても、「え、なんのことかわからない」「そんなことあったっけ?」と言われる。その積み重ねにより、意味づけできないほわほわとした情報ばかりが増えていき、身の回りを取り囲んでいくのである［綾屋・熊谷 2010:74］。

自身の体験を表現する言葉が欠けているがために、まるでムルという音のように無意味なものとして、話が多数派の社会で浮遊してしまう。では、医学や科学の言葉だけは障害や困難を伴う身体に関心を持っていることに気がついたとしても、科学的な語彙で体験談を語ることもできない。「あのときあ

★6 この箇所の議論はウィトゲンシュタインの私的言語批判に関連している。

の靴を買いたくなったのは、右前頭前皮質のニューロンが興奮したからだ」といった記述は体験談にさえならない。

したがって、当事者研究を体験談と呼ぶことは実は不可能なのである。そもそも厳密にいえば、言葉は共有されなければ意味を持たない以上、あらゆる語りは個人的な体験談ではありえない。しかし、特に当事者研究は、日常言語の内に自身の体験を表現する語彙が容易に見つからないために、言葉を共同で立ち上げることを意図している。というより、共同性を運命づけられている。

## ■□■ 当事者研究の共同性

べてるの家が「自分自身で、共に」をモットーとしていることは、当事者研究にとって共同性が本質的であることを明確に表している。

向谷地は、「共に」という点を強調する際、当事者の意味について、「「自分のことは、自分が決める」という基本的な権利を奪われてきた人たち」［向谷地他 2006:67］としての障害者という描像を牽制している。「当事者主権」［中西・上野 2003］と呼ばれるこの当事者理解は、政治的な概念としてはケアや福祉の原則として機能しうるが、当事者研究における「当事者性の原則」［向谷地他 2006:67］はこれとは正反対だと言う。むしろポイントは「自分のことは自分で決めない」ということであり、この原則は、「いくら「自己決定」といっても、人とのつながりを失い、孤立と孤独の中での「自己決定」は、危ういという経験則が生み出した」とも言う［:68］。

綾屋と熊谷が「構成的体制」という言葉を用いて精緻に説明しているのは、こうした原則が認識される基礎構造だといえる。構成的体制という言葉は社会人類学者ジーン・レイヴに由来する用語であり、

「所属するコミュニティの言語、社会制度、信念や価値観」を意味する［綾屋・熊谷 2010:108］。自分について語ることは、「共有されなければ意味は生まれない」以上、構成的体制を必要とする。「体験に相当する言葉や物語をコミュニティの構成的体制が与えてくれること」［:113］は必須の条件となる。

問題は、困難を抱えない身体の持ち主が、多数派の社会をそのまま構成的体制にできるのに対して、障害や困難の当事者たちはそうでない、ということである。自分が感じていることについて語ろうとしても、「そんなことあったっけ？」と聞き流される社会は「体験に相当する言葉や物語を与えてくれる」ような、構成的体制として機能するコミュニティではない。そうしたコミュニティの中で、「自分のことは自分で決める」という責めを負ったらどうなるか。綾屋と熊谷は、そうした状態を、「構成的体制が失効して手探りの探索や自省に焦りながら追われる意識状態」や「密室で情報処理をしている状態」としての「ぐるぐるモード」と呼んでいる［:115-117］。

このように振り回される状態から「主体性を取り戻す」ことが当事者研究の根本的な動機である以上、当事者研究は個人的な体験談ではありえないし、むしろ個人的な体験談という閉塞性からの脱却をその実践の内部に含み込むものである。当事者研究は、共同的に言葉や知を立ち上げていくことを研究の方法論として明確に取り入れている。

べてるの家の当事者研究の方法論を綾屋と熊谷が整理するところによれば、こうである。

日常実践のなかで問題を抱えた個人が、そんな自分の苦労を客観視しながら仲間に語り（1）、仲間と共にその苦労が発生する規則性についての仮説を考え（2・3）、対処法を実験的に探りながら検証していく（4）。そして、その研究結果は、コミュニティが共有するデータベースに登録される

（5）。当事者研究のプロセスを要約すれば、このようになるだろう［綾屋・熊谷 2010:124］。

自らの体験を類似の体験をしている仲間に語り、その規則性についての仮説形成・実験・検証を経て、データベース化する。こうした共同研究のプロセスが必要なのは、多数派社会の言語の中には見当たらない体験を表現する言葉をストックしていくことが必要だからであり、先の構成的体制という言葉を用いて綾屋と熊谷がいうところでは、「個人の日常的実践に意味や解釈、見通しを与えてくれる構成的体制を、仲間と共に立ち上げ共有する作業」［:124］に相当するということになる。

ここには「当事者主権」の概念が指示する「運動の論理」とは異なる「研究の論理」［:125］が明白に導入されている。

しかし、当事者研究の共同性はさらにこの先にもある。データベースへの登録において一次データは出そろい、「個人の日常的実践に意味や解釈、見通しを与えてくれる構成的体制」を立ち上げ準備した上で、当事者研究は、これらのデータを解釈していかなくてはならない。データベース化においては、語られる体験は多様であればあるほど貢献度が高まるが、研究である以上、解釈においては「ある程度、時間や場所を超えて、あるいは個体差を超えて反復する、普遍的なパターンであることが望まれている」［:128］。こうした普遍的パターンを単独の個人が見出すということはありえないことであり、むしろ「自分個人の体験は見通しを持って自覚しづらく、「あなた、あのときも同じことをしていたよね」と人に指摘されて初めて、自分の体験世界の中にある長期的な反復構造に気づくことはよくある」［:128］。

当事者研究が「自分自身で、共に」をモットーとし、仲間との共同作業を重視するとき、この研究は体験談のようなものでは到底なく、明らかに「客観性」を立ち上げようとしている。けれども、この客観性の立ち上げは、第三者が一つのカテゴリーを外側から押し付けて人それぞれの体験を矮小化することではない。

専門家と当事者研究に取り組む場合は、「一次データを提供する当事者」と「構成的体制を占有し、解釈を下す専門家」という、「一次データの提供」と「その解釈」という非対称な交換行為が成立しやすい。しかし、当事者同士が取り組む当事者研究では、一次データを仲間に贈与するのも、構成的体制を共有し解釈を与えるのも、どちらも当事者となる〔綾屋・熊谷 2010:130〕。

ここでいわれる専門家－当事者関係は、フィールドワークや医者－患者関係にも相当することが少なくないだろう。この関係にとどまる限り、現実に体験されている体験に対応した知識を十全に得ることはできないことは強調してきた。当事者が体験のデータを提供し、このデータを研究者・専門家が解釈するという場合、その解釈が本当に当事者自身の体験に対応しているのかどうかは、最終的にはっきりしない。しかし、当事者研究においては、当事者たち自身が、データ提供と解釈の両方を行うのでこの問題は発生しないし、共同的な解釈作業によって普遍的なパターンを見出すことで、客観性を立ち上げる仕組みを含んでいるのである。

## ■□■　間身体性が客観性を生む

当事者研究が立ち上げる客観的な知は、個人差のある体験を十把一絡げに一般化するものではない。

むしろ、研究に参加する当事者たちそれぞれの体験と解釈を集合させることで生成する共同知である。この客観性の新たな意味は、現象学において「間主観（主体）性」と呼ばれるものに近いように思える。

ただし、当事者研究と現象学が出会うときに際立ってくるもっとも重要な点は、間主観性は根底において「間身体性」という身体間の交わりに支えられている、という点であると、ここでは強調したい。この間身体性という言葉を有名にしたのはメルロ＝ポンティだが、もともとのアイデアはフッサールにある。フッサールの『デカルト的省察』［2001］第五省察の議論をここでの文脈に合わせて見たい。

ある事象についての客観的な知は、私だけの思い込みではなく、他者と共有しうるものでなくてはならない。私と他者が知を共有する、と、このように言う場合、「私」や「他者」という言葉が自明のごとく使われており、「私は他の誰かではなく、他の誰かは私ではない」ことが前提されていることには、注意が必要である。哲学的には、自明視されている前提こそ問われるべきだからである。つまり、ここにいるのは他の誰かではなくまさしく私であり、あそこにいるのは私ではなく他者であると、いかにして私たちは知るのだろうか、と。ひとまず、「ここ」にあるのは私の身体であり、「あそこ」にあるのは私の身体ではない、という空間的な位置の違いが、この知にとって重要な契機であることは疑いない。このようにして、客観性の問題は身体の次元へとさかのぼっていく。

フッサールによれば、私たちは、他者を、第一に、身体として知覚する。そこで知覚される身体は、ここにある私の身体ではない。他者は、私の身体に類似したものとして出会われるのである。この類似の身体を知覚することと、単なる物体を知覚することの間には重要な差異がある。なぜなら、類似の身体として知覚する場合、私はその身体を私と似たような仕方で感じ、動くだろうもの、類似の身体感覚を有しているだろうものと見なすからである。私の身体は、体をこう動かせば景色はこう見えるとか、こう動かせば事物をこう移動できる、とか数々の「……であれば……であろう」という図式を生きている。私が、あそこに単なる物体ではない「類以の身体」を見出すなら、自分に類似の図式を生き運動するであろう身体として知覚されるというのである。

私の身体と類似の身体がそれぞれ運動し合うことが、世界が客観的に存在すると確信するための基盤にある。フッサールをこのように考えるに至らせたのは、誰一人として事物を全面的に知覚できない、そのような超人は存在しない、という事実である。机を知覚するときに、裏面を見ることはできない（厳密には、ごく小さなコインですら、あるいは米粒ですらそうである）。しかし、その机の事物の裏面は凹んでいるかもしれないとか、存在していないかもしれないと不安に苛まされることがないとすると、それは、「……であれば……であろう（たとえば、ああ動けばこう見えるだろう）」という身体感覚を信頼しているからである。

けれども、この信頼を補強しているのは、自分が動いて背面を見ずとも、「ここ」から動いて到達すべき「あそこ」にいる他の身体に、知覚を代理させることにたいてい成功しているという実情である。あそこにいる人に裏面がどうなっているか聞いてみれば、私はそこに行かなくてもいい。もちろん、その人が嘘をついている可能性はあるが、たいていは、その人を「もう一人の私」として信用する。あるいは、この建物の外が存在していない可能性は消えないが、外に人の声がすれば、見ず知らずの人であっても知覚を代理させ、外にまだ世界が存在していることを疑うことは稀である。逆に、本当に静けさが立ち込め、他に誰もいないと感じたら、外に出て、世界の存在を自ら確かめに行くだろう。

ところで、客観性という場合、事物や事象の「観察」がそれを保証する行為として頻繁に語られる。しかし、そもそも事物とはさまざまなパースペクティブに対して多様に現れるのであり、そうである限り、真に客観性に貢献する観察が成り立つためにはさまざまなパースペクティブから同一の事物を見る各自の主体がいなくてはならない。この「見ること」は、その事象に関係する複数の主体の視点から多角的になされなければならない。その意味では、特権化された――たとえば一部の専門家の――視点のみからなされた観察はそもそも「見る」といえるほどのことをなしていない。このことは知覚事物だけでなく、人の体験についてもいえる。

あるいはこうもいえる。すべての人の体験を見渡せる視点に立つことのできる人間は存在しない。したがって、十把一絡げの「一般化」という意味での客観性は、その理念をそのまま肯定するなら、超人的な認識上の特権者――哲学でしばしば「神の目」と呼ばれるもの――の定立につながり、結局は、学というよりも神話に近いものになってしまう。

だから、学問的研究にとっての客観性とは、共同的でパースペクティブ的な間主観性（間主体性）として生成するものだ、という考えが現象学の基本にある。そして、当事者研究が、特権的な知の専有者を認めずに、一定の体験を「自分自身で、共に」解釈することを明確に方法論として取り入れているのは、こうした共同的でパースペクティブ的な客観性を自覚的に立ち上げるためであるように思える。というより、次に見るように、この意味での客観性概念に自覚的であらざるをえない理由が当事者研究にはある。

## ■□■ 同じでもなく違うでもなく

世界の中で不安を感じずに生きている場合、身体は「類似の身体」と協働関係を結ぶが、この意味では、各自の身体とは実は代理可能であり、匿名的である。そして、この身体の匿名性は、多数派性や健常者性を可能にする基盤として働く。他方、外見から他者によって類似の身体として知覚されない場合、あるいは、感覚や身体動作に固有性があり大多数の身体が自分の代理として機能しにくい場合、その身体は少数派的なものとなるといえる。

そこで、少数派的な身体を生きることを、他者の身体を自分の身体と類似のものと知覚するのが困難な状態だと、言い換えるとしよう。すると、この状態に置かれることは、フッサールの議論に従えば、世界の客観的な存在を自明な事柄として確信することの難しさと結びつく。そして、このとき、世界の内で存在することは、それ自体、不安を呼び起こすことになる。

こうした場合、苦労や困難をテーマとして、それを共有できる身体の持ち主が集うことは、世界を本当にそこにあるものとして確信し、その中でそれなりに安定した日常を生きるために要請されてくるだろう。現象学において間身体的と呼ばれる、パースペクティブ的で共同的な客観性を当事者研究が志向するのは、世界を不確実なものにする困難や障害が、客観性の基礎としての間身体性を必要としているからであるように思われる。

しかし、身体の協働というテーマをめぐって現象学と当事者研究が出会う場は、もっと正確に見定めることができる。そのために重要なのは、類似の身体という場合、類似とは同一ではないということだ。類似とは、似ているが異なる（異なるが似ている）という意味である。同一の身体として知覚されたら、その身体は「もう一人の私」ではなく「私自身」になってしまい、間身体性にとって本質的なパースペクティブ性が失われてしまう。

類似性を同一性と混同することの危険は、実際、当事者研究の中で再三指摘されている。もともと少数派的な身体を生きることは、他者の身体と自分の身体のつながりが見出しにくいという苦境とセットである。そして、この苦境が深まれば深まるほど、この苦境を克服する道が、他者と完全に同一化することに求められることは少なくない。

たとえば、アルコール・薬物依存症の当事者研究で知られるダルク女性ハウスでは、「すべてを理解してくれて受け入れてくれるんでしょ?」という期待から他者との距離を失うことを「ニコイチ」と呼んでいる。自分と他者のパースペクティブの違いが失われて、自分の身体感覚に他者の身体感覚が同一化するという発想は、現実的な危険を呼び寄せる。つまり、ニコイチにおいては、「こんなでも受け入れてくれる?」という非言語的なメッセージとして、リストカットや大量服薬などの危険な身体行動が助長されてしまう［上岡・大嶋 2010:35-37］。

こうした経験から、ダルク女性の会の当事者研究によって生み出された知恵の一つに、「全部わかってほしい」と「まったく関係ない」という二つの極の間に、「ちょっと寂しい」という人との安全な距離感がある、ということがある［:46-47］。この距離感への洞察は、似ているとしてもやはり異なるような「類似」の場面にとどまることが、パースペクティブ的に世界が存在し、その世界の中で他者と生きるための要件となる、という先の議論に重なるところがあるかもしれない。

あるいは、綾屋と熊谷が、少数派的な身体の持ち主は、自分たちで体験に相当する言葉や物語を与えてくれるコミュニティを必要とすることを論じる場面を参照することもできる。そうした「同質の仲間で作られた小さなコミュニティ」［綾屋・熊谷 2010:88］は、一般社会の中では宙に浮いていた体験を現に存在するものとして承認してくれる。それによって、一般社会の中に居場所を築くことのできない人たちにとってシェルター的な役割を果たす点で重要である。しかし、同質の仲間というコミュニティによっては、一般に、本来は多様であるはずの体験を同一化する圧力を誘発しやすい。「コミュニティの設定共有され、テンプレート化（定型化）された「本物らしさ」、つまり、いかにもそれらしい特徴を持った人物として同化的に振る舞うことをしなければ、コミュニティから排除されかねないという圧力」［:90］である。

自分の体験を承認してくれるコミュニティであっても、身体を同一化する圧力が存在するとすれば、自分自身の体験や状態を十把一絡げの説明ではなく内側から理解したい、という当事者研究の動機にとっては足枷《かせ》になる。綾屋は、「「やっぱりあなたはアスペだね」という言葉で、自分の特徴が絡みとられていくことに疑問を持ち始めていた」［:93］と述べているが、そのとき、その言葉を発するのは、専門家であり、また当事者の仲間でもある。

こうした事情から、当事者研究は、専門家的なカテゴリー化・一般化に再び陥らないために、当事者同士でも同じではなく、かといって、違うでもない部分で知を集合させる必要がある。この点の重要性は、上に引用した綾屋・熊谷の『つながりの作法』［2010］の副題が「同じでもなく違うでもなく」であることに象徴的に現れている。以上のように、パースペクティブ的・共同的な客観知の根底に、身体の類似性（似ているが異なる、異なるが似ている）をポイントとするつながりが必須であることを指摘する点で、現象学と当事者研究は近い。

## ■□■ 身体の可塑性 ―― カテゴリー的思考をほぐす

身体の同一性ではない類似性という論点は、当事者研究のさらなる重要な側面にもかかわってくる。当事者研究は、診断名を手掛かりとしつつも、自分の体験や状態を表現するものへと診断名をアレンジする中で、診断名を越えた人のつながりを作るという面である。

当事者研究においては、診断名によって取りまとめられた同質の仲間で集まることが、自分の体験や状態を理解する上で、必ずしも最良の結果をもたらすとは限らないことが知られている。たとえば、べてるの家は、統合失調症の当事者研究で有名だが、統合失調症という診断名を持つメンバーで固まっているわけではない。むしろ診断名による区別ではなく、実際に体験した苦労の種類でつながることが研究を促進する上で重要とされている。

あるいは、アスペルガー症候群当事者の綾屋は、以前から、発声に困難を抱える自らの身体に類似した身体を聞こえない人や脳性まひの人に見出していた。しかし、当事者研究以前は、「私はいちおう、聞こえるし歩けるし話せるのだから、彼らの動きが自分にぴったりだと感じるのはおかしいし、うっかり真似したら失礼である」と考えていたと言う。つまり、聞こえる人／聞こえない人、歩ける人／歩けない人、というカテゴリー的区別が、彼女たちの動きを自らに取り込むことを躊躇させたのである。ところが、当事者研究という切り口においては、彼女たちの動きを自分の動きのモデルとして取り込むことを自分に許可できるようになり、「知覚・運動レベルの自己感」を持てるようになった、としている。★7

運動する身体の類似性によってつながる間身体性は、診断名の違いや人のカテゴリー的区別を越えていく。その理由は、身体は思考よりも可塑的であるという、ごく単純でありながら、しばしば見落とされている実情にあるように思われる。

『リハビリの夜』で熊谷が、妹にムーンウォークを教えるという少年時の経験を取り上げている箇所を参照しよう。

テレビで見たブレイクダンスに釘づけにされた熊谷少年は、自分では実行できない他者の動きを想像的に取り込み、イメージの中で再生させていた。もっともこの再生は観客的な視点というより、パフォーマーになったつもりで思い出していたのであり、実際、思い出している最中、無意識のうちに手足を突然動かしてしまうこともあったらしい。この想像的な他者の動きの取り込みは、生理学的には異なる別の身体を類似の身体として、身体感覚の分かち合いとして経験するものだといえる。さらに、この想像的な取り込みは、妹にイメージを伝え、妹の身体を拝借して踊り出すという試みにも展開したという。

このように、別の身体を想像的に取り込むということは別段珍しいことではない。熊谷が指摘するように、フィギュアスケートや空手を習う子どもの親など、自身にはそのスポーツの経験がないものの、子どもに対して的確なアドバイスをする人のことを考えてみるとよい［熊谷 2009:50-52］。

運動する身体は、診断名を越えるだけでなく、健常者的な身体と障害や困難を持った身体をシンクロさせることもある。間身体性は実にしなやかなのである。ただ、この身体の想像力を、診断名による区分や健常者／障害者というカテゴリー的区別が往々にして阻んでいるというのが実情である。

★7 本書第4章を参照。

# ③ 当事者とは誰か

## ■□■ 当事者研究を読むということ

他者の身体を、同一ではないが似ているという微妙なバランスで想像的に取り込むことは、介助者と介助利用者の関係にとっても見られることであるし、円滑な関係にとっては非常に重要である。ところで、介助者はたいていの場合、カテゴリー的には健常者と呼ばれる人たちであり、介助利用者は同じく障害者と呼ばれる人たちである。

ここで重要となる想像的な身体の取り込みは、当事者研究の場に参加したり、当事者研究の書を読んだりするときに、必須のものであると私は考えている。そうだとすると、当事者研究を、当事者によるエピソードや体験談の集積だと考えたり、研究者や専門家がこれを解釈するためのデータだと旧来からの思考法で捉えたりすることは不可能である。想像的な身体の取り込みという過程が見られないからである。その場合、当事者研究を本当の意味で「読む」という行為をなしていないように思われる。

一般に読書をする場合のことを考えてみよう。もし第二次世界大戦について書かれた本を読むとき、大戦下における人の生がどういうものか、想像さえできなかったらそれを読めるだろうか。アリストテレスの政治哲学を読むとき、古代ギリシャのポリスにおける人間の活動を想像さえできなかったらそれを読めるだろうか。

もちろん、想像したからといって、あなたが第二次世界大戦下や古代ギリシャに生きた人と同一になるわけではない。ただ類似というポイントを見出す必要はある。それができたときに、遠い過去の人々の生についての本でさえ理解することができ、それが卓越した仕方でできる人を卓越した読み手というのではないか。しかし、そもそも想像さえしないとすれば、そもそも読む気がないと普通考えるだろう。

当事者研究を読むとき、読み手は、カテゴリー的な当事者／非当事者の区別ではなく、書き手の身体を類似の身体として「もう一人の私」として見出すポイントを、自分で探らなくてはならない。当事者研究を読むとは、体験の当事者／非当事者を固く区別するカテゴリー的理解に揺さぶりをかけ、読み手や聞き手に必須である想像力が発揮されるということではないだろうか。

## ■□■ 当事者とは誰か

熊谷は幼い頃から、健常者中心社会の中で生きる上で、健常者の身体の内部モデルを想像的に取り込むことをやってきたと言う。というより、余儀なくされていたといったほうがよいかもしれない。ムーンウォークを教えたというケースはその好例であるが、健常者身体の取り込みに時間を奪われたことで自らの身体の内部モデルの立ち上げが遅れたという面も強くある。

健常者中心社会において大半の人は、自分は障害や困難の当事者ではなく、障害や困難の当事者と自分とは別の種類の存在だという確信のもとで生きている。しかし、このような確信を抱くことが可能なのは、無数の他者の身体を取り込み、健常者身体を身につけてきた歴史があることを忘れるべきではない。その歴史は各人各様であり、その意味で、健常者的な身体にもその数だけ個性がある。健常者身体も同一ではなく類似があるだけである。

この身体間の隙間に、類似の身体に対する想像力や身体の可塑性がある。そして、この間身体的なつながりの余地は、健常者／障害者に分類されている人たちの間にも常に残されているものである。健常者性の確信の前提を問い進めていくと、むしろ、この確信が揺さぶられるはずなのである。

ここでの問題の一つは、健常者中心社会の住民の大半が、健常者性の固い確信とともに、自分自身の身体の個性を見失っているということではないだろうか。平均化された健常者的な身体を動かしている場合、人は、病や事故に見舞われない限り、自分の身体に大部分無頓着である。大多数の身体と同調できるようになった代わりに、自分の身体の状態について自分の言葉を立ち上げることなく、健康や病についての一般的な知識を運用するだけ、ということはよくある。

ところで、べてるの家の当事者研究のモットーの一つは、研究によって生きる主体性を取り戻すということだった。これは障害当事者にとっての問題で自分には関係ないと思うとしたら、うかつと言うべきだろう。

健常者とは身体の平均化に成功した代わりに、自身の身体を表現する言葉を欠いた人なのだとすれば、自身の身体を知り、生きる主体性を取り戻すという、当事者研究の問題提起は、まさに健常者性に疑いを持たない人にこそ当てはまるようにも思える。当事者研究を読むためには、書き手の身体を「類似の身体」として想像的に取り込む必要があるが、そのためにまず必要なのは、読み手の一人一人が自分の身体を知りたいと思う動機や、知ろうとする意志である。

当事者研究は、診断名や社会的なカテゴリーによる理解ではなく、当事者たちによる研究によって自分たちについての理解を獲得しようとする。当事者研究における当事者性とは、結局、その人その人の身体と言葉を介した生きる主体性だといえるのかもしれない。だとすると、この主体性は、健常者や研究者・専門家といったカテゴリー的理解の適用によって「私は当事者ではない」と思考するときにまさに逸《そら》されているものである。当事者とは、一人一人が、当事者研究に触れることを通じて「自分自身で、共に」なるべき何かなのである。

「自分自身で、共に」は、「自分自身で考える人」たちが、「共に哲学する」というフッサールの言葉にヒントを得たという、冒頭に掲げた向谷地の言葉を最後に思い出そう。当事者研究は、研究者・専門家も含めた私たちの一人一人が共に自分自身で考えるチャンスの場なのである。

**文献**


綾屋紗月・内海健・熊谷晋一郎 2011「発達障害「から」考える。」『ウェブマガジン かんかん!』医学書院 http://igs-kankan.com/article/2011/08/000460/
綾屋紗月・熊谷晋一郎 2008『発達障害当事者研究――ゆっくりていねいにつながりたい』医学書院
―― 2010『つながりの作法――同じでもなく違うでもなく』NHK出版
浦河べてるの家 2005『べてるの家の「当事者研究」』医学書院
大澤真幸・熊谷晋一郎 2010「『リハビリの夜』第九回新潮ドキュメント賞受賞記念対談――「敗北の官能」から自由が立ち上がる」『週刊医学界新聞』二〇一〇年一一月一五日第二九〇四号、医学書院 http://www.igaku-shoin.co.jp/paperDetail.do?id=PA02904_01
上岡陽江・大嶋栄子 2010『その後の不自由――「嵐」のあとを生きる人たち』医学書院
熊谷晋一郎 2009『リハビリの夜』医学書院
中西正司・上野千鶴子 2003『当事者主権』岩波書店
ハイデガー、M2010『現象学の根本問題』虫明茂・池田喬訳、創文社

フッサール、E.1965『現象学の理念』立松弘孝訳、みすず書房
——2001『デカルト的省察』浜渦辰二訳、岩波書店
——1995『ヨーロッパ諸学の危機と超越論的現象学』細谷恒夫・木田元訳、中央公論社
フリス、C・D.1995『分裂病の認知神経心理学』丹羽真一・菅野正浩監訳、伊藤光宏他訳、医学書院
向谷地生良2009『統合失調症を持つ人への援助論——人とのつながりを取り戻すために』金剛出版
向谷地生良・浦河べてるの家2006『安心して絶望できる人生』NHK出版
森田伸子2011『子どもと哲学を——問いから希望へ』勁草書房

Interview

# 当事者研究ができるまで

向谷地生良
（べてるの家／北海道医療大学教授）

インタビュアー
石原孝二
熊谷晋一郎
綾屋紗月
医学書院編集部（白石、石川）

# ①　当事者研究ができるまで——SSTとSA

## 行き詰まりの中で「研究しようか……」

**石原**　最初に、そもそも「当事者研究」という言葉自体がどういう経緯で生まれてきたのかを教えてください。当初は「自己研究」という言葉だったと聞いています。

**向谷地**　「研究」という言葉をさかのぼれば、新潟にある博進堂という印刷会社の社長さんだった清水義晴さんと出会ったことが大きいですね。一九九〇年代の初め頃です。清水さんとは、彼が二五歳で社長になって四〇歳前に社長を退いて、地域おこしのアドバイザーとなって間もなくの頃に出会ったんですが、すぐに「べてるっておもしろい！」と言ってくれた。「べてるは将来、精神医療のメッカになるよ」とまで言われたんです。私たちは「この人何を言ってるんだろう」って（笑）。

その清水さんが、「一人一研究」という言葉を教えてくれたんです。たとえば会社で掃除をしているおばさん、色合わせをしている印刷工の人など、それぞれが研究テーマを持って、年に一回みんなの前で研究発表をするという話でした。

**石原**　清水さんの会社で「一人一研究」をやっていたんですね。

**向谷地**　はい。べてるでもそれと似たような、「みんなで研究しよう」という発想がなんとなくはあったんですね。たとえば「昆布の売り方を考えよう」とか。それが組織的な活動になっていったきっかけは、べてるメンバーの河崎寛さんなんです。

『べてるの家の「非」援助論』にも書いてあるんですけど、私は別に河崎くんに当事者研究を勧めたっていうわけじゃないんです。河崎くんのようにいろんなアプローチを尽くしても何の結果も出ないと、専門家の側もモチベーションが下がってくる。そうなるとみんな、彼の生い立ちが悪いんだとか性格が悪いんだとか病気が悪いんだとか言い出して、結局「やる気のない河崎くん」みたいになってくる。専門家っていうのはどうしても自己保全の方向に走る癖があるように私には思えるんですね。スタッフからも「向谷地さんは河崎くんのようなどうしようもない人を連れてきたけれど、最終的に面倒見なきゃならないのは私たちなんだから！」っていう反応が出てくる。

そんな状況の中で、私も孤立していたわけですよ。「河崎くん以上に、我々自身が行き詰まりの中にあるんだ」と感じるんですが、これがなかなか言語化できない。そんな言い訳のできない状況の中で、ぽろりと「研究しようか……」っていう言葉が出てきたんですよ。

## 「自己」から「当事者」へ

**石原**　「研究したい！」というより「研究でもしようか……」という雰囲気ですね。

**向谷地**　いや、もっと「研究でもするしかないか」みたいなニュアンスですね（笑）。だけど、河崎くんが初めて発表したら、すごい質的な転換があった。問題をただの困ったことというよりも、「問い」として持続的に抱え続ける、だけど疲れないという問い方といったらいいんでしょうか。「悩み方の立ち位置」みたいなものを手に入れたような感じがしました。今の行き詰まり状況が、実は「可能性を含んだ問題」なんだというふうに質的に変わった瞬間でしたね。
でもそのときはまだ洞察的に自分を見つめてみるという雰囲気がどこかにあったんでしょうね。それで「自己研究」と言っていた。あくまでも河崎くんという一人の中で完結するイメージで、「自分のことを研究しよう」と。

**石原** 自分の内側に入って、洞察するという感じでしょうか。

**向谷地** それが当事者研究を一冊の本にまとめようかということになり、雑誌に連載を始めるにあたって医学書院の白石さんとやりとりをする中で、「当事者研究」っていうフレーズがぽろっと出てきた。

**石原** 最終的に「当事者研究」になったのはどうしてですか?

**向谷地** その人だけの自己完結的なものではなくて、普遍性とか広がりとかつながりというイメージを考えたときに、「自己」ではないなと。自分の苦労を取り戻すという「当事者性」という軸が浦河にはずっとあったんですよ。

**白石** 向谷地さんはもともと、その人の「生まれ育ち」とかにはまったく興味がないんですよ(笑)。むしろそういうことに問題を還元してしまいがちな風潮に対して批判的でしたよね。だから「自己研究」という自己探求的なタイトルにすると、向谷地さんが言いたいこととずれちゃうんじゃないか、ということは言ったと思います。

## ——「問題を探さない」という土壌

**向谷地** ポイントは、SST[★1]という土壌があったことだと思います。浦河では一九九一年からSSTが始まっていて、認知行動療法という大きな土台の上で考え、実践するベースがあった。だから河崎くんをきっかけに始まった当事者研究も、そこに自然と乗っていきました。つまり「爆発のいいところは何か」「どんな助け方がいいか」というような外在化された問い方がすでにあったんですね。

**石原**　認知行動療法の中で、当事者研究にとっていちばん大きな意味を持つのは「外在化」でしょうか。

**向谷地**　認知行動療法って一言でいえば、ＳＳＴも含めて、問題を探さないことですよ。問題を探さないから「よかった点は?」「さらによくする点は?」という立ち位置で考えていける。つまり〝希望志向〟で考えていく。それと同時に、問題や過去の経験というのも宝の山だと。でもここが大切なんですが、過去を振り返って洞察するというよりも、むしろ過去を前に置いていくんです。「希望志向のもとで過去を見る」という扱い方が自然に身に付いていたわけです。

**石原**　ＳＳＴについてもう少しお話しいただけないでしょうか。

**向谷地**　ＳＳＴが本格的に日本に紹介されたのは一九八八年です。治療的なアプローチとして入ってきましたけれど、私はＳＳＴに出会ったとき、治療的手段というよりも自助的手段だという印象を持っていました。一九七〇年代に自立生活運動[★2]に足を踏み入れていた経験からいうと、そのときの感触に近いものを感じた。

そこでよく勉強してみると、認知行動療法自体が自らを「自助のアプローチ」と言っているわけです。実際アメリカではエンパワーメントの考え方の中で、障害当事者が自己主張したり、社会参加したり、政治的な要求を通したり、権力を持った人と対抗するためにはコミュニケーションの腕を磨いたり話し方のスキルが必要だということになって、そういうものとしてＳＳＴが「当事者のツール」になっていったんです。

石原　向谷地さんご自身としては、そもそも「治療」としては見ていなかったということですね。

向谷地　そうですね。特に浦河では、病院よりも先にべてるが導入し、病院に紹介した。治療というよりも昆布を売る「商売道具」でした。その後SSTの開発者であるリバーマンに聞いてみても、アメリカでは自助の道具として取り込まれている。そういう意味では認知行動療法的なアプローチは、当事者にも支援者にも、治療的にも自助的にも自在に使っていける方法です。自由度が高くて、そんなに形式ばったものじゃないって後でわかりました。

まあ治療の場面では診療報酬の点数が取れるということもあるけど、それはそれとして、私たちは治療的っていうよりも自助的なものとして扱っていました。だからSA（Schizophrenics Anonymous）とセットなんですよ。

## 自由に語り合う文化があった

石原　SSTの導入が一九九一年だとすると河崎さんの当事者研究が始まる一〇年くらい前ですね。

★1　SST（Social Skills Training）……「社会生活技能訓練」と訳される。行動面に重点を置いた認知行動療法の一種であり、患者が社会生活を送る上での技能（自分を助けるスキル）を身に付けることを目的とする。認知行動療法とは、投薬によらず、個人面接や集団療法などによるプログラムを通じて患者の「認知」や「行動」を変化させるさまざまな療法の総称（本書第1章参照）。

★2　自立生活運動（Independent Living Movement）……一九六〇年代後半にカリフォルニア大学バークレー校に在籍していた障害当事者の学生たちによって始められた運動であり、一九七〇年代前半には全米やアメリカ以外に広がり、各地に「自立生活センター」が設立されていった。「自分のことは自分で決める」という自己決定の原則を重視する（杉野昭博『障害学――理論形成と射程』東京大学出版会、二〇〇九・二五七頁参照）。

一方でいま言われたSAという言葉がべてる関連の本に出てくるんですけど、その実態が今一つよくわからない（笑）。

SAというのは、統合失調症の人たちの自助グループですよね。アルコール依存症の自助グループと基本的には同じ性質のものだろうと思うのですが、それと当事者研究との関係はどうなっているんですか？

**向谷地**　まずベースとして、浦河では統合失調症の人もアルコール依存症の人も、とにかく一緒に活動してきたっていう歴史がある。アルコール依存症の人たちはAA（Alcoholics Anonymous）とか断酒会で、「私はアルコール依存症の○○です」とアノニマスネーム（ニックネーム）で自分たちの経験談を語る。そんな語りが身近にあったわけですが、統合失調症の人たちは自分たちの経験を語ってはならないというような、ある種の暗黙の歯止めがあったという気がするんです。「私は統合失調症です」なんてこと知られて良いことなんて何もないと。「語ること」に統合失調症治療のエビデンスなんてないし、薬物療法が第一優先されるべきものであるという常識みたいなものに縛られていた。なにより統合失調症の人たちは語れないという常識があったし。

しかし見ていると、べてるではアルコールの人たちが「俺はこんなことがある」と言うと、統合失調症系の人たちも「俺と同じだ」って言い出すんです。統合失調症系の人たちの話にもアルコール依存症の人が「なんだ、俺と同じだ」って言い出す。

さらに清水里香さんの「幻聴さんがあって苦しかったけど、その幻聴さんがなくなるとむなしさが湧いてきてお酒や買い物に依存していた。でも、また病気が始まったらそれがすとんと止んだ。自分は幻聴さんに依存してたんだ」なんていう語りを聞くと、これまでの常識は違うんじゃないか、こうしてみんなで話しているのを聞いていると、何かこれは共通のものがあるかもしれないと思いはじめたんです。調べてみたら、なんとアメリカでは、AAの12ステップをベースにした統合失調症の人たちが語るグループがあるんですね。清水さんに話したらぜひやりたいということで、浦河にSAが生まれたんです。

## SSTとSAは車の両輪

**石原**　なるほど、浦河ではもともとAAの活動があって、SAの活動につながっていったんですね。SAとSST、当事者研究の関係はどうだったんでしょうか。

**向谷地**　SAとSSTというのは車の両輪なんですよ。それが融合していって、当事者研究という一つのものになっていく。

たとえばSSTをやる前に「その人にとって何がふさわしい練習テーマなのか」ということを明らかにしていきますよね。その見極めの部分がとても重要なんですけれど、現実には時間がほとんどとれない。SSTの場面で「今日練習したいテーマがある人は?」とか「これを上手になりたいってテーマを持ってきてる人いる?」と聞いても大体みんなシーンとしちゃって、茶話会で終わるってことがあちこちで起きているんです。浦河でもそういうことが起きたんですね。

そこで、どんなときに何が起きたのか、自分でどんな練習が必要かってことをみんなで語った。その語りの場としてSAがあって、SSTに向けた話し合いが、どんどん当事者研究的なものになっていったという経緯があります。

**石原**　SSTの準備としてやっていたものが当事者研究につながっていった?

**向谷地**　そうですね。SSTではあまり話し合いをしちゃダメなんです。むしろさくさくと「何やりたい？　じゃあ練習しよう。はい、よかったね。さらに良くする点は？」というテンポが重要視されるんです。だけど、事前の語りの部分を切り離さないで、しっかり対話しないとリアリティのある練習テーマが見えてこないんですね。そういう経験をしているうちに当事者研究が自立していった感じがします。

**石原**　SAは今でも当事者だけで続いているんですか？

**向谷地**　はい。私たちもフリーで参加できますけど基本はメンバーさんたちがやっていますね。

**石原**　当事者研究が表の舞台だとすると、SAは裏の楽屋みたいなものですかね。

## 妄想が語れなかった時代

**向谷地**　いまSAはあちこちに広がり始めてるんですよ。アルコール依存症の活動がしっかりしていて語りの土壌がしっかりある大阪などは、お医者さんたちが、統合失調症を持っている人たちにSAをやろうって声かけてくれて。従来の医学的な判断としては、統合失調症の人たちはこういう内省的なミーティングは最もやってはならないことだと言われていたのに、それが広まるというのはおもしろいですね。

**石川**　話すと妄想を堅固にしちゃうから、というのがその理由でしょうか。

**向谷地**　それもそうだし、妄想というのは自分を見ないための壁であると。内省的な思考を促して語ることによって壁が崩壊して、その人は精神的な危機状態に陥るということですね。

**石原**　妄想で自分を守っているのに、語ることによって壁を壊して自分を見てしまうから危ない？

**向谷地**　妄想の壁を突き抜けてしまうということでしょう。だから外在化ということ一つとっても「自分の病気の現実に気づかないように内側に蓋をしているのに、外在化という形でそれを取っ払ってしまうのはとても危険な作業だ」という論理で、その筋のトレーニングを受けた精神科医と心理士たちは絶対勧めない。特別なトレーニングを受けた人じゃないと扱ってはいけない、くらいの言い方をしますよね。すごく厳密に考えるんです。

**石川**　看護界でも「妄想は聞いちゃいけない」とこれまでもずっと言われてきましたが、「妄想を強化しちゃうから」という言い方をします。

**白石**　一方では妄想を壊してしまうからと言い、もう一方では妄想を強化すると言っているわけですが（笑）、まあとにかく聞くなと。

**石川**　でも聞いてみたら全然平気だったとよく言いますよね。

**向谷地**　やっぱり幻覚や妄想を扱うときに、それを大事な「経験」として誇りを持って扱うのか、ものすごい「問題」として扱うかによって全然違ってくるんですよ。

## ②　当事者研究と障害者運動——免責と引責

### 鏡の前に立つ

**熊谷**　今までお聞きしていて、ＳＡとＳＳＴの合流によって当事者研究ができたというところに、私はぐっときました。思い出したのが七〇年代に活躍した「青い芝の会」という脳性まひ者の集団です。彼らは「社会運動する前に、まずは鏡の前に裸で立て」って言うんですよね。脳性まひで変形した自分の体を直視せよと。それが終わってから社会に出て運動し、それからまたもう一回鏡の前に立つ。それを繰り返せと言ってるんですね。私のイメージとしては、最近の障害者運動は鏡に立つほうを忘れてきたような気がしています。

当事者運動やＳＳＴみたいに世の中を変えていくとか、自己変革していくとか、「変えてナンボ」みたいな部分は確かに必要だと思いますし、それが「青い芝の会」の後にやってきた八〇年代以降の自立生活運動の大躍進をもたらしたと思います。でもそこには、ある種のマッチョな雰囲気があった。「変えてナンボ」を突き進めると、いつの間にか自分や仲間を置いてけぼりにしたりすることもあるんですね。それで私はＡＡとかＳＡといった、「変える」に先立つ「静かに見つめる」「分かち合う」というアノニマスのスタイルにずっと惹かれてきました。私にとって当事者研究の魅力もそういうところにあって、実は自分はいつもひっそりと「青い芝の会」の持つそういうところを思い出しながら当事者研究のことを考えていました。

**石原**　「鏡の前に裸で立て」というのは迫力ありますね。

**熊谷**　「鏡の前に立つ」というのは、すぐには、何も変えない。価値判断を保留し、ありのままの現実を静かにみつめ、語ってシェアするっていうことだけです。そのプロセスと、現実を変えていくというプロセスがあって、その間を行ったり来たりする。当事者研究にはその二つのルーツがあって、それが合流したのだというところが、「ああっ！」って腑に落ちました。

私は「七〇年代から八〇年代にかけて当事者運動から何かが失われた」って漠然と思ってきたんですが、この間に、鏡の前に立つフェーズがなくなっちゃったんじゃないか。ピアカウンセリングといっても、先輩の「自立障害者とは」といったたぐいの訓示から始まって、介助者の使い方とかのSST的なものを教え込まれ、すごくあおられちゃう。確かにそこで社会変革とか自立運動のスキルを学びはするんだけど、「鏡の前では、なんでも言ってよかったのになあ」とでもつぶやきたい気分が残っていて。

**向谷地**　統合失調症を持つ人たちが語る場合も、AAと同じように「無力の表明」が最初に来るわけです。でもあれは、単純に愚痴を言っているだけではなくて前向きな表明なんですよ。ところが、「いつも元気」的なエンパワーメント系の人たちの観点は「我々は強いんだ、弱者じゃない」ばかり。そういう観点からすると「なんで最初に自分を無力だなんて言うのか」と絶対認めたがらない。

**熊谷**　アノニマスグループの「神に向かって自分の無力さを認める」という構えは、確かにエンパワーメントの世界には馴染みにくいんでしょうね。でも実は、エンパワーメントに先行してそういう構えは重要で、にもかかわらずそういった部分がどんどん排除されていっている気がします。最初に向谷地さんがおっしゃっていた〝希望志向〟についても、「こんないいことがありました」「さらによくするにはどうしたらいいでしょう」的なことだけでは絶対何かが抜け落ちてしまう。ひとまず「俺はもうぐちゃぐちゃです」みたいなことが、ただ表明され、シェアされるだけの空間が必要ですよね。

## 免責とは、当事者が抱えやすい形にすること

**熊谷**　もう一つ、アノニマスグループって「責任」の概念がすごく大事にされますよね。そこにも興味があります。「無力だけど責任を背負い、同時に免責される」って部分。たとえば当事者研究で、「家に火をつけてはいけない」という世俗的な規範をいったん脇に置いて、自分が火をつけたときのことを他人事のように語るとき、そこは一度免責される空間だと思います。でも不思議なことに、その免責の段階を経て初めて、引責が可能になる。アノニマスグループの12ステップにしても、無力で、自分にはどうにもならなくなったと認めるところから始めているのに、最終的に責任を負うという構造になっている。このへんは頭で考えると矛盾しているように聞こえるんだけど、あの空間の中では不自然じゃなく、両立している。

たぶんそういう免責と引責の絶妙な関係について、当事者運動の中ではあまりちゃんと言われてきてないように思います。エンパワーメントという言葉ではゴソッと抜け落ちてるその部分が、当事者研究では思いっきり前景化していますよね。今までだめだって言われてきた部分が丸ごと承認されていて、それと引き換えに何かを負わされているっていうカラクリがある（笑）。そこで負わされている責任というのは「以前のよりぐっと重いけど、気が楽だ」みたいな、そういう責任です。「現実の苦しみ」に近いかな。

**向谷地**　責任性については実はすごく対立があります。たとえば統合失調症の人が爆発してガラスを壊したとか、誰かに他害的な行為をしたということが起きたときに、二つの態度が生まれる。一つは「あの人病気だからいいよ、いいよ」っていう立場。もう一つは「彼も人間だからちゃんと責任とらせるべきだ」っていう立場。そういうのがいつも臨床の場では対立するんです。実は前者の病気だからいいんだよっていう立場の人のほうが、当事者が人間的なことをすればするほど「人と問題」が一緒になったような責任性をその人に押しつけてしまいがちで、結果としてその人を問題視してしまったりする。

一方後者の立場の人からは、外在化というアイデアに対して「それでは責任主体を曖昧にしてしまう」と批判されやすい。人間は本来、責任主体であるべきなのに責任をその人から切り離すっていうのは適切ではない、というように。

けれども当事者研究は、「幻聴さん」という形で外在化しつつも、それを自分の大事なものとしてまた自分の中に引き寄せてちゃんと抱えているんです。しかしそれは「持ちやすい形」にして抱えられているんですね。質的にはすごく深くて重いはずなのに「抱えやすい」。研究という形で担われていることによって、その問題自体が変質しているんじゃないか。こう考えると、今までの対立関係とかを、何かこう一つにシュッとからめとることができるように思います。

**熊谷**　引責と免責の絶妙な一体化や、「幻聴さん」という形での外在化というテーマについて考えるとき、いつもわが身に引き寄せて思い出すことがあります。それは「失禁」です。かつての私は「漏らしちゃいけない」っていう規範が強かったんです。失禁問題は自分一人で責任を持って解決すべきものであって、公にするべきものじゃないと考えていた。でもそういう態度でいると、腸との対話が密室化していき、ますますアンコントローラブルになるというような悪循環があったんですね。

でも自立生活運動と出会ってから、考えが変わりました。自立生活運動の中では失禁の問題というのはやはり普遍的で重いテーマなのですが、「エルドラド問題」[★3]という隠語ですでに膨大な語りの蓄積があって、そこで私は「失禁を社会化しないといけない」という考えに触れたんですね。漏らすという行為を免責してもらうということです。だけど、一方ではどこかで失禁を引責する必要もある、ともいわれる。失禁の社会化というのは、お漏らしを私秘的に処理せずに公にしつつ、親族以外の他者の手助けによってリカバリーするという通過儀礼ですが、それが成功裏に終えられると、失禁をするということが免責される安心感を得る一方で、公共空間での失禁とそのリカバリーの作法とでもいうべきものを引責しなきゃいけないということになる。エレガントな失禁とでも言いましょうか（笑）。それによって、失禁という事象がすごく扱いやすくなったという経験をしました。実際、それによって失禁の頻度も減るのですね。

失禁と幻聴って、どちらも公共空間に漏らしちゃいけないとされることによって関係が密室化し、扱いにくくなる内なる他者という共通点があるように感じます。外に出してはいけないとか、あってはいけないものとされることで「個人の中で処理すべき問題」とされたときに、一見責任を取っているようだけど、実はまったく取れていないみたいな状態になることがあるなっていつも思うんですよね。

## ——がっかりしているとさえ言えないのだ！

**白石**　引責と免責の関係のあたりが、当事者研究のユニークなところですね。そういえば、『精神看護』誌の担当だった石川が、河崎さんの「爆発の研究」の原稿をいただいたときに怒ってましたよね。

**石川**　居酒屋で向谷地さんに「河崎さんは反省してるんですか？　こんなことやって！」みたいに

怒った（笑）。向谷地さんはちょっと考えて、これまで精神の障害を持ってる人っていつも何か問題行動をやった時にバツをたくさんつけられてきた人たちだと言ったんです。「家を燃やすようなとんでもないことをした河崎さん」「親を殴ってしまうとんでもないことをする河崎さん」って、何かやるたびにバツがたくさんつけられてしまう人だったと。だけど当事者研究っていうのはいったんバツをはずして「イライラしたときに親を殴ってしまう課題を持った河崎さん」というように、それを課題として扱うんだっておっしゃったような記憶があります。

**石原**　そのへんのことをもう少し説明していただけますか。

**向谷地**　家が焼けちゃったり、親が怪我したりという現実に最もたじろいで最も傷ついて困惑しているのは、彼ら本人なんです。彼らはそれを表明していないけれど、わかるんですよね。彼らは絶対愕然としているし、絶対絶望しているし、絶対傷ついている。「唖然としてる彼」っていうのが見えるんですよ。だけど現実の大きさの前で、「俺はがっかりしている」って言えないわけです。その重石をちょっと外してみて「どうだい？」って聞くと初めて、「俺はいちばんがっかりしている。俺はやりたくないことを、なんかわかんないけどやらされている」って答えてくれる。「この現実は、私が最も望まない現実である」ってことを初めて言えるわけです。そこで「そうだよね、これはあなたが自分で決定して望んで実行していることではないよね。不思議だね、なんでこんなことが起きるんだろう」って研究が始まる。そのことにいちばん絶望している君と、我々は連帯することを選択するということなんですよ。

★3　エルドラド問題……排泄物が散らばっている状況を〝黄金郷 El Dorado〟にたとえた。一九九〇年代後半、世田谷（東京）周辺で自立生活をしていた脳性まひ者の間で使われていた隠語。

**熊谷**　「がっかりしている」ということさえも言えない状態である、と。

**向谷地**　いかにもその人自身が自分で考えて実行した「望んだ結末」であるかのように周りから言われるので、もう自分もその言説を受け入れざるを得ない。そんな形で自分の語りを封じ込めている彼から、一回重石をどけて、それが「変えたい現実」であることが見えてきたとき、じゃあ一緒に研究しようとなる。他に苦労している人もいるからその人たちと一緒に知恵出そうって。ここから研究が立ち上がっていく。そのことがあって初めて彼は現実を自分のこととして引き受けられるんじゃないかと思います。

## ③ 当事者研究を始める人へ——「前向きな無力さ」という希望

### 言葉のドミノ

**綾屋**　私は発達障害と呼ばれる仲間たちと共に当事者研究会を行っているのですが、当事者研究をこれから始めたいと思っている新しい人たちにアドバイスがあればお願いします。

**向谷地**　とてもシンプルなことで、あらゆることを研究っていう土俵に乗せて考えてみることをしたらいいと思っています。

**熊谷**　研究という土俵？

**向谷地**　困ったこととか疑問に思うことを全部「研究してみよう！」っていう視線で考える癖をつけることです。

**綾屋**　発達障害当事者の界隈というのは、「私の抱えてきたつらさには名前があった」と、ようやく自分の存在を表す言葉を見つけたばかりの段階です。しかしそれは「社会性やコミュニケーションの障害」とか「多動性の障害」といった専門家によって用意された、外側からの見立てによる大雑把な言葉でしかありません。つまり自分たちの内側から見える景色を表す言葉をまだ持っていないと思うんです。「私は社会性の障害だから○○ができない」とか「私は多動だから△△とふるまう」と言えば自分のことが説明できていると考える当事者がたくさんいるので、「自分の困難の体験を具体的に語ってみよう」という作業にたどりつくのがとても大変です。

「半精神医学」という石原先生の言葉を使うとすれば、一回、医学的な専門家によるカテゴリーを引き受けた上で、でも内側から徐々にその意味づけを壊していく、という転換に至るには、まだまだ時間がかかるだろうと思うんですね。そのような状況下で、自分の言葉で自らを語り始める第一歩とは、どのように踏み出せるものなのか、ぜひ教えていただきたいです。

**向谷地**　専門家の言葉、たとえば「社会的障害」という言葉で括られちゃうと、みんな苦労の表情が同じになっちゃいますね。それはおもしろくないですよね。でも一人ひとりに聞いてみるとみんな表情が違うし味わいが違う。だからいったん専門家の使っている言葉を借りるにしても、丹念にその言葉の感覚を実際のその人に置き換えたらいい。

特に「どんな体の感じがあった?」とか「体としては胸のこのへんがじわっとしたの? ちくっとしたの?」「それともこのへんがざわっとした?」っていうようにカラダ的な部分にもっと落とし込んでいくといいと思います。とりあえず自分の味わいに最も近いイメージのものを借りてでもいいから丁寧にカラダの言葉にしていく作業の中で、一人ひとりの苦労の個性が際立ってくる。

それは見事に一人ひとりの経験が全部違います。同じ人なんて誰もいない。ここから立ち上がってくるものに対して初めて「これってこうだよね」って言葉がふっと降りてきて、みんなに語られて一つの概念になっていく。それがさらに別の人によって変えられていって、いろんな言葉が立ち上がるっていう、この森のような豊かさ。

**綾屋** それはとても時間がかかるものでしょうか……?

**向谷地** 誰か一人がそれを始めたときに、その言葉に出会った瞬間に無数の人たちが刺激されて、その言葉に突き動かされるようにして言葉が言葉を生むんです。言葉が共鳴してお互いに新しい言葉を生む。そういうことがドミノのように起きるんじゃないかと。それをぜひ楽しんでほしいなと思います。

## SSTだけでは行き詰まる?

**綾屋** 私はダルク[★4]の方から「言いっぱなし聞きっぱなし」のやり方を取り込んでいて、それははずせないって思っているんです。しかし参加者の中には、べてるのSSTのように速く変化することをやりたいっていう人もいる。私はどうしても「言いっぱなし聞きっぱなし」は不可欠だという直感があったのですが、「SAとSSTは車の両輪」という今日のお話を聞いて、まんざら間違いではなかったのだと感じました。

**向谷地**　自由に話す部分と、よりアクティブな部分、その二つの連続性があればいいと思います。

**熊谷**　当事者研究の最初の引き金を引いたのは河崎さんだったと先ほどお聞きしたんですが、それ以前からSSTは実践としてあったわけですね。そうすると、SSTだけでは越えられない壁がきっとあったんだろうなって思います。それが先鋭化したのが河崎さんという存在だったと。

**向谷地**　そのとおりだと思います。

## 詳説「行き詰まりから研究へ」

**熊谷**　もうちょっと詳しくそのどん詰まり状態――向谷地さん自身も四面楚歌の状態だったり、河崎さんの生い立ちのせいにしてしまったりだとか――のことを知りたいんです。というのも、べてるに限らずSSTだけで、あるいはエンパワーメントだけでは行き詰まってしまう風景って自助活動の中にはいっぱいある。おそらく河崎さんと同じような事例は、障害者団体でもいっぱい起きてるんですね。

そういった意味で詳しくお聞きしたいんですが、冒頭でおっしゃった「研究しようか」という言葉が出てきたのはどういうシチュエーションだったんですか？

**向谷地**　二人きりで、医療相談室のソファーで。

**石原**　何に関して相談しているときに？

★4　ダルク（DARC）……薬物依存からの開放を目指す当事者グループ。Drug＝薬物、Addiction＝嗜癖・病的依存、Rehabilitation＝リハビリテーション、Center＝センター、の頭文字を組み合わせた造語。

**向谷地**　河崎くんが親に「寿司買ってこい！」と爆発した。寿司なんて買えないって親が言ったら、公衆電話に受話器を打ちつけて粉々にして病室に閉じこもっていた。そんな彼に「相談室に来ないか」って言ったら来たんですよ。そこに黙って座っている。二人ともしばし沈黙ですよね。

そのときに私は、「僕は、河崎くんがもっともやりたくないことをやってると思うよ。河崎くんがやってるっていうよりやらされてる気がするけどね。いちばん傷ついてるのは河崎くんだから、自分に謝るべきだと思うよ」っていう話をぽつりぽつりとした。また沈黙。そんなやり取りの中から「じゃあ一緒に研究してみるか」って言葉が出てきたんですね。それが始まりです。

**石原**　そう言ったとき、河崎さんはすぐに変わったんですか？

**向谷地**　やっぱり意を決したように「僕も研究したいです」って言ったんですね。私たちと同じく行き詰まりというか先のない感覚の中にいた河崎くんも、その瞬間大きな反転をしたと思いますよ。

**石原**　その後の研究は河崎さんが一人でやったんですか？　それとも向谷地さんと一緒に？

**向谷地**　やっぱり一緒ですよね。マンツーマンで。それをべてる祭りの幻覚&妄想大会で発表したんですよ。だから「研究しよう」って言っているのは、今までの自分の立場とか考え方とか、ワーカーだからこういうアプローチだとかこういう手法でとか、いろいろあったけど全部置いて、いっそ研究でもするかってね。そこから始まったものなんですよね。

**熊谷**　「研究くらいしかすることねーな」みたいなニュアンスなんですね。ちょっと私は今まで誤解していましたけど。

**向谷地**　前向きな無力さというか、それぞれの知識とか立場とか技術とかをお互いに脇に置いて、一緒に研究しようってことですね。

# ④ 専門家と市民――治療という枠組みを超えて

## 「白衣に守られない立場」に身を置かざるをえない

**石原**　当事者研究は支援者や専門家の立場の人たちにとってどういう意味を持っているのか、向谷地さんの考えを聞かせていただけないでしょうか。

**向谷地**　当事者研究は、今までの治療とか援助とかの構造を根本的に変えていくというか、土台が揺らぐ契機になるんじゃないかと思っています。でもSSTの段階で、もうすでに十分難しいんですよ。単純に「これを持ってコミュニケーションが下手な患者さんを指導しましょう」なんていう使い方をしようものならおそらくすぐ行き詰まるし、一方ではやればやるほどそこで起きているテーマが全部「自分事」になって跳ね返ってくるというジレンマに陥ります。

認知行動療法は、患者さんの内的環境は常に外的環境と相互に影響し合っているっていう前提でプログラムされていますよね。今までは、病気は全部患者さんの中で起きていることであって、専門家との相互性はなかった。それが、患者さんの内的環境に専門家は確実に影響する存在になっている。と同時に、実は専門家の中の内的環境も患者さんから影響を受けているんだと。だから共同性を重視する認知行動療法の構造は、「私もあなたも同じだよね」という前向きな無力さを表明しているというか、共有の発想を含んでいるんです。

これは援助者にとっては、ちょっとまずいものですよね。白衣に守られてきた専門家が、患者さんの内的環境に影響を与える存在であると同時に、専門家側も現実に影響を受けている、とするわけですから。患者さんが爆発したり、いい加減なことを言ったときに、憎しみを感じたりイラッと感じたり、もうこんな人と付き合っていられないっていう感覚や認知に援助者自身も陥る存在である、ということを認めるところから始めるわけです。

そんなことを前提としたアプローチなんて怖くてできないと言う青年もいますよ。当事者研究はこの感覚をさらに推し進めてきますね。その意味では怖いです（笑）。

## 「他人事」を「自分事」にするのが当事者研究

**石原**　当事者研究は精神障害以外の発達障害や依存症の方にも広がっていて、日本の各地に広まりつつありますよね。こうした広がりを向谷地さんはどう捉えられていますか。

**向谷地**　私は、当事者研究がこういう広がりを持つとは予想していなかったです。従来、特に精神疾患を持つ人へのかかわりは経験と特別な専門知識を必要とした人だけが可能で、素人が簡単に手出しするものではないという了解があった。精神科医とか特別な訓練を受けた人、資格を持った人が扱う厳密さを持ったテーマであって、素人は手出ししてはならない、変にかかわってはならん。そういう腰の引けた感じだった。精神科医が責任を持ってそれを担うっていう了解があったんですよね。

ところが私たちは実生活に苦労を取り戻すということでやってきた。というのも、実存主義的なアプローチや発想の中には責任性という視点があって、私もそれにすごく影響を受けています。フランクルが精神科医として行う「治療」は、その人が持っている悩みをむしろ苦悩に近づけていくというか、背中を押すことじゃないかと。あるべき苦悩を苦悩として担う、苦悩を取り戻していくっていうのがフランクル的な意味での人間性の回復ではないか。そういう意味では、精神科医療の中に取り込まれているものを「自分事」として取り戻していくのが本来の有り様じゃないかという意識はすごくありますね。

今までのような、調子が悪いから先生のところに行って薬もらって治してもらうとか、そういうことじゃなくて、自分のアイデアを出してみようとかね。「自分事」としてちょっと研究してみようかって。そういうふうに「自分の中に苦労を取り戻していく」のが当事者研究だと思います。

**石原**　実はそれもお聞きしたかったことなんですが、やはり実存主義やフランクルの思想が大きなバックボーンとしてあるんですね。

**向谷地**　私は少なくとも影響を受けています。おもしろいことに、フランクルの思想がかなり流れ込んで認知行動療法という〝水たまり〟ができていることもわかってきています。私は感覚的に認知行動療法のにおいに懐かしいものを感じていたんですが、その源流を知ると「なんだそうだったのか」みたいな気持ちになります。

## 当事者研究はどこまで行くのか

**向谷地**　障害や病気を抱えた人たちが、エビデンスやら権威のある専門家の中に取り込まれてしまって、「その障害や病気を持っていること自体の可能性」に対して、まったく影響力を発揮できないできた。これは非常にもったいないことです。私はその経験の中にこそ語られるべきことが絶対にあると思っています。

認知行動療法という一つの味つけのお陰で当事者研究が着目された部分もあるんですけど、それを超えて、当事者研究そのものが広がりを持つというのがまさに民主主義社会の基本中の基本だと思いますよ。当事者研究をもっと町づくりとか地域づくりとかにつなげていく。それが足腰の強い市民社会をつくる基本じゃないかなって。

**石原**　それはすごく興味深いですけど、自助や治療の枠を超えてどういうケースで当事者研究のスキームが使えるとお考えですか。

**向谷地**　ここ数年、「浦河楽会」っていうのをやっているんですが、この中で町の人たちを巻き込んで町民当事者研究というのをやり始めているんです。どう解消・解決していいかわからない地域の課題や困難を市民みんなが持ち寄って、研究的に、アイデアを出し合って形にしていく。奇想天外な方法やアイデアも全然OK。

最近おもしろいことがあったんですよ。統合失調症のメンバーさんが、幻聴がひどくてどうしようもなくなって「幻聴さんを捨ててしまいたい」って言ったんです。そうしたら、他のメンバーが「売ったら」ってぽろっといったんです。そうしたら彼女も「買ってくれる?」ということになって、みんながノリで「一匹一〇〇円!」とか言って買ってくれて(笑)。売れてしまって在庫がなくなって、あー楽になったって。バラ売りするのがめんどくさいと言ったら、ひと山いくらで丸ごと買い取ってくれる人がいたり(笑)。

**白石**　地域通貨にしちゃえばいい。一つの幻聴で「一幻」とか(笑)。しかし流通そのものが成り立っているのなら、定義上もはや幻聴ではないですね。

**向谷地**　そういうレベルで解消されていくっていうことがある。幻聴がきついから医者のところ行って注射を打ってくるというよりも、仲間やご近所さんとのやりとりで解消されていくほうを選ぶ。そういう「世間の中で解消されていく」という可能性も含めて、「生涯／障害研究のまち浦河」になればいいなと思ってますね。

**石原**　当事者研究の方向性の一つとして、社会進出があるというところでしょうか。向谷地さん、皆さん、今日はお忙しいところ本当にありがとうございました。

# 第4章 当事者研究と自己感

綾屋紗月

「どうせ誰も私の苦しみなどわかってくれない」
「そもそも自分でも自分のことがわからない」
「なぜ私は人と一緒にいても楽しさを感じられないのだろう」――

そのような絶望的な思いを抱えながら、それでも私は人とつながることを諦めきれずにこれまで生きてきた。そんな私が三〇歳を過ぎて当事者研究に出会い、日々、研究に取り組むことによって、私はこれまで感じたり信じたりすることができなかった「自分」という感覚を持つことができるようになった。またそれと同時に、他者とのつながりも徐々に感じられるようになっていった。

本章ではまず、私のこれまでの当事者研究の内容を述べ、次に当事者研究によって生じた「自己感」と「他者とのつながり」について考えていこうと思う。

# ❶ 他者との間に生じるズレ

## ■□■ 全体よりも部分にフォーカスした情報をたくさん摂取する

私の意識には常に、身体内外から数多くの情報が次々に届けられている。その際に私は、人と比べると、全体よりも部分にフォーカスした情報をたくさん摂取しているようである［綾屋・熊谷 2010］。たとえば身体内部からの情報であれば「手足が冷たい」「ボーっとする」「胸がわさわさする」などのたくさんのいろいろな感覚を、私は常に摂取し続けている。しかしそれらの部分情報が全体としてどのような変化を表しているのかは捉えにくい。結果、「倒れそう」「頭が重い」「気持ち悪い」などの不快な部分情報をいくつか感じとっても、どのように一つにまとめあげ、意味づければいいのかを決めることがなかなかできず、「私はおなかがすいているのだろうか？」「風邪かも？」「鬱に突入？」「生理前？」「疲れ？」「寒さ？」などと、ずっととらわれ続ける羽目になってしまう。

このフォーカスした情報をたくさん摂取するという特徴は、身体外部からの情報であっても同様に生じる。視覚情報の例でいえば、私は人の身体的特徴を目、鼻、口、指、皮膚、毛といった部分情報で細かく記憶しがちであり、顔や姿の全体像は曖昧に記憶している。その結果、見慣れた親しい人であっても、たまに〝引き〟でその人の全体像を見てしまうと、急に「この人は誰?!」と不安になる。また、そ

**フォーカスした「身体内部」の情報をたくさん摂取する**

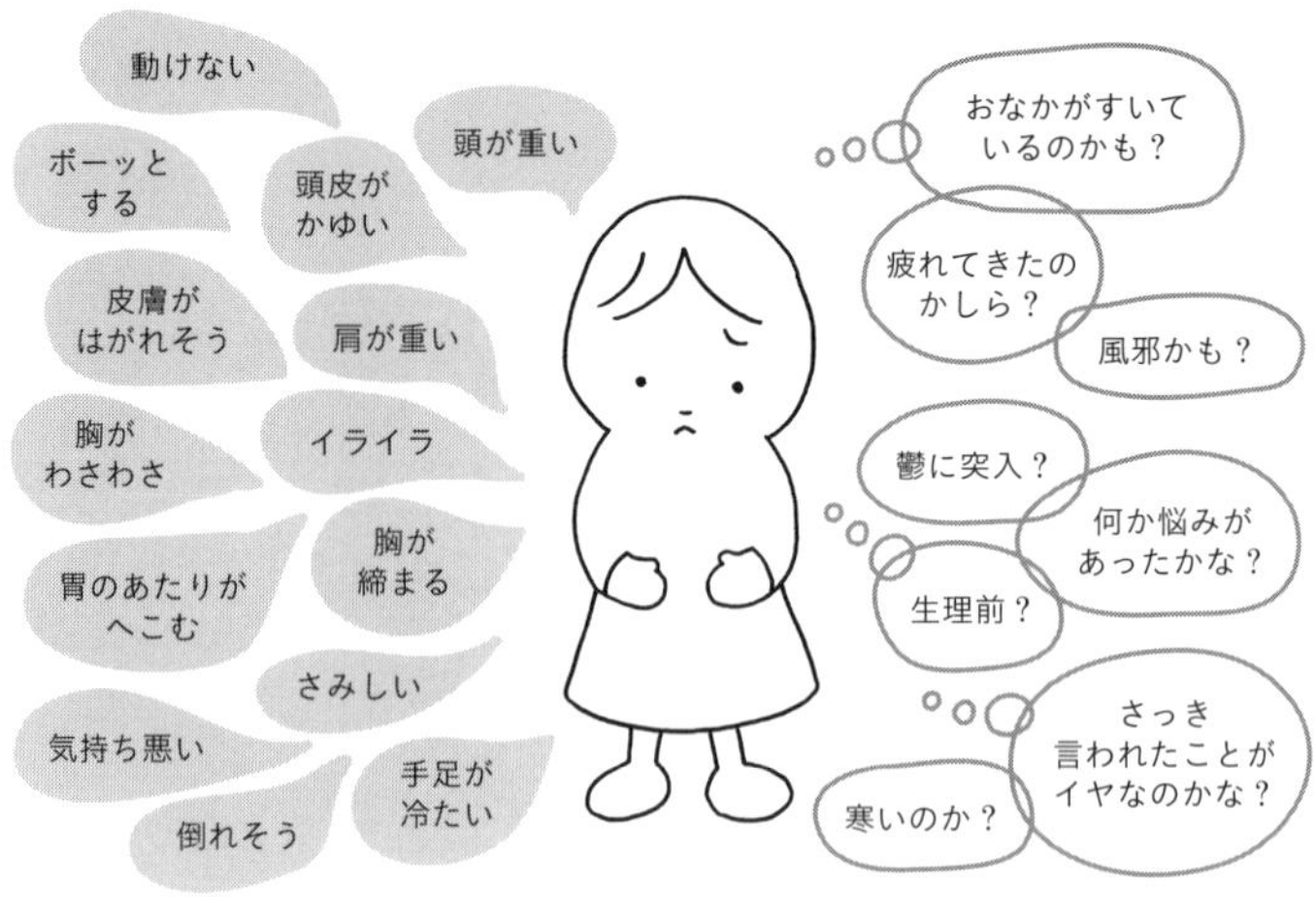
動けない
ボーッとする
頭皮がかゆい
頭が重い
皮膚がはがれそう
肩が重い
胸がわさわさ
イライラ
胃のあたりがへこむ
胸が締まる
さみしい
気持ち悪い
手足が冷たい
倒れそう
おなかがすいているのかも？
疲れてきたのかしら？
風邪かも？
鬱に突入？
何か悩みがあったかな？
生理前？
さっき言われたことがイヤなのかな？
寒いのか？

**フォーカスした「身体外部」の情報をたくさん摂取する**

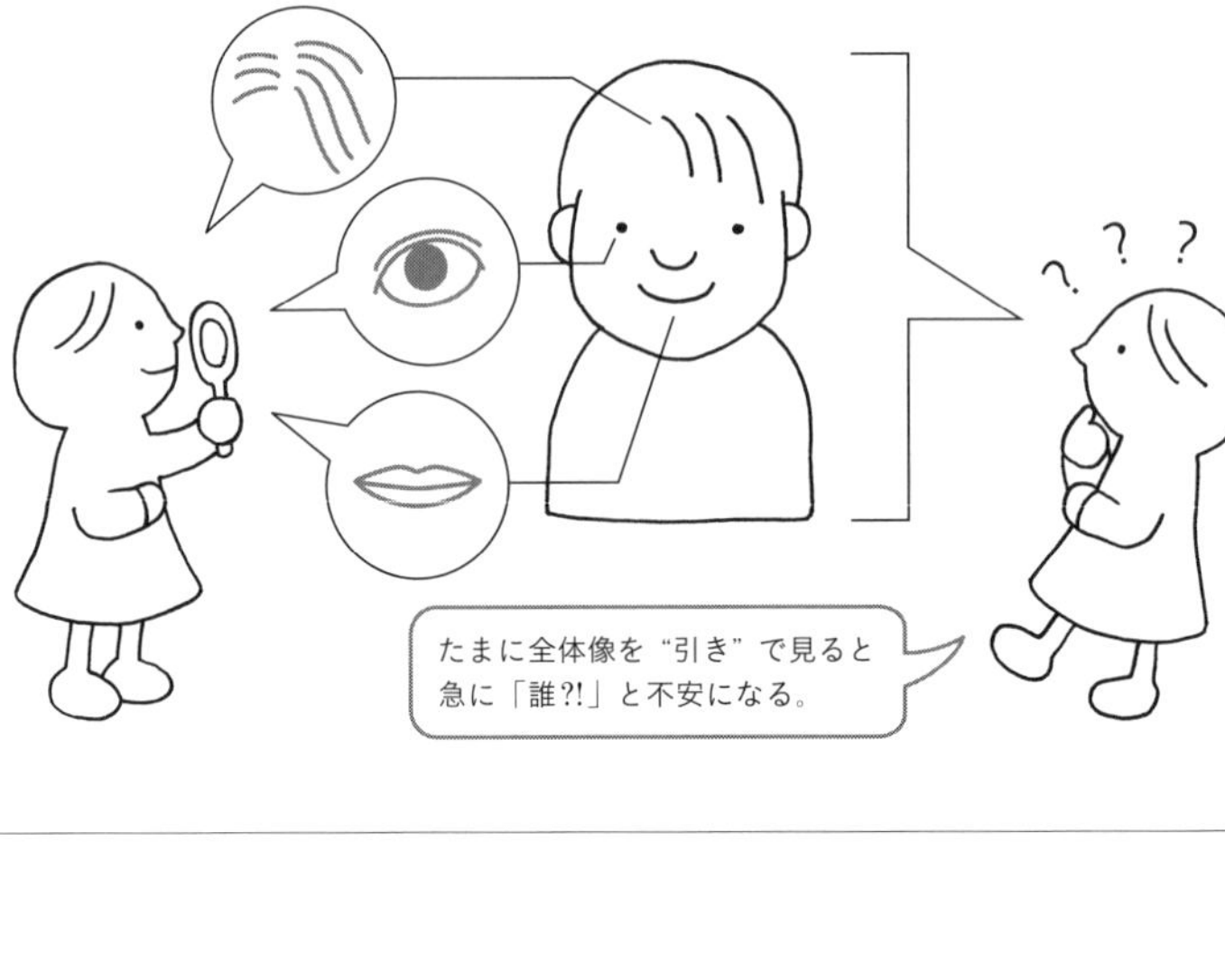
？？？
たまに全体像を“引き”で見ると
急に「誰?!」と不安になる。

の場にいない知人について「彼はどんな人ですか?」と問われた際、「大きくてがっちりした真面目な感じの人です」という全体像で説明すればわかりやすいところを、私の場合はパーツがたくさん想起され、どこから説明すればよいかわからずにしばらく口ごもることになる。挙句、「笑う前に一瞬、左の頬にエクボができる人です」と言ってしまったりするのである。

また味覚であれば、一つのものを食べても、舌触りの違い、口腔・鼻・舌といった刺激する部位の違い、噛み心地、飲み込みやすさなどのいろいろな情報が入ってくる。グルメ気取りでもわがままを言うつもりでもないのに、子どものときは「この鼻の奥にもわっと広がるのは何?」「この前の鶏肉は飲み込みやすかったのに今日の鶏肉が飲み込みにくいのはなぜ?」と親に質問し、そのたびに「あれこれ文句言わずに黙って食べなさい」と注意されることになった。

## 同一性の混乱❶——「違う」と感じる

部分に注目しがちなこの特徴は、他者と比較したときにズレとして顕在化する相対的なものであり、私がいつでも全体像をまるっきり把握できないというわけではない。しかし幼い頃から抱えているこの他者との認識のズレが日々積み重なることで、私には大きなダメージとなっていった。

たとえば周囲の人たちが「春の雑草で一面の紫色ね」と全体を捉える景色において「いろんな花が咲いているけれど、それぞれ何という名前なのだろう」と部分に目がいくのである。そのため花の名前を聞いても「わからないわ」「そんなのあった?」と相手にしてもらえず、私の中には整理されないもやもやとした記憶がたまっていき、苦しむことになった。その後、親から与えられた植物図鑑は私の愛読書となり、知識を図鑑と共有することでやっと、「私の見た景色は思い違いではなく、世界に確かに存

部分に注目する特性：「同じ」を「違う」と感じるすれ違い

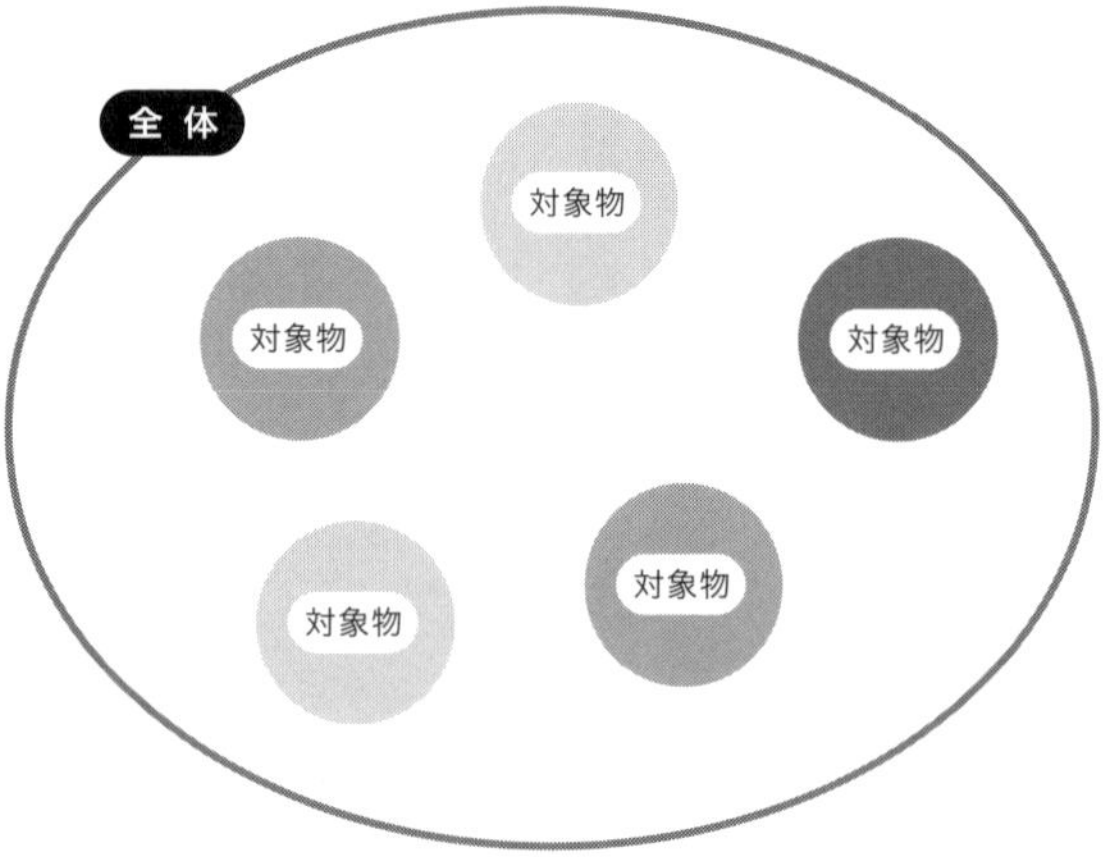


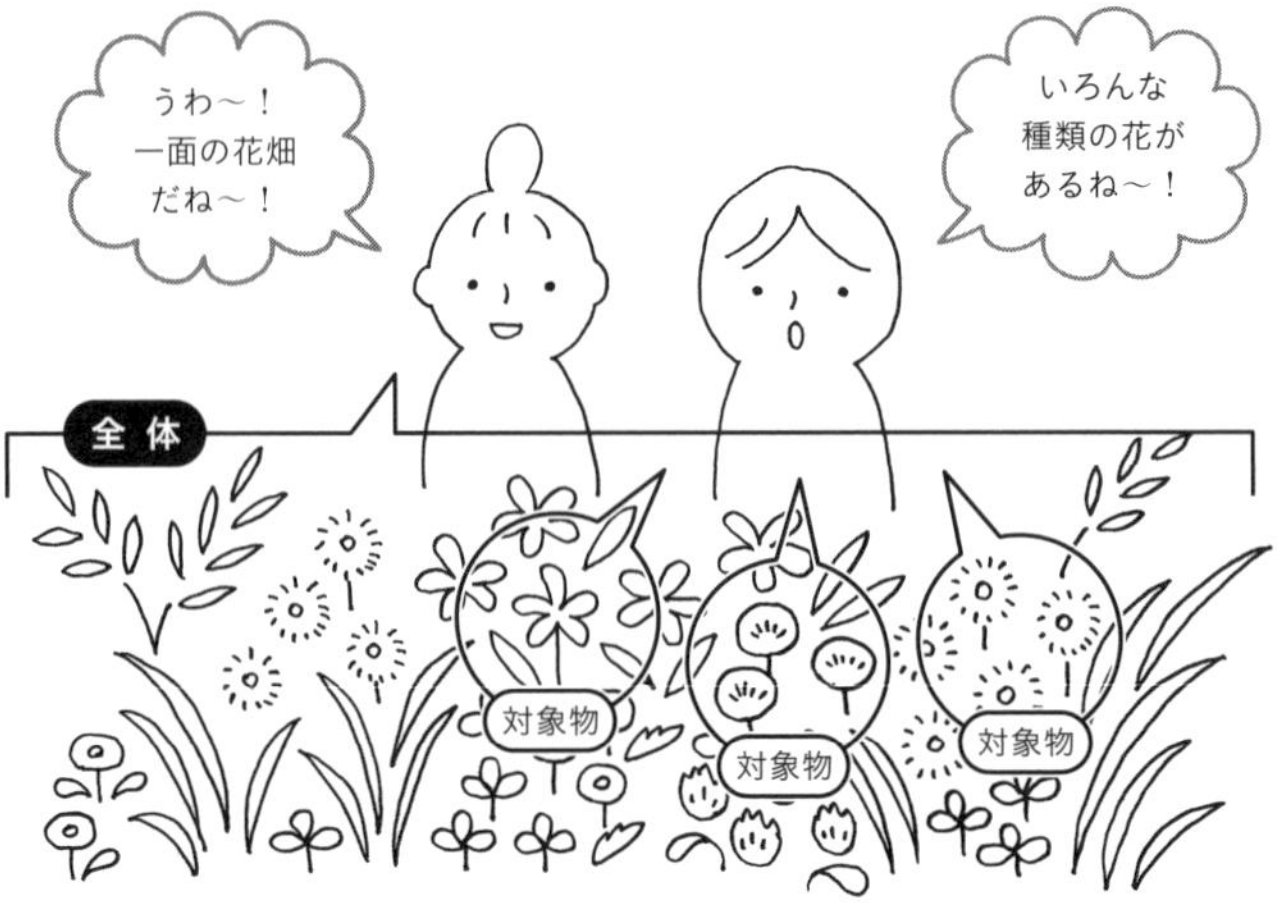
うわ～！
一面の花畑
だね～！
いろんな
種類の花が
あるね～！
全体
対象物
対象物
対象物

在するのだ」と安心することができた。

このように、多くの人が全体を見て「同じだ」と感じているときに、私だけ全体を構成している要素である対象物を見ているため「違う」と感じる、というすれ違いが生じるのである。

### ■□■ 同一性の混乱❷──「同じ」と感じる

さらに、人々が対象物を見ているときには、私はよりいっそうフォーカスして対象物を構成する一つひとつの特徴を見ていることが多い。すると今度はみんなが対象物レベルで「違う」と感じているのに私だけ特徴同士を比べて「似ている。同じだ」と感じるすれ違いが生じる。

たとえば介助の場面において排泄介助用尿器（しびん）を手に取ったとき、私には

（1）「握る」という手の体性感覚情報
（2）液体が入って揺れているという体性感覚情報
（3）丸くて広い口の形という視覚情報
（4）口から同じ太さで伸びるまっすぐな部分という視覚情報

という四点の特徴が強烈な情報として訴えかけてくることがしばしばある。すると前後の文脈が消え、「しびんである」という意味がスウッと消えてしまい、「はて、次にどう行動するんだっけ？」と立ち尽くしてしまう。そしてそのとき「これのことかしら？」と連想的に引き出される記憶がマグカップの記憶であったりする。しびんとマグカップという、混同すると大変なことになりそうなこの二つの対象物が、私の場合、共通する四つの部分的な特徴を媒介として、「似ているものたちだ」と判断してしまうのである。

## 部分に注目する特性：「違う」を「同じ」と感じるすれ違い（1）

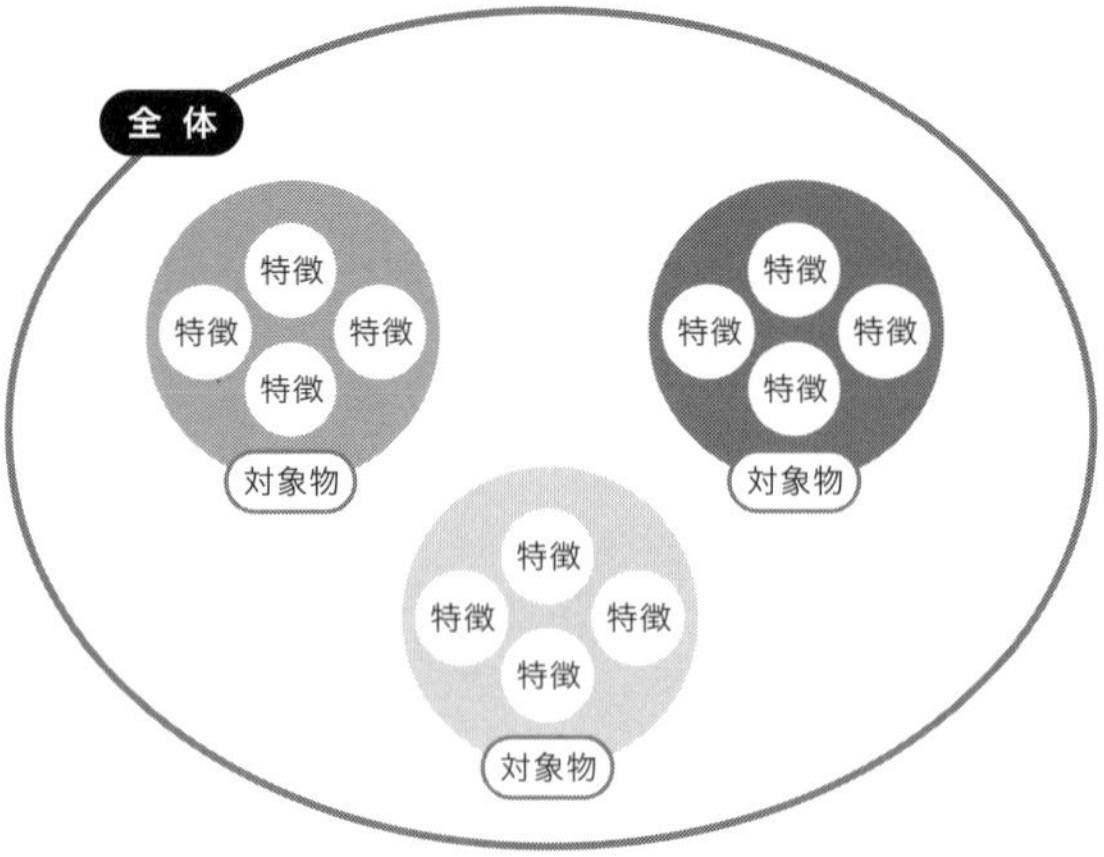


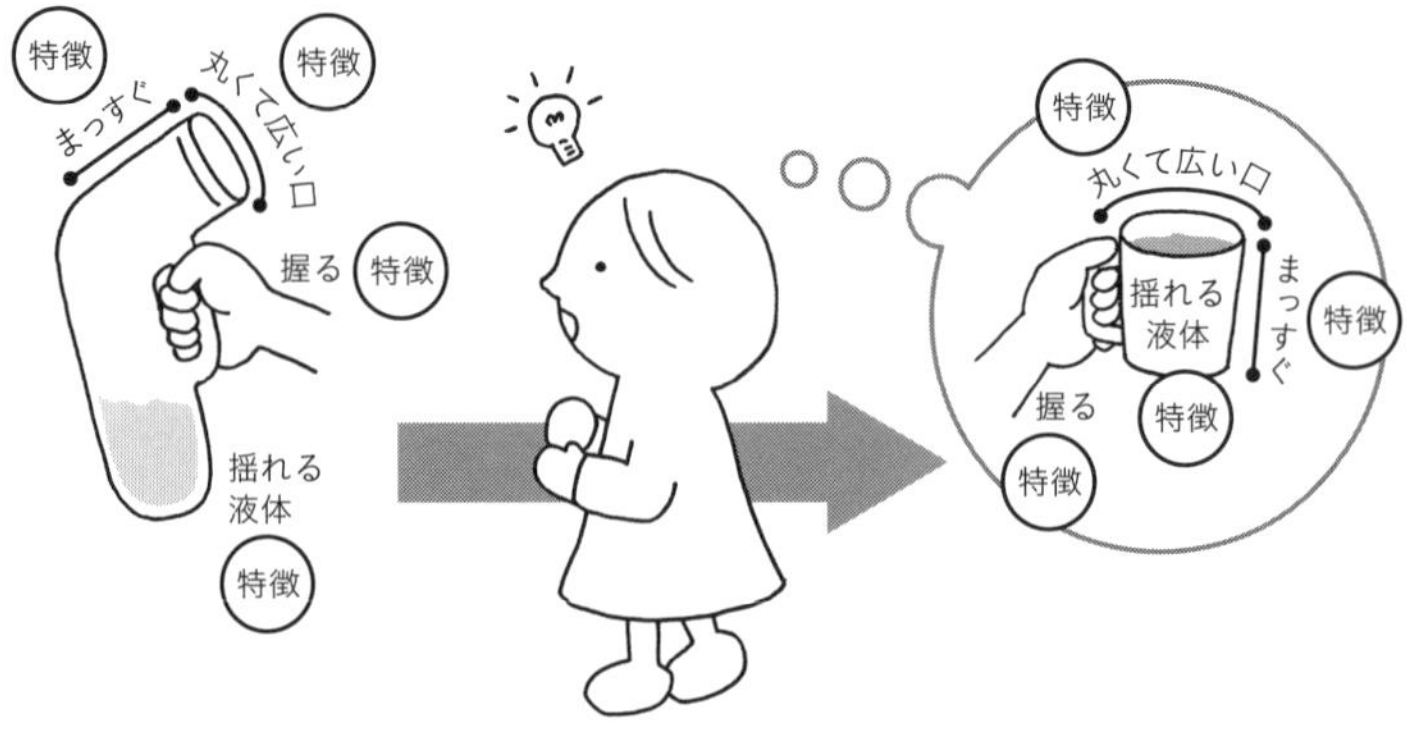


4点の強烈な感覚特徴の類似によって、しびんから
マグカップの記憶が引き出される。

**部分に注目する特性：「違う」を「同じ」と感じるすれ違い（2）**

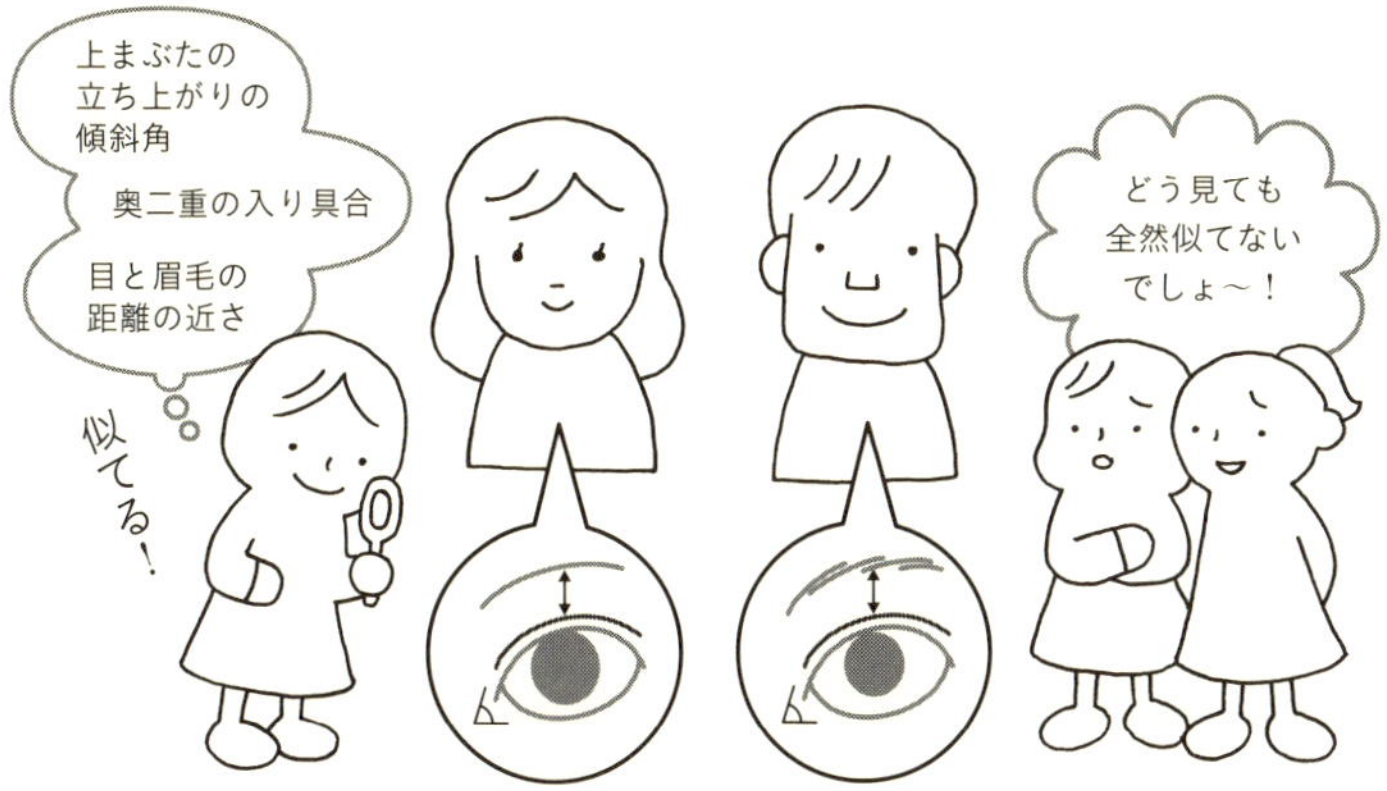
上まぶたの
立ち上がりの
傾斜角
奥二重の入り具合
目と眉毛の
距離の近さ
似てる！
どう見ても
全然似てない
でしょ～！

人の顔のパーツ同士を比べて「Aさんと B さんは似ている」
と言うので、他者に共感されない。

また先ほど述べたように人の顔においても、対象物を超えて特徴にまでフォーカスしがちなので、二者の顔を比較するときも「上まぶたの立ち上がりの傾斜角」「奥二重の入り具合」「目と眉毛の距離の近さ」といった、顔の部分的な特徴同士を比べて「AさんとBさんは似ている」と言うので、他者に共感されないことが多い。

このように私はものごころついた頃から、世界の切り取り方について、しばしば他者と共有されずに過ごしてきた。その結果「自分の感じていることが確かに存在している」と信じてよいのか判断できず、いつも不安定な状況に置かれていた。考えていることを発言したり他者と言葉を交わしたりしても、常に他者から相手にされず、門前払いで拒否されていると感じるため、「私は人に認められない存在である」という卑屈な気持ちや、「わからないことだらけの世界に押し込められている」という不安と不満を持ち続けることになったのである。

## ❷ 自己内部のズレ

部分にフォーカスしてたくさんの情報を摂取するこの特徴は、自分の認識に対する信頼や世界観を不安定にさせるだけでなく、「自己感」をも把握しづらくさせ、私を混乱に陥れた〔綾屋 2011b〕。

### ■□■ 動きと自己感

ソーシャルブレイン研究によると、自己感の基盤となっているのは「自分の身体は確かにある」とする身体保持感と、「私がこの運動を行っている」とする運動主体感の二つであるという〔嶋田 2009〕。

一般に人が運動するときというのは、まず動かすための運動指令を身体に下している（次頁図❶）。それを受けて身体が動き、さらに動いたときの筋肉や腱といった体性感覚の情報（❷）や、それらを感知した視聴覚の情報（❸）などがフィードバックされる。このような循環は「知覚・運動ループ」と呼ばれている。

そして、このフィードバックしてくる体性感覚情報と視聴覚情報との間にいつも変わらない対応関係が成立しているとき、人は「自分の身体は存在し、それはここまでであり、私はそれを所有している」という自分の輪郭としての身体保持感を持つことができる。さらに運動指令とフィードバック情報が安定した対応関係を取り結んでいるとき、「この体を動かしているのは、ほかならぬ私である」とする運

**知覚・運動ループで生成される自己感**

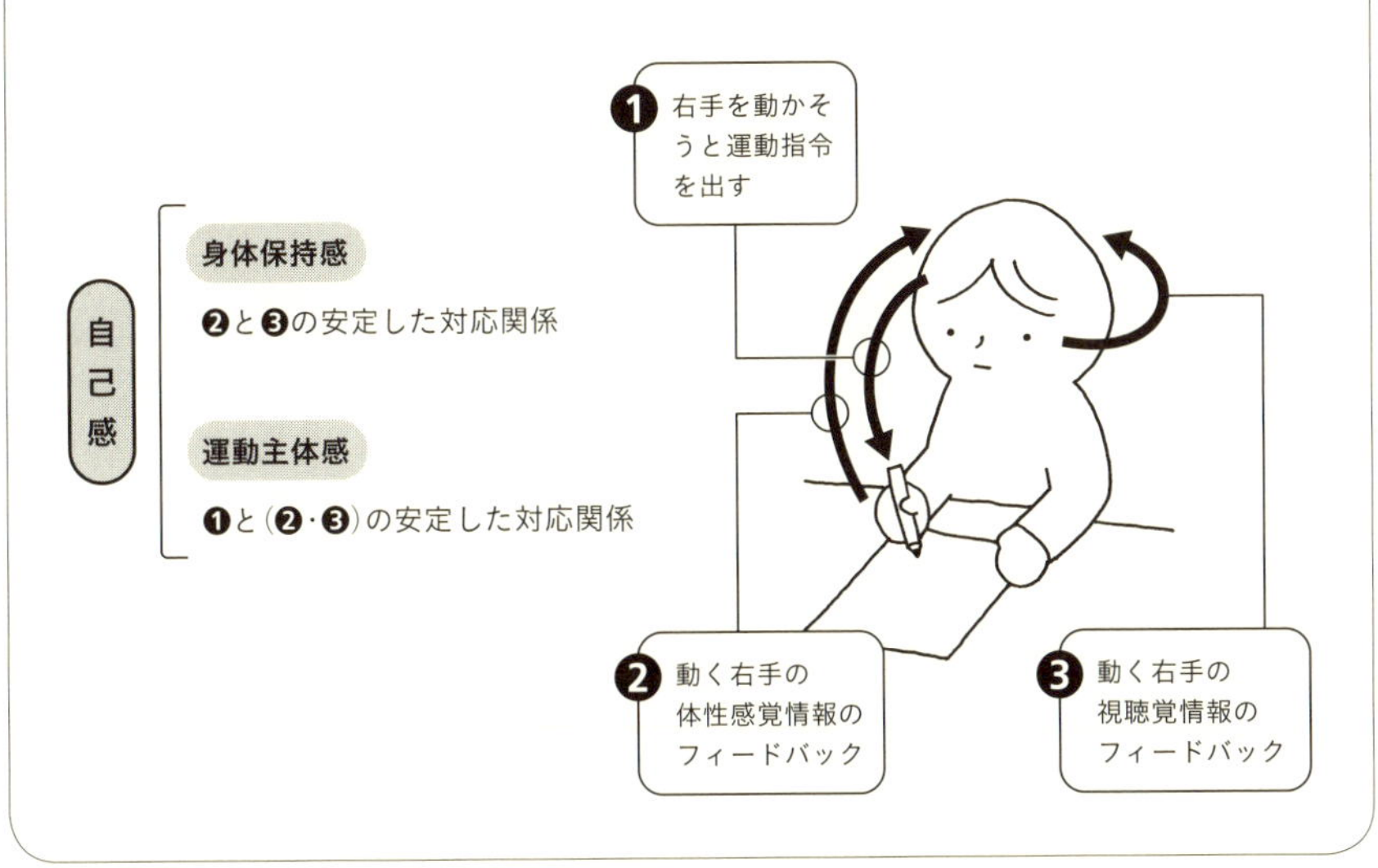


動主体感を持つことができるのである。またそれと同時に、私の運動指令に対応していないフィードバックを返してくる範囲を「外界」や「他者」といった自分以外の存在として切り分けていくことになる。

## ■□■ 知覚・運動ループのズレやすさ

しかし私の場合、部分にフォーカスした情報をたくさん摂取する特徴のため、自分の下した運動指令に対するフィードバックも、運動指令とは無関係の情報も、細かくたくさん検出し、予測された対応関係からのズレを見出しやすい。たとえば自分で声を発した場合、自分の声以外にも、壁からの反響音、周囲で生じるさまざまな音、他者の声なども摂取し、わんわんとした音の束として聞こえてしまうので、自分の声が音の束のうちのどの部分なのかわからなくなる。その結果、自分が運動指令通りに話せているのか否かを確認しづらいため発声調整にか

**知覚・運動ループのズレ**

自分の出す運動指令とそのフィードバックがうまく統合されないため、身体保持感と運動主体感が失われ、自己感も不安定になる。

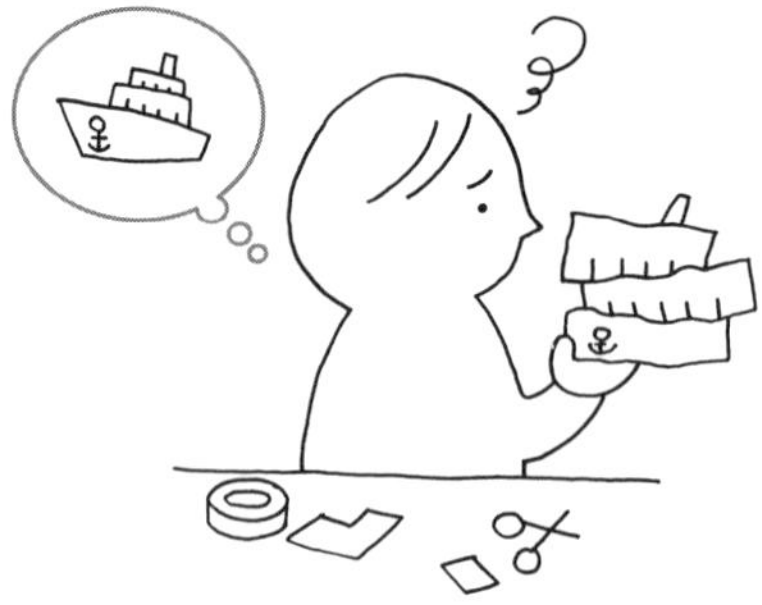

かりきりになってしまい、話すべき内容を考える余裕がなくなってしまう。

また工作のときは、ぶよぶよとした糊の触覚情報や、部品の色や形といった視覚情報を捉えつつ、角と角をぴったり合わせたり、はみ出さずに糊づけしたりと手の動きを微調整するために、今でも大変混乱する。肩、腕、肘、手首、指先のそれぞれに運動指令を出すことにかかりきりになって、張りつめた心身で作業を続け、やっとの思いで完成させる。そこで安心し、ふと離れた気持ちで作品を眺めると、糊に翻弄されて全体的にぐずぐずとした形と質感になっていることや、驚くほど冴えない配色・配置になっていることに気づき、ひどくショックを受ける。こんなに一生懸命取り組んだのに、しゃべったり笑い声をあげたりしていた人たちの作品のほうがピシッとして華やかな仕上がりとなっているのを見ると、情けなくて泣き出しそうになってしまうのである。このように、自分の出す運動指令とそのフィードバックはいろいろな場面でうまく統合されにくかった。

もし、いつも同じように「安定して」統合できないのであれば、「これは私の苦手なこと」として安定した自己感を得ることができたかもしれない。しかし私の場合、常にできないわけではなく、部屋のドアを閉めたら突然うまく話せたり、りんごの皮むきは下手でも梨であればするすると上手に皮がむけたりと、ちょっとした体調・環境の変化であってもその影響を受けた。そのため同じように運動指令を出しているつもりでも、毎回結果が異なった。

この「知覚・運動ループのゆらぎ」こそが、私を混乱させた大きな原因であろう。このため私の身体保持感と運動主体感は双方とも不確実なままとなり、自己感の不安定化を招くことになったのである。

## ■□■ 他者像の侵入

このように自己感が不安定な状態だったためか、私は容易に他者像に侵入される羽目になっていた。これまで述べたように私の場合、他者像についても、表情、話し方、発声の仕方、身なり、一挙手一投足のふるまいといった細分化された情報がいつのまにか大量に撮り溜められている。そして自分が何か動きを繰り出そうとするとき、特に好みというわけでもない他者の表情や動きが、まるで「その動きをするならばこれがオススメよ」とイチオシの選択肢として促すかのように、バンッと勝手に思い浮かぶのである。そのため思わず私はその通りに動きそうになってしまう。それも苦しみの一つだった。

これは過去の他者の記憶だけで生じることではない。現在、目の前にいる他者の表情、動き、考え方も侵入してくることがある。他者と話したり他者同士の話す様子を眺めたりしている間に徐々に乗っ取られ、他者の行動や考え方が自分のことのような気がしてきて心配になるのである。

もしその通りに動いたらその人自身になってしまう気がしてとても怖かったので、私は他者像に操られる前に、その像による運動指令を振り払うことに必死になっていた。とはいえ、なんとか他者像を追

## 他者像の侵入

記憶の中の他者像をオススメされる

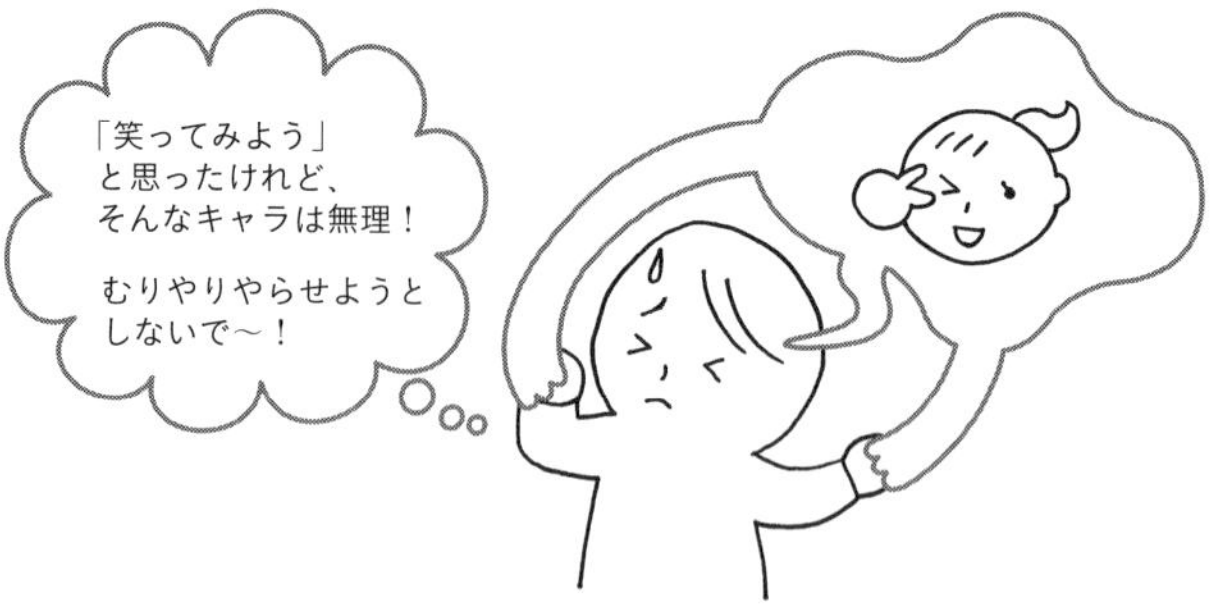
「笑ってみよう」
と思ったけれど、
そんなキャラは無理！
むりやりやらせようと
しないで〜！

何かをしようとしたとき、特に好みというわけでもない
他者の表情や動きが選択肢として勝手に思い浮かぶ。
「これがオススメですよ」と言われている気がする。

## なんとか他者像を追い払っても自己像はからっぽ

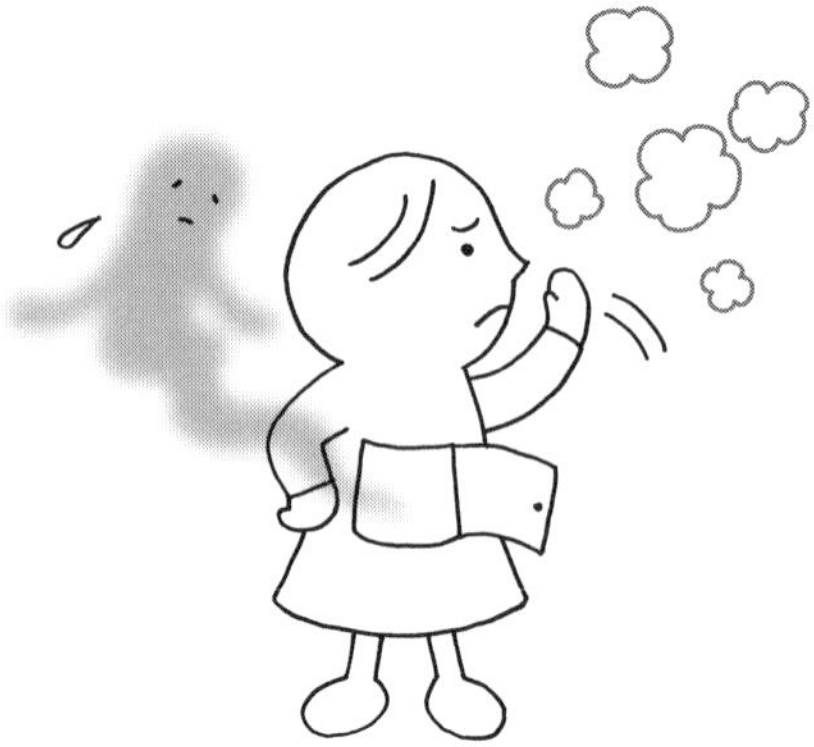

自己像は不明確で、
煙が漂うようにもやもやしている。

い払っても自己像はからっぽなので、戻るべき自分オリジナルのはっきりとした動きのイメージがあるわけではない。異物の侵入を排除したあとはまた、何もなくてからっぽな空間にもやもやと煙が充満しているような状態へと戻るだけだった。それは、つかみどころも拠りどころもない不安定な状態だが、常に緊迫しながらぎりぎりのところで私の恒常性を維持しようとし続けている、戻るべきいつもの場所ではあった。

自己像が確定していないこのような状態だと「自分らしくふるまえばいい」「もっと自信を持って！」と言われても、信じられる自分の動きやパターンがそもそも自分の中に見当たらない。また「自分の動きのパターンがわからず、自己像が不明確でもやもやした状態」であること自体を誰かに説明したくても、これまで聞いたことのある言葉の中にその状態を表す言葉も見当たらない。結局ここでもまた、自分の感じているもやもやが事実なのかどうかわからず、苦しみ続けることになった。

## ❸ ズレから病へ

ここまで本章では二つのズレについて語ってきた。一つ目は「自分が体験している世界を他人と共有してつながりたいが、世界の切り分け方が他者とズレている」ということ、二つ目は「このような運動指令を出したら、このようなフィードバックが戻ってくるだろうという予測と、実際のフィードバックがズレている」ということである。前者のズレは他者との比較において気づかされるズレであるが、後者のズレは自分一人の日常生活において常に生じる自分の中でのズレである。

「他者・モノ・自己身体からの予想外のフィードバックに日々怯えるような生活ではなく、ズレの少ない、明確で穏やかな生活がしたい」と思わされる経験を日々抱えていた私は、必死でそれらのズレを埋めようとした。しかし残念なことにその努力は結果的に、さらなる二つの悪循環へと私を導くことになった［綾屋 2011a］。

### ■□■ 幻想の病

一つ目の悪循環は、見通しが立つ限定された世界の中だけで自己完結的に、「あの目標を達成するために日々努力すれば私は大丈夫である」という視野の狭い未来と日々の秩序を定め、自分を安定させようとする方法である。

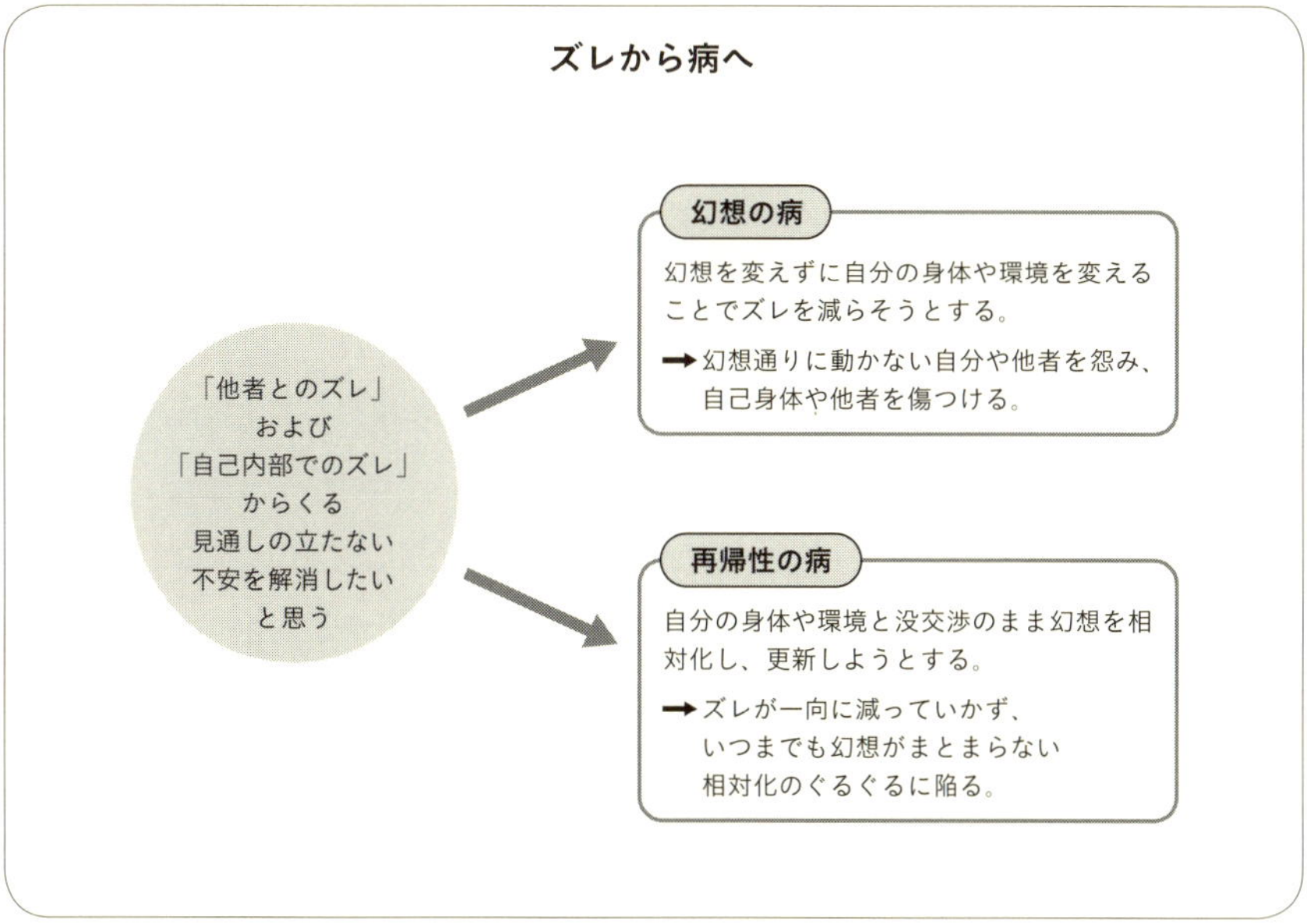
ズレから病へ
「他者とのズレ」
および
「自己内部でのズレ」
からくる
見通しの立たない
不安を解消したい
と思う
幻想の病
幻想を変えずに自分の身体や環境を変えることでズレを減らそうとする。
→幻想通りに動かない自分や他者を怨み、自己身体や他者を傷つける。
再帰性の病
自分の身体や環境と没交渉のまま幻想を相対化し、更新しようとする。
→ズレが一向に減っていかず、いつまでも幻想がまとまらない相対化のぐるぐるに陥る。

巷にあふれる情報の中から目指すべき「正しいゴール」を設定し、そこに到達すれば今の苦しみのすべてが解決するかのような幻想を抱く。そしてユートピアを目指して日々精進しようとするのである。このとき「自分の身体」や「自分が置かれている環境」が持つ諸条件の限界を考慮することは甘えや言い逃れであると感じており、現実との調整を省みぬまま無理やり幻想に近づこうとしてしまう。これをここでは「幻想の病」と呼ぼう。

私が抱いた幻想は、「いつかいい人になって、いい人同士で仲良くおしゃべりをしたり、議論をしたり、つながっているという感じを味わいたい」という「いい人幻想」だった。この幻想は、「自分は今ここにいるのか」「自分はいったい何者なのか」「自分はいま人とつながれているのか」ということがいつも不明確だった私の中に、その不安や寂しさを埋めるように侵入してきた。仮に「いい人幻想」でなくとも、今つ

幻想の病の悪循環

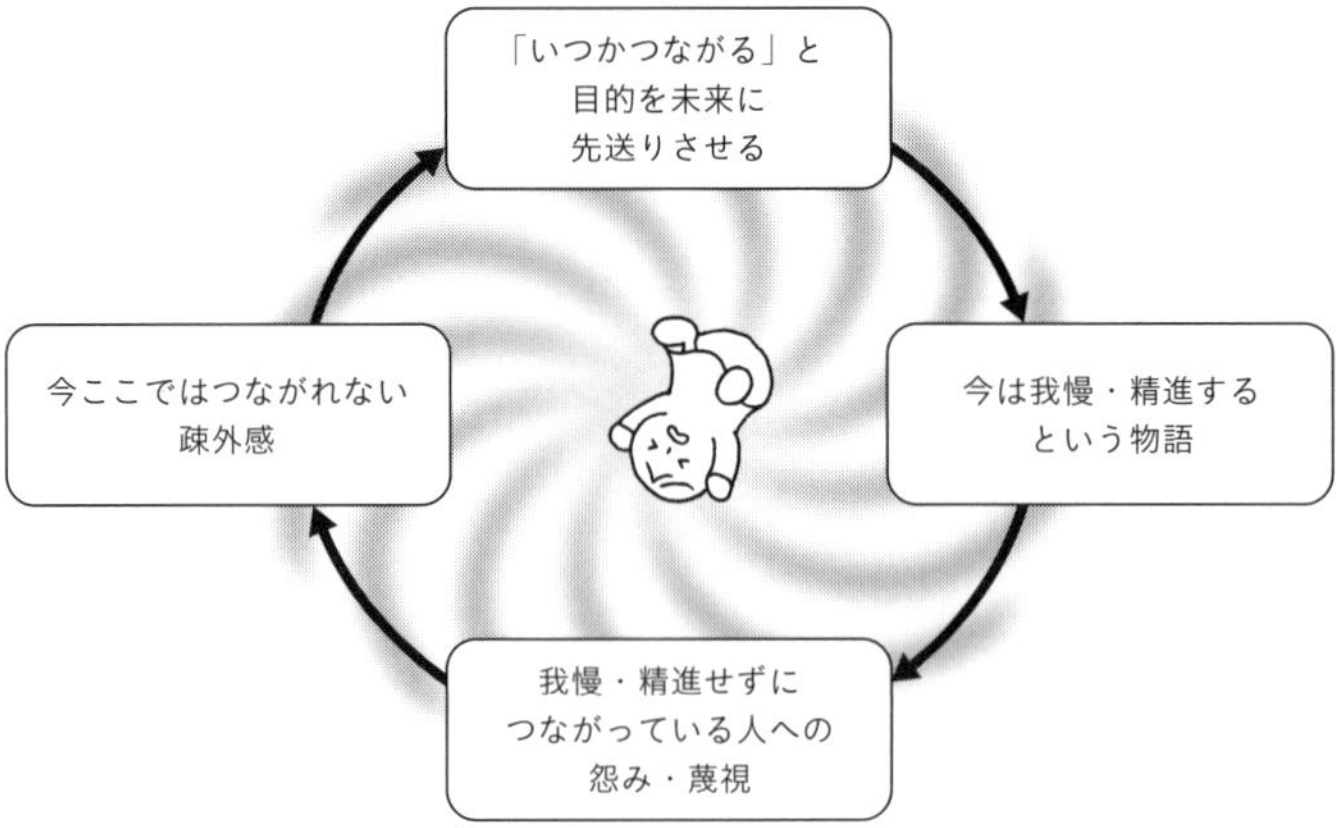


ながりを感じられない理由を説明してくれたり、「この条件を満たせばつながれることになっている」という希望を与えてくれたりするものであれば他の幻想でもよかったはずだが、どうやら幻想は一度刷り込まれたらそう簡単には変更できない代物らしく、数ある中で私にはたまたま「いい人幻想」が侵入し、それを追いかけることになったのだと考えられる。

この「いつかいい人になって人とつながる」という幻想は、次に「優等生キャラ」という行動規範を私にもたらした。言葉遣い、表情、身のこなし、服装、髪型に至る細かなキャラ設定は、ものごころついた頃から変わらずに続く、すぐに見失われがちな「自分」という存在を固め続ける効果があった。その様子は外側から見れば模範的な生徒だったかもしれないが、実は、一挙手一投足まで規定するようなこうした優等生キャラで自分を規定しなければ、私の身体はいつだって、教室から脱走したり地べたに寝転んだりと、周囲がギョッとするくらい外れた行動をしてしまいそうだったのである。

私は自分がほどけてしまい、何をすればいいのかわからなくなるたびに「私はいい人になるために真面目に勉強する人です」「きちんと礼儀正しくふるまいます」「それはいい大学に行って、いい人たちとつながるためです」という幻想とそれに付随するキャラを思い出した。それによって、他者からまっとうに見えるであろう具体的な行動ができるようになる気がしていた。それは「確かに自分は善きものとして存在している」と実感できる、清らかですがすがしい状態だった。こうして私は反復的に幻想とキャラを確認することで、「自分」という輪郭を外側から固め直し続けていたのである。

しかし外側の規範で品行方正なキャラをまっとうし続けている間、私の身体は「こんな窮屈な状態は無理！」と毎日悲鳴を上げていた。私は関節痛、筋肉痛、神経痛、胃腸の運動停止、気分の落ち込みなど、多くの具合の悪さを蓄積していくことになった。自分がなぜこんなにも虚弱で常に具合が悪いのか、その因果関係がわからないまま「身体の訴えを優先することは逃げである」と考えていた私は、「きちんとやる気はあるのに頑張れない自分が情けない」という思いを抱えることになった。

しかも、いくら頑張って勉強して行儀よくふるまっても、人とのつながれなさは一向に変わらなかった。そうなると「たくさん勉強していい人になる」という精進をさぼっているのにもかかわらず、今まさに楽しそうにつながれている同級生たちへの怨みと蔑視が高まっていく。それがますます「人とのつながれなさ」と「自らが感染した幻想の強度」を増すという悪循環の中、ガールズトークを繰り広げる同級生たちから取り残される感覚は以前よりも増した。おかしい。話が違うではないか。

私はこのとき「精進していないのにつながれている人がいる」という現実に直面したにもかかわらず、そこから「いい人になればつながれるという幻想は間違っているかもしれない」と考え直したり、幻想そのものを更新したりすることはなかった。それよりも、「もっと勉強して、ここよりももっと〝いい学校〟に行かなければ〝いい人たち〟とはつながれないのかもしれない」

「学業で上に行けば行くほど、まわりもどんどんいい人たちになって、みんなも私がいい人だってきっとわかってくれる。そしたら人とつながれるかもしれない。だから一生懸命勉強しよう」

「「学生の本分は勉強」なんだから、勉強をしていれば私は〝いい人〟に違いない」

と、あくまでも幻想にしがみつき、思いを強固にしていったのである。

## ■□■ 再帰性の病

身体からの悲鳴は日に日に増していき、中学三年生の頃には原因不明のまま満身創痍の状態になっていた。幻想の遂行が徐々に困難になっていく中、私は自分自身の具合の悪さについてぐるぐるととらわれる羽目になった。

「なぜ私は人と同じようにできないのか／どこまで追いつめられると私は壊れるのか／どんな症状が出るのか／いつ病院に行きたいとSOSを出せばいいのか／まだ頑張れるのかもう無理なのか／私の感じているおかしさは人に通じるのか／「こんなの普通ですよ」と片づけられてしまうのではないか／こうやって考えることができているうちは大丈夫なのか／と考えているこの思考そのものがもうおかしいのか／と思っている自分は自意識過剰なのだろうか……？」

高校一年生のときにとうとうこれまでの無理が爆発し、まぶしくて目が開けられない、音が大音量に聞こえる、立ち歩くとバランスを崩してしまうなど、視覚も聴覚も運動も調整できないくらい心身を壊

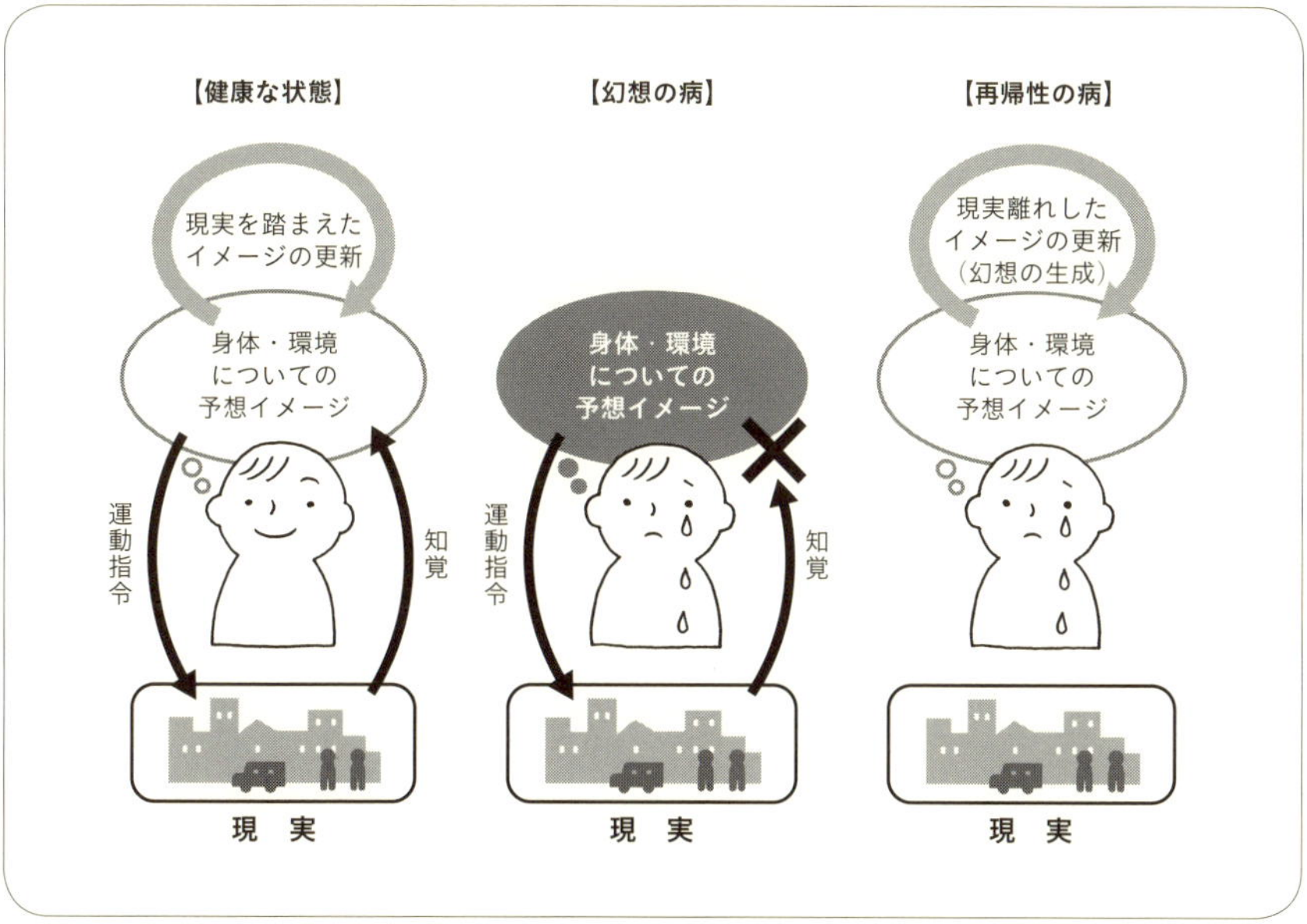


した。「いい人幻想への道」は、いまや完全に閉ざされ、私は「自分が何者なのか」を問う自己を相対化し続けるぐるぐるとした思考に加えて、これまで自明だと思ってきた将来の目標を相対化し、そのどこが正しくてどこが間違っているのかを検討・更新するためのぐるぐるとした思索にもさいなまれることになった。「いい大学とはいい企業に入りやすい大学だというが、企業で働ける気がしないのにそれでも私はなぜ、いい人になるためにいい大学に行かねばならないのか／そもそもいい企業とは何か／そもそもいい人とは何か……？」

　しかしこのときの私にはあいかわらず、これらの問いを共有できる安全な対話相手はおらず、私は現実と没交渉の独りきりの状態で将来の目標を検討し、更新しようとしていた。誰かに相談しようにも状況は以前よりもさらにこじれて複雑さを増し、ますます自分の状況を適切に説明する言葉が見当たらなくなっていた。相談相手に「怠けているだけだ」と言われることも、逆に「あなたは病気だから諦めるしかない」と改善の余地がないかのような烙印を押されることも恐ろしく、私は「どうせ誰にもわかってもらえない」と口をつぐむしかなかった。このように自分の身体や環境と没交渉のまま幻想を更新しようとするため、ズレが一向に減っていかず、いつまでも幻想がまとまらない相対化のぐるぐるに陥った状態を、ここでは「再帰性の病」と呼ぼう。

自分の症状について一人で書物を調べていると、「受験のプレッシャーに負けたノイローゼ」「友人関係の失敗」「学校への不適応」「思春期特有の鬱」など、いろいろな言葉が登場し、書物は私を無理やりその言葉たちに当てはめようとした。しかしどの言葉も甚だしく自分の実感とは異なっているため、私は怒りを覚えていた。結局、「どうも自分は虚弱体質のようで、人と同じペースで動くと倒れてしまう」という言葉で自分を説明するしかなかったが、それすらも自分の特徴の本質をつかんでいる言葉だとは思えず、釈然としない思いを抱えていた。

自分とは異なる身体の特徴を持っている人々ばかりに囲まれた社会の中に住み、「これが普通のあり方だ」と教え込まれている環境の中にいると、そのような「フツー」の社会では不都合が生じる身体があるということに思いが至らない。しかもその身体の持ち主が自分だということにも。「私はみんなと同じようにできて当然」のはずなのに、すぐに頑張れなくなるので学校を休みがちであることや、人見知りでもないのに、人と一緒にいると次々に断片的な他者像にのっとられて体調を崩すため人を避けねばならないことの理由がわからず、苦しんでいた。学校に通い、人に会うだけで疲れきってしまう身体があることを誰が私に教えただろう。

このように、私は将来の目標をより現実にかなったものへと更新する方法がわからないまま、もはや具体的な道標や内容を失い、小さな灯をともすように残った「きっとどこかに私にぴったりの世界があるはずだ」というささやかな幻想をひっそりと掌中に抱えて、フツーの世界に幽閉され続けていた。このなけなしの灯すら失ってしまったら生きる意味も価値もなくなってしまう。私はただ生き延びるために、この灯を消し去るわけにいかなかったのである。

# 4 ズレを共有する当事者研究

## ■□■ 自己感を安定化させる社会的な要因

本章ではこれまで、自己感に影響を与える身体的な要因を見てきたが、それだけでは足りない。なぜなら自己感は社会的な要因からも影響を受けるはずだからである。そこで社会が自己感に与える影響について、文化人類学者ジーン・レイヴが提唱した「構成的体制」という言葉を用いて考えることにする［大村 2002］。

構成的体制とは、モノの世界に秩序を与え、その共有を可能にするあらゆるデザイン（道具・建築物など）や、個々人の知覚・運動パターンに秩序を与え、その共有を可能にする決まりごと（言語・規範・制度など）の総称である。

一般に、構成的体制は人々に秩序を与え、見晴らしをよくするものであり、多くの人々が享受できている。そのおかげで大多数の人々は、自己感を安定化させることが可能になっているのだといえる。

しかしそこには必ず、多数派の構成的体制を享受できない少数派が生まれる。少数派は自分たちにとって生きやすい社会にするために、多数派のものとは異なる、自分たちの知覚・運動体験に合った新たな構成的体制を立ち上げる必要に迫られる。そこで他者と共に行う当事者研究が重要になってくるの

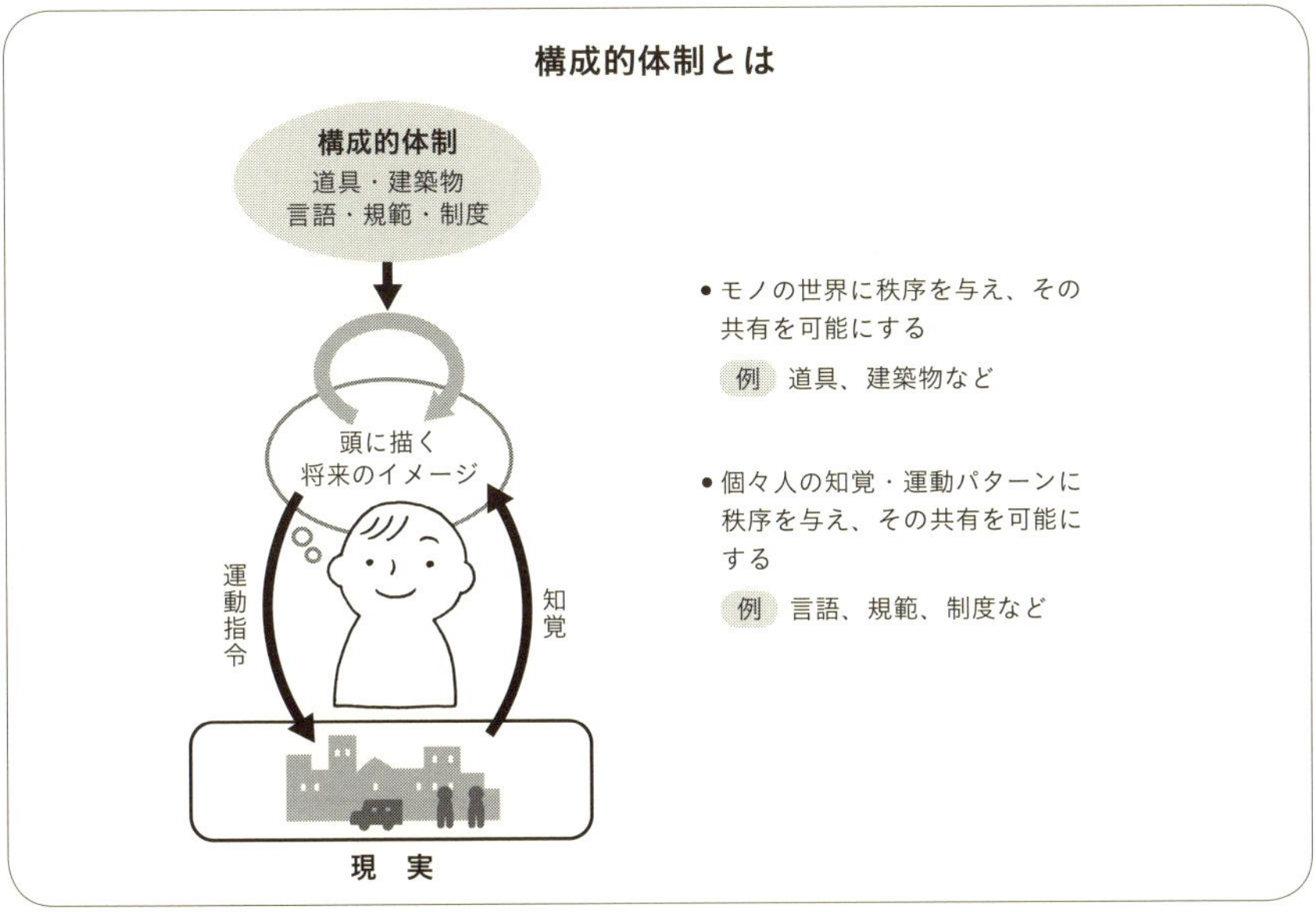
構成的体制とは
構成的体制
道具・建築物
言語・規範・制度
頭に描く
将来のイメージ
運動指令
知覚
現　実
• モノの世界に秩序を与え、その共有を可能にする
例　道具、建築物など
• 個々人の知覚・運動パターンに秩序を与え、その共有を可能にする
例　言語、規範、制度など

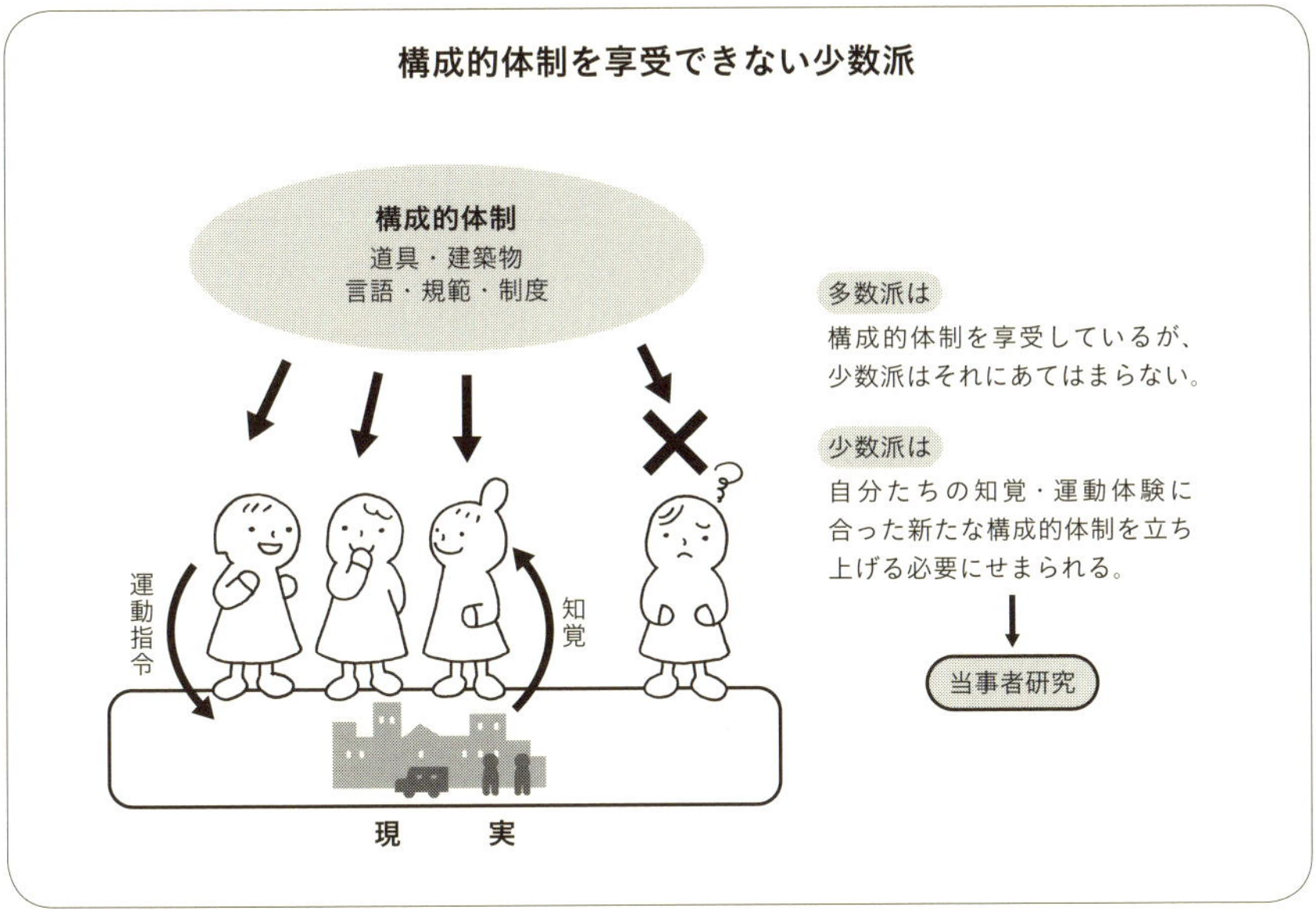
構成的体制を享受できない少数派
構成的体制
道具・建築物
言語・規範・制度
運動指令
知覚
現　実
多数派は
構成的体制を享受しているが、少数派はそれにあてはまらない。
少数派は
自分たちの知覚・運動体験に合った新たな構成的体制を立ち上げる必要にせまられる。
当事者研究

である。

## ■□■ 他者の現れ❶——言葉の感染による承認

では、当事者研究にかかわる形で、他者はどのように私の前に現れ、私の自己感にどのような影響をもたらしたのだろうか。

私が当事者研究への糸口を見つけたのは、三〇歳を過ぎた頃、自分にそっくりな生活を送っている自閉症スペクトラム（アスペルガー症候群）当事者の手記を読んだときだった。これまで専門家が書いた自閉症スペクトラムに関する書籍や、自閉症スペクトラムの診断基準である「社会性の障害」「コミュニケーションの障害」「想像力の欠如」といった文言を読んだときはピンとこなかったが、当事者の具体的な生活パターンを語る言葉は、「自分の体験は本当なのか」「思い込みではないのか」と苦悩してきた私の長年の体験を適切に表す言葉として、抗いようもなくするすると入り込んできた。それは当事者の言葉に「感染した」ともいえるような状況だった。

このように書籍を通して類似の体験を共有できる他者が出現したことで初めて、私の体験は「確かにある」と承認されたのである。この承認こそが、私を閉ざされた世界から救い出し、解放する最初のきっかけとなった。私はまず、「自分の身体にこれ以上無理をさせるのはやめよう」「身体の声を確かにあるものと信じて尊重していこう」と強く思った。

## 他者の現れ❷
### ——既存の構成的体制における権威者

次に私は医師から診断名をもらい、「自閉症スペクトラム」というストーリーを得た。なぜわざわざレッテルを取りに行くのかと思われるかもしれないが、周囲の人々からの同化的な圧力に屈しないためには、自分一人で「私は少数派の身体なのだ」と思うだけでは足りないのである。「医師」という、多数派による既存の構成的体制における権威ある他者によって、自分の感じている周囲との差異が「思い込みではなく確かにある」と承認されることでやっと、同化的圧力を押しつけてくる他者に抗することが可能になったと私は感じている。

ただしここで注意しておきたいのは、私の場合は自ら診断名を取りに行ったケースだということである。大人か子どもかにかかわらず、本人が名づけを望んでいなかったり、症状に自覚

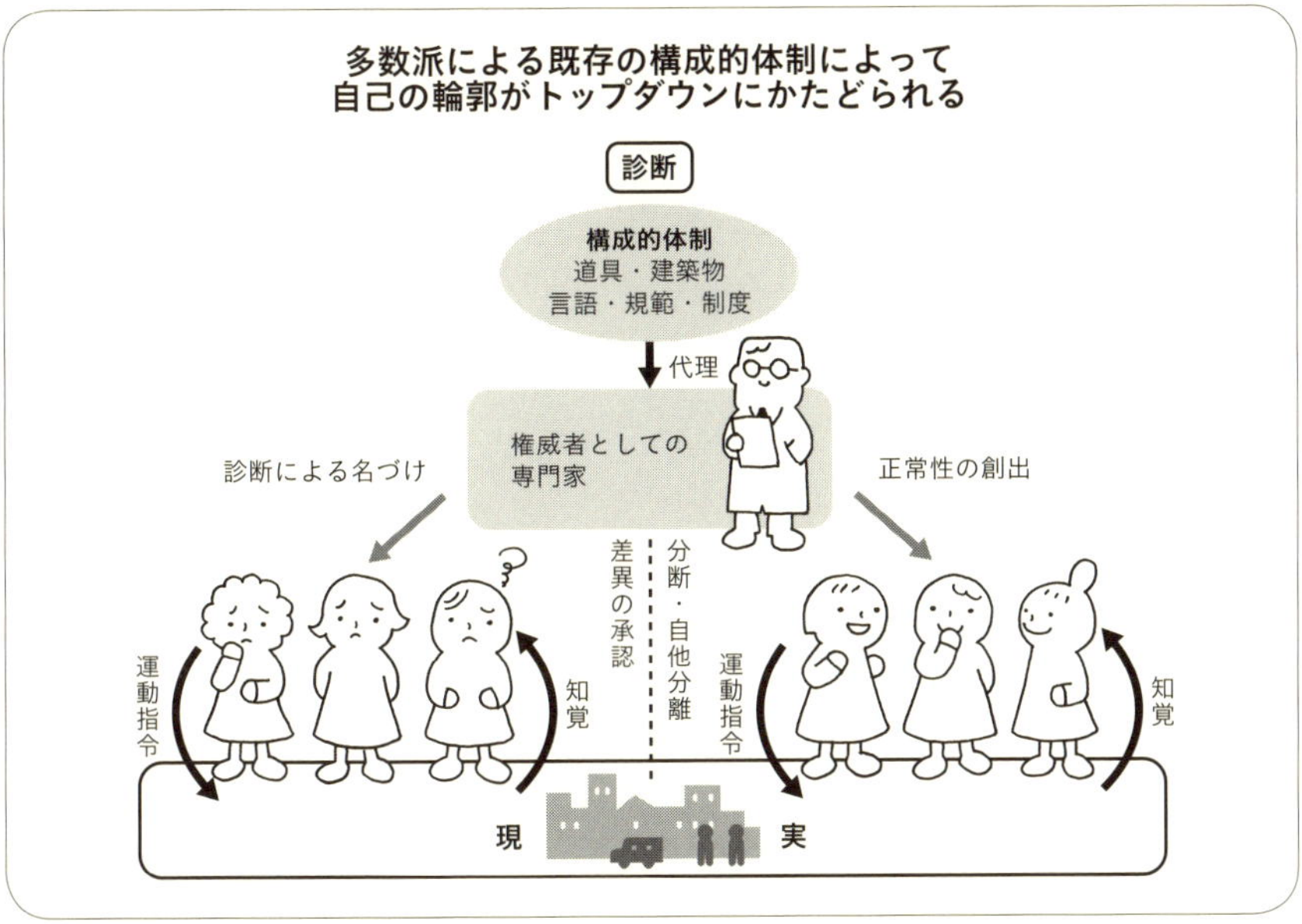

がなかったりする場合や、本人が困って名づけを探しているのではなく周囲が困って名づけを必要としている場合に、権威ある他者によって診断名を押しつけられることに対して、私はたいへん警戒している。

診断名を得た帰りの電車の中で、私は不思議な感覚に見舞われた。これまで「なぜ私はこうなってしまうの？」と思うだけで意味づけできず、その場その場で時間がストップしたまま平面上にぶちまけられたように保存されてきた、時間感覚不在の数々の「ズレ」に関する記憶が、時間軸に沿って一直線上に並び始めたのである。

これは私の中に自分の「過去」と「現在」が生まれた瞬間だったように思う。記憶は過去から現在の自分へ向かって流れ出し、今を生きる自分に辿り着いたところで「一人の私」に統合されたようだった。ここで統合された「一人の私」とは、先述した知覚・運動ループがズレて

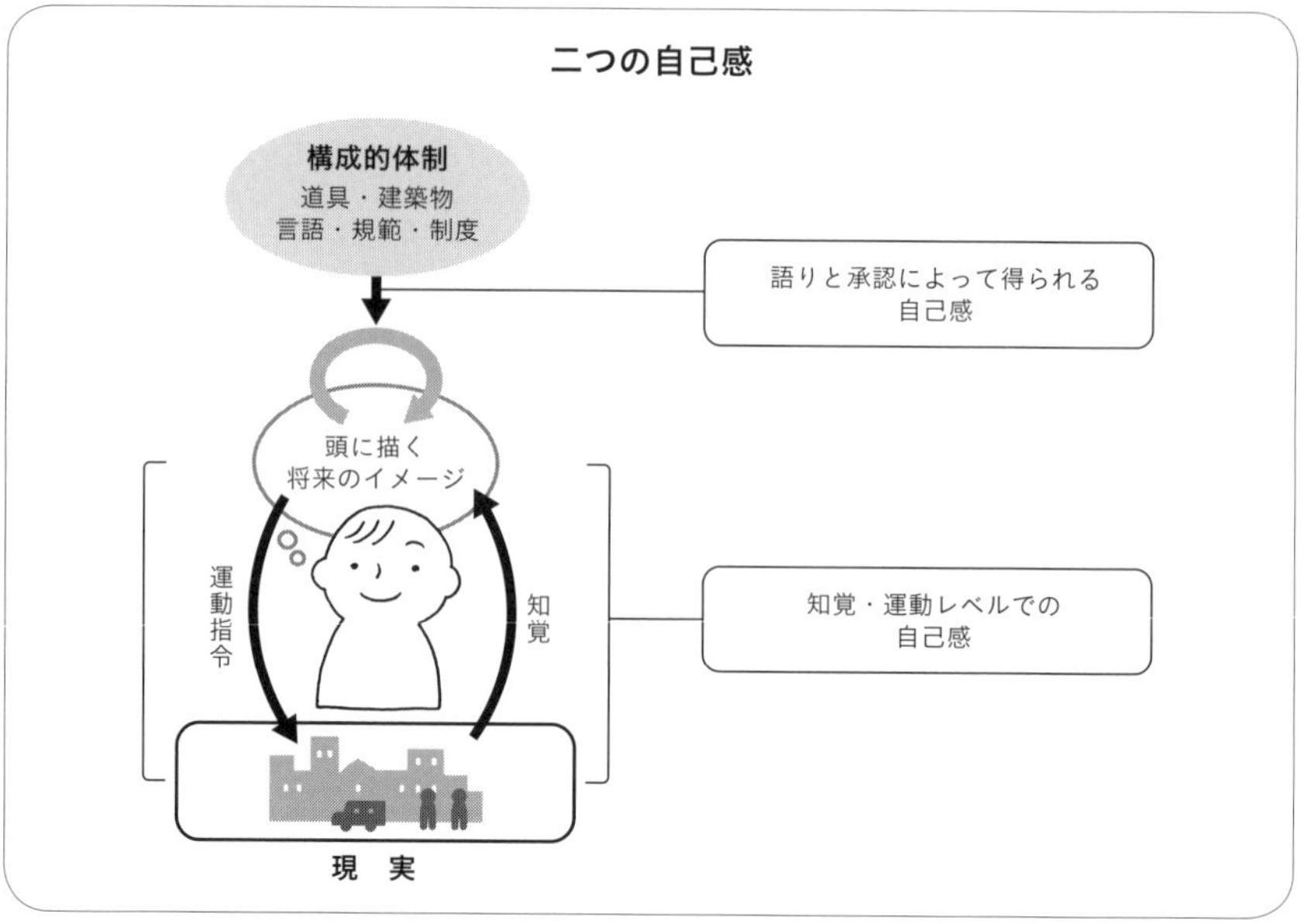

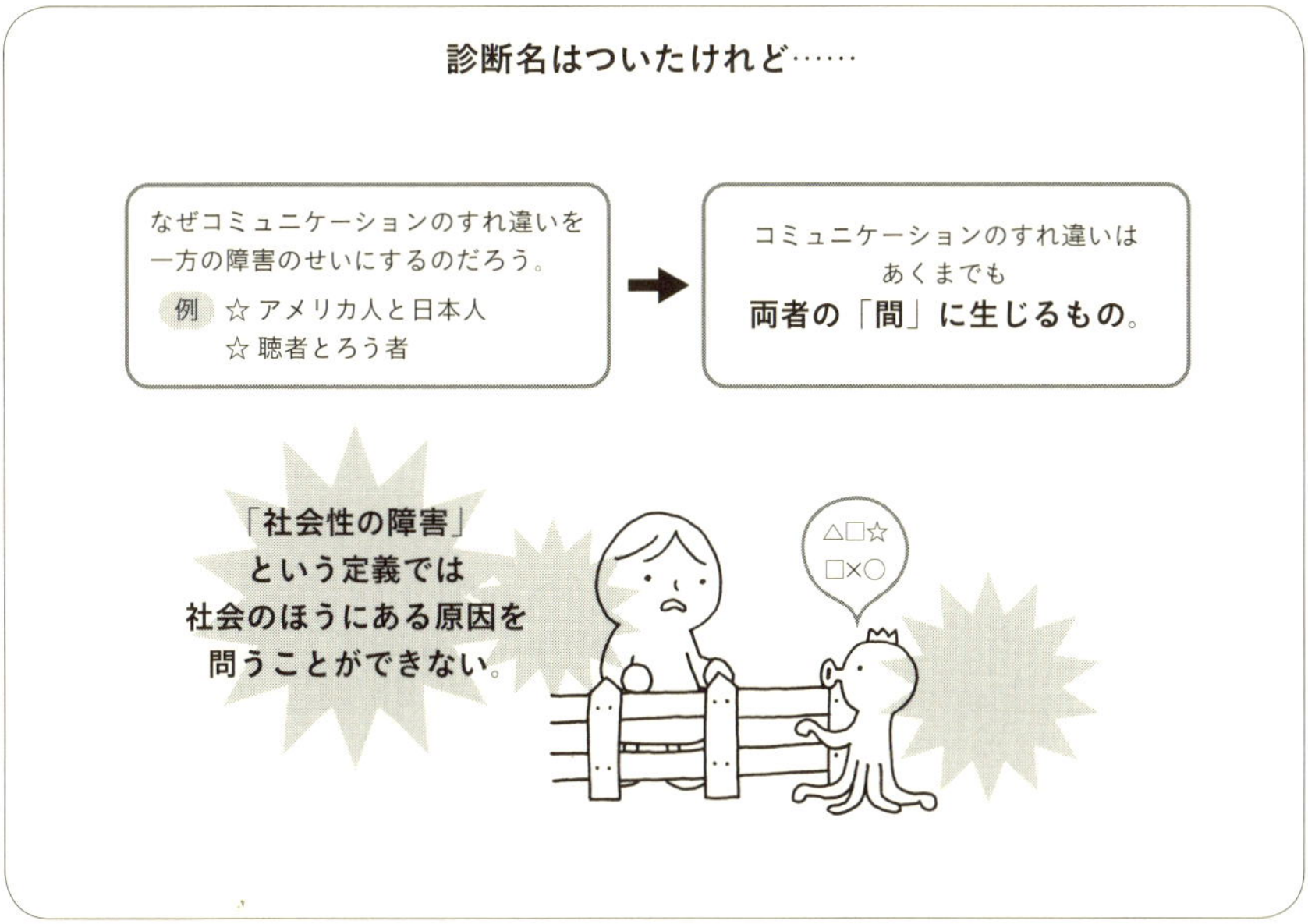
診断名はついたけれど……
なぜコミュニケーションのすれ違いを一方の障害のせいにするのだろう。
例 ☆アメリカ人と日本人
☆聴者とろう者
コミュニケーションのすれ違いは
あくまでも
両者の「間」に生じるもの。
「社会性の障害」
という定義では
社会のほうにある原因を
問うことができない。
△□☆
□×○

いないことによって得られる運動主体感・身体保持感レベルでの自己感とは異なり、逆にむしろ、知覚・運動レベルで生じた他者とのズレの記憶を素材としてまとめられた自己感である。

本章ではこれを「語りと承認によって得られる自己感」と呼び、「知覚・運動レベルでの自己感」とは区別することにする。

診断名を得ればすべてが解決する。そう思い描いていた私はすぐに疑問を抱えて行き詰まった。というのも、専門家による自閉症スペクトラムの診断基準は「相互的社会関係能力の限界」「コミュニケーション能力の限界」「想像力の限界（こだわりが強い）」という三つ組と呼ばれる特徴が表れていることとされているのだが、これは本人の内面で起きている現象というよりも、外から判断しうる、見かけの特徴にすぎないからである。コミュニケーションのすれ違いはあくまでも両者の「間」に生じるもののはずなのに、なぜコミュニケーションのすれ違いを一方の障害のせいにするのだろう。また「社会性の障害」という定義では、社会のほうにあるかもしれない問題を問い直すことができなくなるため、社会のあらゆる場面で〝うまくやれない人〟が、その原因をことごとく個人に押しつけられる形で、この診断を与えられていくことになりかねない。

私は確かに多数派による構成的体制では生きづらい身体を持っている。多数派との間に生じるその差異について、類似の身体を持つ他者からも、権威を持った他者からも、承認を得る必要があったことも確かだ。しかしこれらの承認を得られればすべてが解決するというわけではなかった。次に突きつけられたのは、差異のある私のことを、日常生活の中でかかわる周囲の人々に誤解なく伝えるための適切な言葉が、まだまだ圧倒的に不足しているという現実であった。

## ■□■ 他者の現れ❸——共に研究する仲間

ここで私は当事者研究に踏み出すことになった。学生時代に共に活動していた仲間が偶然、私の当事者研究に興味を持ってくれたので、私はその仲間とファミレスや喫茶店でノートを広げながら研究に取り組むことになった。

私が自分の内側の世界を説明すると、仲間が「それはおもしろいね」「そこのところをもっと詳しく聞きたい」「その表現だとわかりにくいんだけど、別の言葉で言うとどうなる?」と、前のめりになって質問をした。私にとって、自分の感覚を否定せずに聞いてもらえるという初めての体験は、わくわくしてとても気分のいいものだった。

小さな語りや分析を毎回ノートに記録していき、ある程度溜まった頃に見直してみると、「この体験とこの体験は実は同じ原因から始まっているのではないか」「これら五つの体験は、実は連続した変化なのではないか」という整理がつくようになってくる。やがて私は自分の中にある闇雲でバラバラな経験の記憶に、意味や見通しがつくようになった。

「こんなことは自分だけに起きているんだろうか」「こんなことを考える私は頭がおかしいのではないか」と自分の中で意味づけできずにいた事象が、「確かにあるもの」として認められて、しかも他者と共有可能な言葉となっていく。これほど心強いことはない。

こうして他者に通じる形で自分を表す言葉が増えていくことで、私の中には「自分が確かにいる」という感覚や、「自分は自分にとって大事だと思える存在だ」という感覚が育っていった。

## ■□■ 他者の現れ❹——動きの感染による承認

これまで述べてきたように、私は言葉を使って当事者研究を積み重ね、「語りと承認によって得られる自己感」を得てきた。しかしそれだけでは日常生活を回す上で、どのような話し方や身のこなし、ふるまいをしたらいいかという「知覚・運動レベルの自己感」は確定しない。ここに他者からの言葉以外の感染の重要性が生じる。

私は高校卒業前まで「健常者」と呼ばれる人たちのみに囲まれていた。先述したように、彼らからの他者像の侵入は、私の身体が「その動きは私ではない！」と拒否しているのにもかかわらず無理やり動かそうとするものだった。その後、高校を卒業した私は吸い寄せられるようにして、聞こえない人たちや脳性まひの人たちのコミュニティへと向かい、共に活動してきた。するとそこでもやはり、彼らの話し方や所作が入り込み、私を動かそうとした。

とはいえ「健常者」の動きが侵入してくるときと決定的に異なる点があった。それは、聞こえない人

**他者の動きに感染して知覚・運動レベルの自己感を生み出す**

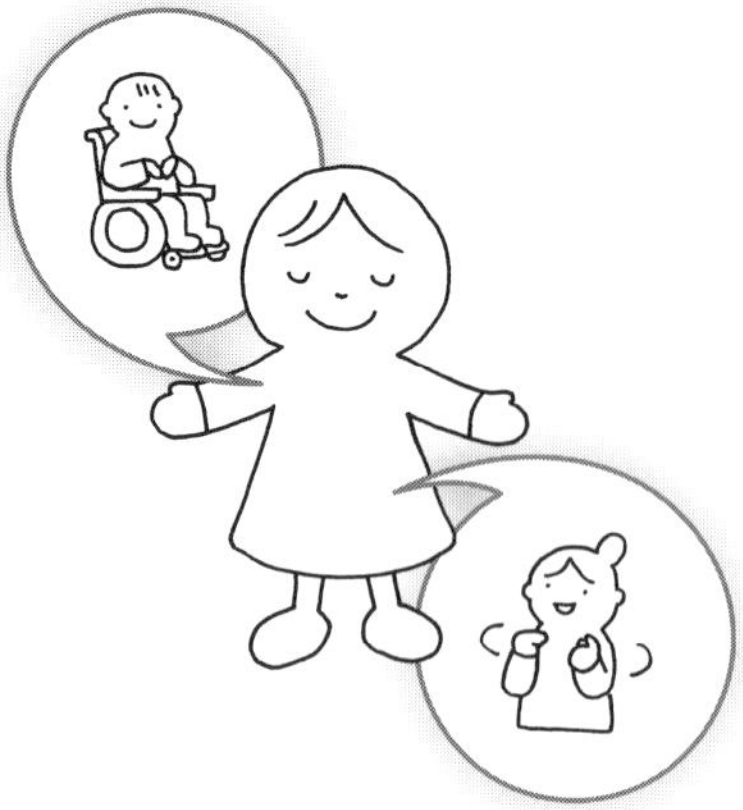

当事者研究以降、聞こえない人や脳性まひの人の動きを、確かに自分の動きのモデルとして取り込んでもいいと、許可を出せるようになった。それをもとに自分により適した動きにカスタマイズしていくうちに、私は徐々に自分の所作に対しても、「知覚・運動レベルの自己感」を持てるようになっていった。

たちや脳性まひの人たちの動きの場合、自分の身体が「その動きは私のものだ！」という快の感覚を持ちながら動かそうとしていた点である。しかし私はそのたびにひどくとまどった。自分の症状を表す概念に出会っていなかった当時の私は、「私は一応、聞こえるし歩けるし話せるのだから、彼らの動きが自分にぴったりだと感じるのはおかしいし、うっかり真似したら失礼である」としか考えられなかったからである。結局私はここでも「その動きを取り込みたい」という身体の声を否定し、入り込んできた他者の動きを追い払おうとし続けていた。

　しかし当事者研究以降は、その身体の声を肯定し、聞こえない人や脳性まひの人の動きを、確かに自分の動きのモデルとして取り込んでもいいと、許可を出せるようになった。彼らの動きをもとに、自分により適した動きにカスタマイズしていくうちに、私は徐々に自分の所作に対しても、「知覚・運動レベルの自己感」を持てるようになっていったのである。

　このように身体が拒否するのではなくGOサインを出す場合のことを、動きの「侵入」ではなく「感染」と言い分けたいと思う。動きの感染とは、決して無関係な他者の動きのモノマネではなく、自分の中にあるもやもやとしてつかめずにいた感覚を「確かにあるもの」として、似た身体を持った他者に承認されることだと私は考えている。

## ■□■ 他者の現れ❺
### ——等身大の私の言葉や動きを拾う他者

　最後に忘れてはならないのは、「当事者研究によって生まれた私の言葉や動きをちゃんと受け止めてくれる他者」の存在である。

　たとえ「私の場合、〝コミュニケーション障害〟や〝社会性の障害〟と見える状態は二次的なものであり、一次的な特徴は、部分にフォーカスした情報をたくさん摂取してしまうということな

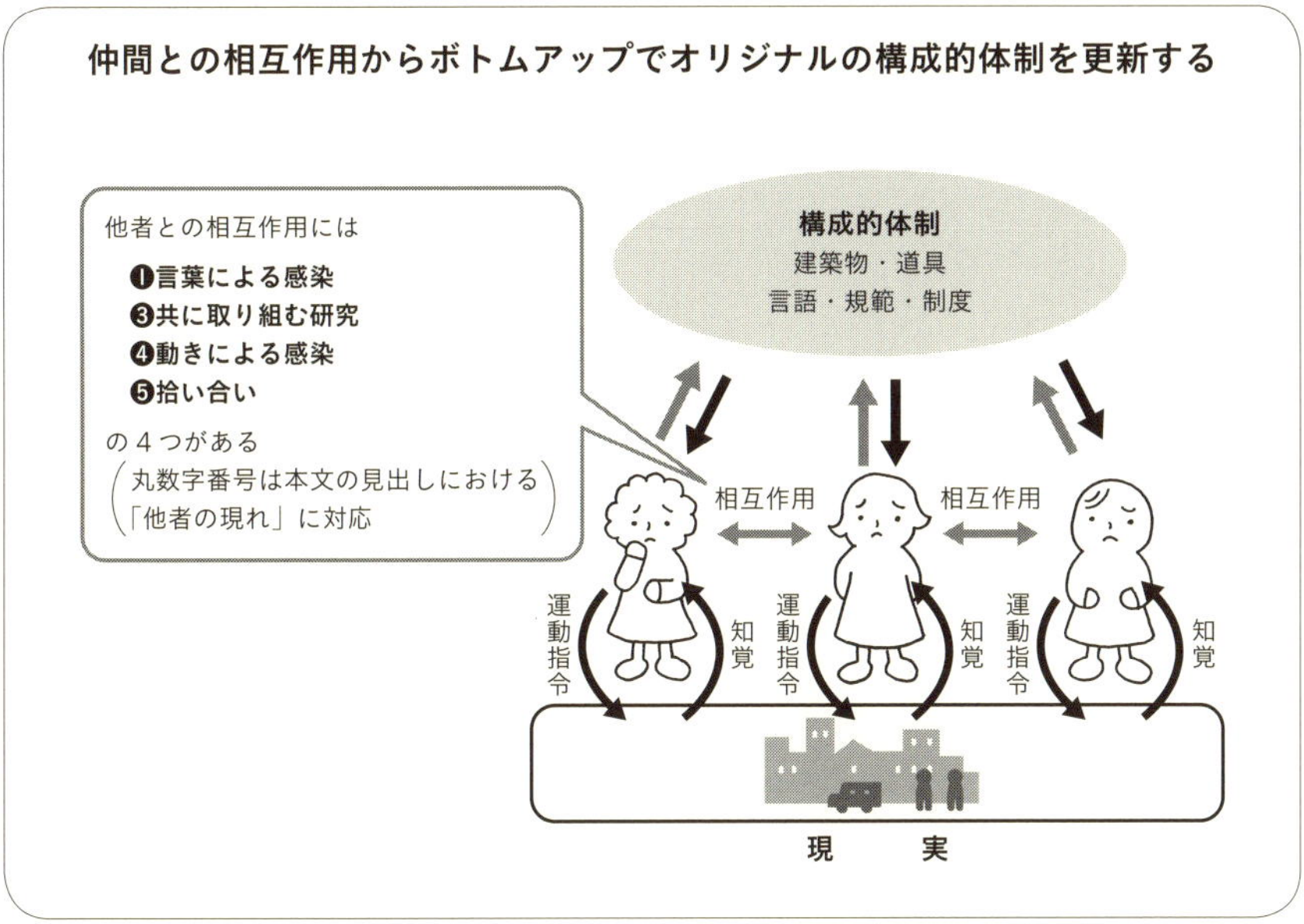

んです」と、当事者研究によって生み出した言葉を一人で叫んでも、それを受け止める他者がいなければ、私の言葉や動きは宙を切るだけとなり、私はあいかわらずこの世にいないままになってしまう。私の感覚や無理のない動きが確かにあるという前提で応じてくれる他者がいるとき初めて、私の等身大の言葉や動きと、周囲の人やモノとの相互作用が成立し、少数派オリジナルの構成的体制が更新されるのだといえるだろう。

## 5 当事者研究がもたらしたもの

### 当事者研究後の自己感の変化

当事者研究後に大きく変化したことの一つは、他者像の侵入が薄れたことだ。

たとえば当事者研究によって見つけた自分の身体のパターンの一つに「私は良い姿勢でずっと椅子に座っていると、全身のあちこちに痛みが生じ、ひどく具合が悪くなってしまいがちである」というものがある。このパターンを見つけて言語化できたおかげで、私は真面目に座っているべき状況であっても自分の身体の主張のほうを尊重できるようになった。今では靴を脱いで座面に足を乗せて片膝を立てたり、床に座ったり、ストレッチをしたり、退席したりする自分に許可を出せるようになり、身体を酷使せずに済んでいる。

また人の集団にまざって楽しく会話をすることがあるべき当然の姿だと考えていたが、情報の飽和で苦しくなってしまう身体を優先して、集団に参加せず、ちょっとさびしい思いを抱えつつも一人で行動することがあってもよいことにした。

こうして当然ながら他者とは異なる自分オリジナルの動きが出現し、その記憶の積み重ねによって、これまでからっぽな空間に充満していた煙のもやもやが、だんだん確固たる実体を持った等身大の「自

## 当事者研究後（1）

自己像と他者像の区別がつく

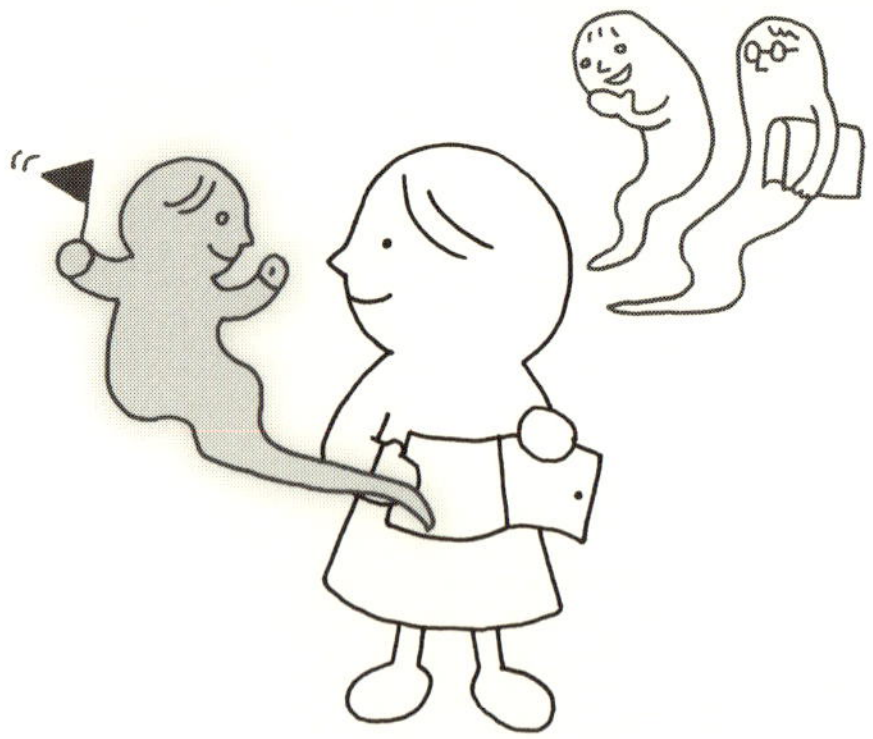

他者像や模範的モデルよりも、新たな自己像のほうが身体にぴったりしていて強烈なので、自己と他者の区別がつくようになった。

## 当事者研究後（2）

乗っ取られても平気な時も出てくる

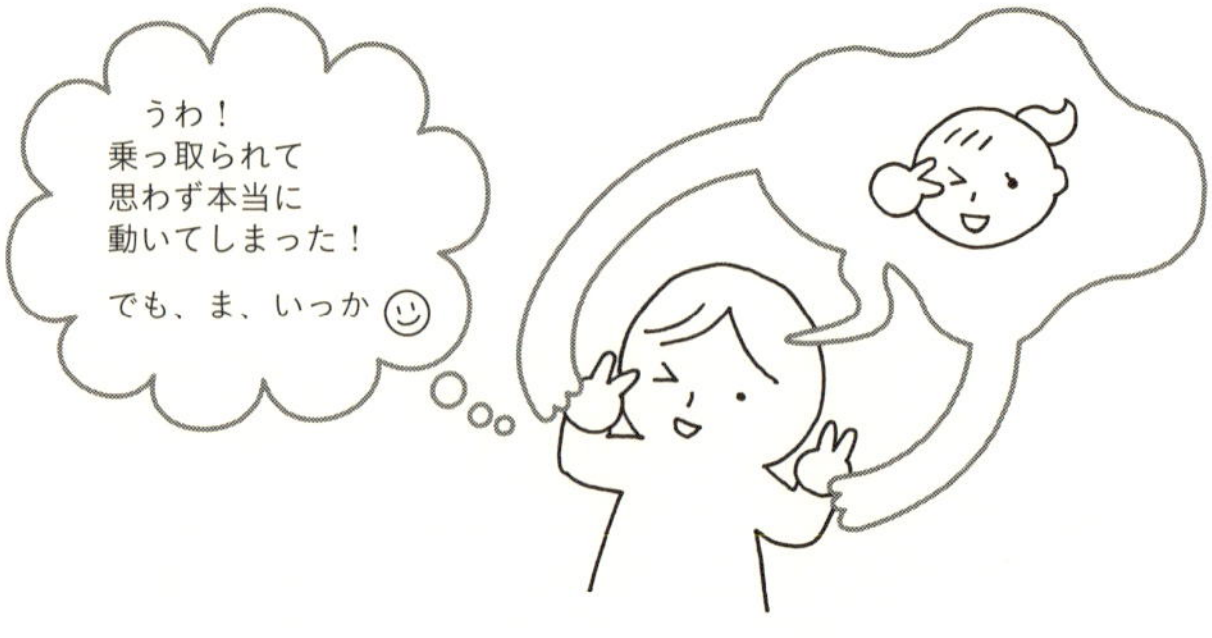
うわ！
乗っ取られて
思わず本当に
動いてしまった！
でも、ま、いっか

自己像の強烈さのおかげで、相対的に他者像が弱くなった。それで油断し始めたためか、ときには思いついた動きのイメージ通りに本当に乗っ取られることも出てきた。しかし他者像は以前のように1週間以上とどまることなく、一回で去っていく。

分の軸」といえるようなものへと変化してきたように感じている。

今でも他者像は侵入してくるが、自分の等身大の動きの記憶のほうが自分の身体にぴったりと深く刻まれているので、それとの比較で、侵入してきた他者像は以前ほどの強度を持たなくなった。また以前は一度侵入すると一週間くらい留まり続けていたが、最近では一回だけで流れていくようになったため、以前ほど必死に抵抗しようと思わなくなり、油断していると、ときどき本当に他者像に操られてしまう。にもかかわらず、「あ〜ちょっと乗っ取られちゃった（笑）」とさらりと流せていることもあり、我ながらとても驚いている。

## ■□■ 人とのつながりを感じられるようになる

「自分の軸」ができたことは、人との距離のとり方にも大きな変化をもたらした。自分の軸ができる前は、気が合いそうな人に急接近して、私のことを全部わかってほしいし、相手のことも全部知りたいと思っていた。でもそれが相手には迷惑であることもわかっていたので、表面的にはそっけないふるまいをしながら、「どうしたらこの人と、私の抱えているもやもやを語り合えるだろう」と熱烈に思い続けていた。一方で、自分の関心や信念と異なる相手に対しては蔑視と共にまったく興味を持たなかった。このように以前の私には「全部同じ」か「全部違う」の両極しかなく、本当は関係が長続きする適度な距離を保ちたいのに、そのためにはどうふるまえばいいのかがわからずにいた。

当事者研究後は「自分の軸」が生まれたため、「あ、この人同じだな」と思って近くに気持ちが走りそうになっても、「いや、違う部分もあるよ」と引き戻してくれる力が働くようになった。逆に「あ、この人違うんだ」と思って気持ちが後ろに離れても、「え、でも同じ部分もあるじゃない」と背中を押し戻してくれる力も生まれた。

人と接すると気持ちの片足が前や後ろに一歩踏み出すのだが、バスケットボールのピボットターンのように、もう片方の足は自分の軸に留まっているので、「ああそうか、同じ部分と違う部分があるね」と納得し、すぐに自分に戻ってこられるようになったのである。こうして徐々に、他者と適度な距離を保てるようになり始めているのではないかと感じている。

あんなに人とつながりたいと思っていたときはちっともつながれなかったのに、自分の軸ができて他者に振り回されなくなったことで、逆に人とのつながりを感じられるというのは、とても不思議なことだと思う。

## ■□■　今度は私が感染源になる

私は講演などで当事者研究を発表する際、自分の感覚を言葉だけでなく、写真や動画、イラストやアニメーションなどを使って、よりわか

**当事者研究がもたらした「自分の軸」**

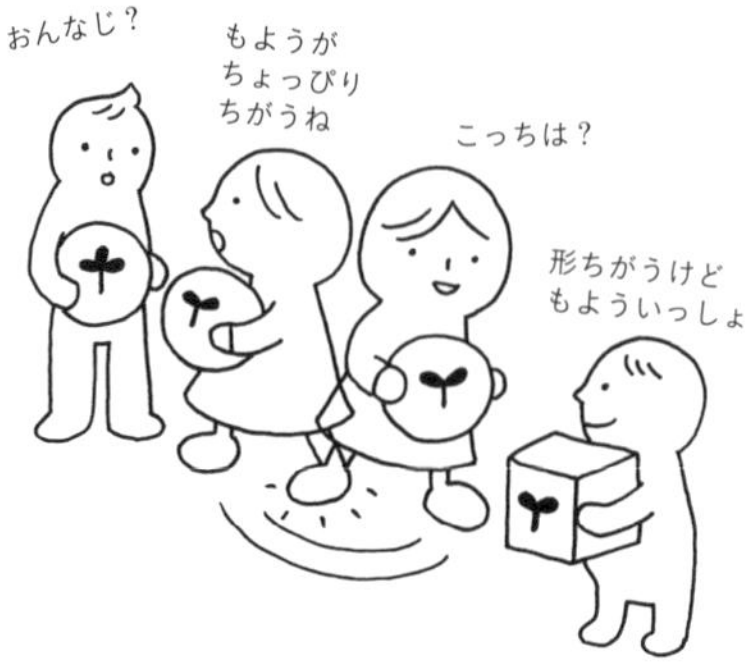
おんなじ？
もようが
ちょっぴり
ちがうね
こっちは？
形ちがうけど
もよういっしょ

以前は他者に近づきすぎるかまったく疎遠にするかの両極しかなかった。

しかし当事者研究によって自分の軸が生まれることにより、バスケのピボットターンのように気持ちの片足が一歩、他者に近づいたり遠ざかったりしても、もう片方の足は軸として残っているので、元の位置に戻ってくることができるようになった。

こうして徐々に、他者と適度な距離を保てるようになっているように感じる。

りやすく自分の体験に近づけて伝えることを心がけている。しかし届けたい感覚が届けるべき相手に届いているかどうかは毎回不安になる。

そんな中、先日の講演の休憩時間に、一人の女子中学生が「自分で言葉にならなかったことを表現していただけたようで嬉しくて、ほっとして涙が出てきました。ありがとう」というメッセージを書いたメモをそっと渡してくれた。私は感謝の気持ちでいっぱいになった。かつて私が他者の言葉に感染して救われたように、私の表現を見聞きした若い仲間たちが私の言葉に感染し、またその言葉を誰かに伝えることで感染の連鎖が起きていくならば、これほど嬉しいことはない。

私がずっとガラスの向こう側に他者を感じてきた理由は、おそらく「全体よりも部分にフォーカスした情報をたくさん摂取する」という特徴だけにあるのではなく、そのような自分の体験が誰とも共有されなかったことや、周囲の人々にとっては当たり前の体験や文化が私の身体に感染しなかったことも、大きく影響しているだろう。なぜなら現在も「全体よりも部分にフォーカスした情報をたくさん摂取する」私の特徴は変わらないが、当事者研究によってその特徴を他者と共有し、感染し合い、「そんな特徴を持った自分」と俯瞰する自己が生まれたことで、今の私は劇的に他者とつながれているからである。

自閉症スペクトラムかどうかにかかわらず、ゼロからたった独りで自分を立ち上げられる人などいない。周囲の人間関係、尊敬する偉人、書物からの知識、思想への共感など、自分の身体外部のさまざまな表現に感染することによって、「自分の軸」は生まれ、育っていくはずである。裏を返せば、自分の抱えている身体や環境と似た他者からの表現の感染がないと、誰もが「自分の軸」を生み出せないのではないだろうか。

今後、言葉にできない生きづらさを抱えた仲間たちが多様なモデルに触れることで感染できる他者を見つけ、解放され、生き延びられることを願っている。

## 文献

綾屋紗月・熊谷晋一郎 2010『つながりの作法――同じでもなく違うでもなく』NHK出版
綾屋紗月 2011a「痛みの記憶――成長の終わり いまの始まり」『現代思想』三九巻一一号、五六–七〇頁
―― 2011b「発達障害当事者から――あふれる刺激ほどける私」青木省三・村上伸治編『成人期の広汎性発達障害』専門医のための精神科臨床リュミエール23、中山書店、七〇–八三頁
大村敬一 2002「「伝統的な生態学的知識」という名の神話を超えて――交差点としての民族誌の提言」『国立民俗学博物館研究報告』二七巻一号、二五–一二〇頁
嶋田総太郎 2009「身体保持感とラバーハンド錯覚」「運動主体感」開一夫・長谷川寿一編『ソーシャルブレインズ――自己と他者を認知する脳』東京大学出版会、七五–七六頁

# 第5章 痛みから始める当事者研究

熊谷晋一郎

私のことは、私がいちばんよく知っている。
私が何者であるか、私が何を行うかは、私が決める。

当事者運動の精神ともいえるこの標語に、私は何度も助けられてきた。私たち障害者は、自分たちについての知識も、自分たちをどう扱うかについての統治権も、専門家たちに奪われてきた長い歴史を持っている。私たち障害者から発せられる言葉は、無視されたり、ゆがんで解釈されたりした。水を飲むタイミングも、トイレに行く段取りも、果ては生きていてよいのかどうかさえ、介護者の顔色を見ながら決めなければならなかった。

そういった歴史を、過去のものというよりは、いつ何時でも再び自分に襲ってくるかもしれない潜在性としてひりひりと背中に感じ続けて生きている障害者たちにとっては、自分についての知や統治権を、確かに我がものであると確認し続けることが、生き延びるために必要不可欠なのである。

これまで当事者運動をリードしてきたのは、身体障害者が中心だった。その中には、二四時間介助が必要な重度の障害者もいた。彼らは、「私の身体が悪いのではない。このような身体の持ち主が障害を感じるように設計されている、社会のほうに問題があるのだ」と主張した。彼らのラディカルな価値転換と、実際に社会の中に生存可能な仕組みを作り上げた運動のおかげで、私は今、自由を感じながら生きていられている。

しかし、この標語について「これで十分である」と言い切れる者は、知らず知らずのうちにある前提条件を享受している相対的な強者であるということも、また事実だろう。障害者かどうかにかかわらず、生きていれば「自分が何者なのか」「何を望んでいるのか」「何を行うべきなのか」について、しばしばわからなくなり、立ち止まってしまうことがある。そのとき、私たちはこう言わなくてはならない。

私は、私のことをよく知らない。
私が何者であるか、私が何を行うかを、仲間と共に探る。

当事者ニーズを踏まえた支援を、とよく言われる。しかしニーズとは、いつも当事者にとって自明なわけではない。「ああいう状態になりたい」「こういう行為を行いたい」という形でニーズが表明されるためには、「その状態や行為を選択すると、自己身体や世界にどのような帰結が訪れるか」について、ある程度の予測が成り立っている必要がある。したがって、選択と帰結をつなぐ予測モデルが不安定な場合には、名状しがたい苦しみだけが感じられて、それを他者に伝える言葉も、具体的にどうしてほしいかのニーズの表明も、ままならなくなることがある。

とりわけここで注意を喚起しておきたいのは、「障害の重さという次元と、予測モデルの不安定さという次元は、異なる」という点だ。障害が重くても、その障害の日内変動や進行具合が小さい場合、「私の身体はこのような作動をするだろう」という予測モデルは安定する傾向にあるだろう。しかし一方で、障害そのものは軽くても、「天気が良ければ歩けるが、雨の日は車いすが必要」「理由はよくわからないが動ける日と動けない日がある」「見えにくい障害であるため、周囲がすぐに障害の存在を忘れて接してくる」というように、予測モデルが不安定化する場合もある。

そして、先述したようなニーズ以前の困難は、障害の重さというよりも、予測モデルの不安定さにより大きくかかわっているのではないか、と私は感じるのだ。しかし障害の重さに比べ、不安定さという次元はこれまで注目されてきたとは言いがたい。この不安定さの次元を考えるときに、当事者研究という実践の意義が生まれると私は思っている。

# ❶ 脳性まひの二次障害

## 痛みに襲われる

重くても安定した障害だと見なされやすい私のような脳性まひ者も、実は、予測モデルの不安定さという問題から無縁ではいられない。それはある日突然、私の前に「痛み」という形で現れた。

二〇〇九年暮れのことだ。ある朝起きると、頸《くび》のうしろと、左腕の肩から小指のほうにかけて、しびれるような鈍い痛みを感じた。ベッドから起き上がろうとして上体を少し動かすと、同じ場所にビリッと電気のような衝撃が走った。反射的に私は体の動きを止めて、いま何が起きているのかについて考えをめぐらした。この感覚には記憶がある。確か、数年前に仕事が忙しかったときにも同じようなことがあった。あのときは二、三日仕事を休んだら嘘のように症状は消えて、仕事に復帰したのだった。きっと今回も過労が原因だろう。数日間休ませてもらおう。

ところが、三日、四日を過ぎても、症状は消えていくどころか、ますます強くなっていく。車いすからトイレに移動するときや、夜、寝返りを打つときにも痛みを感じるようになり、日常生活のあらゆる動作にためらいと慎重さが伴い始めた。

私は動くことが怖くなった。過去にはこれと同じような症状はなく、私は自分の体に何が起きているのかわからなかった。私はどうなってしまうのだろう。このまま寝たきりになってしまうのだろうか。自分の体と未来を読めない恐怖が、わが身を覆った。

## ■□■ 脳性まひと衰え

教科書をめくると、脳性まひは非進行性疾患に分類されている。しかし近年、成人の脳性まひ者に、年齢を経るに従って筋骨格系の痛み、疲労、運動機能の低下などの、いわゆる「二次障害」と呼ばれる新たな病態が徐々に出現することがわかってきており、注目され始めている。しかしこれまで医学の中で、脳性まひ者が老いていくときに生じる新たな問題についてはあまり研究されてこなかった。

他方で、当事者運動を牽引してきた脳性まひ者の中には、根強い医療不信を持っている者も多い。私自身も、脳性まひの身体を「矯正すべきもの」と見なして、本人の心身にずけずけと介入してくる医療者たちに不信感を持ってきた一人だ。だから当事者運動における「障害者は病人ではない」というレトリックを用いた医療的な介入への拒否や、「変わるべきは自分たちではなく社会のほうだ」と訴える方向性に共感を覚えてきた。

「二次障害」という問題は、当事者運動の中でも古くから知られていたものだが、当事者の間ではたいていい、本人の無理のしすぎだとか、小さいころに行われた誤ったリハビリの後遺症だとかいう説明で意味を与えられ、処理されることが多かった。若い頃の私も先輩たちからその説明を聞いて、「きっとそういうものなんだろう、無理をしないようにしよう」と漠然と納得してきた。このような説明は、本人に無理や負担を強いる健常者規範への抵抗を保ったまま、痛みの理由づけを可能にするので、運動の中では受け入れられやすいのだ。

しかし、実際我が身に典型的な二次障害の兆候が現れてからは、事態は本当にそんなに単純なことなのか、少しわからなくなってきた。

## ■□■ できないこと、痛いこと

日本では、二次障害についての大規模な調査はまだ行われていないが、欧米では徐々に調査研究が始まっている。たとえばStraussは疫学調査を行い、「移動能力のある脳性まひ者は、中年以降歩行機能が著名に低下する」「六〇歳の時点で歩行が十分にできる者のうち、その後一五年間歩行し続けられる者はほとんどいない」「身体機能の低さと平均寿命の短さは、有意に相関する」などというショッキングな調査結果を報告している［Strauss et al. 2004］。

しかし考え方によっては、二次障害によって「自分でできること」が減ったとしても、その変化に合わせて生活のスタイルを変えていけばそれでいいではないか、何が問題なのだ、という向きもあるだろう。障害者であるかどうかにかかわらず、人は誰でも老いる。老いれば「自分でできること」が減る。そのときに、無理にできることを増やそうと自分に鞭打つのではなく、周囲を巻き込んで、できないまま無理なく暮らすための方法や考え方を打ち出してきたのが、ほかならぬ障害者運動だったのだ。二次障害など恐るるに足りない、と。

しかし、二次障害のうち「できなくなる」こと自体は問題ではないとしても、「痛み」のほうはどうだろう。痛くても問題ではないとは、おそらく言いがたいだろう。いくら「あなたが無理しすぎたせいだ」「過去のリハビリのせいだ」という説明を与えられたところで今さら取り返しがつくわけでもなく、今ここにある痛みは消えない。障害者運動は、この痛みに対して何かを言えるだろうか。

Jahnsenらは、脳性まひ者と健常者の「痛み」についての大規模なインタビュー調査を行っており、脳性まひ者はそうでない人に比べて、疼痛障害の発症年齢が早く、しかも慢性化しやすいことを報告している。この報告で特に注目すべきは、痛みの悪化因子について、過労が原因になるだけではなく、安静もまた原因になるという点だ。さらに多変量解析の結果、痛みが慢性化する危険因子は「生活・職業スキルの喪失（$p<0.001$）」「人生に対する満足度の低さ（$p<0.01$）」「身体に関する日常役割機能の低さ（$p<0.05$）」など、「できなくなること」にかかわるものばかりだった［Jahnsen et al. 2004］。

これまで当事者運動の内部では、「無理をするな」「できなくてもよいのだ」「できないことと痛いことは異なる」と言われてきた。しかし痛みについての研究が示唆しているように、無理をせずに「安静」を保つことや、「自分でできなくなること」自体が、身体的な「痛み」を与える主因かもしれないとなると、いま一度「痛み」という問題について、立ち止まって熟慮せずにはおけないだろう。

## ■□■ 読めない不安

私のエピソードに戻ろう。一週間くらい仕事を休んでも，痛みとしびれは一向に良くならず，私は近所の総合病院に行った。そこで頸のレントゲンとMRIを撮ってもらったところ，健常者に比べて全身によけいな緊張が入りやすいために，首の骨が変形して左腕の知覚・運動を司る末梢神経を圧迫しているとのことだった。ここまでは予想できたことだったので，「ああ，ついに私も二次障害か」と思いながらも落ち着いて説明を聞くことができた。

しかし，説明の内容はそれだけではなかった。脳性まひとは別の理由で，生まれつき脊柱管という脊髄を収納している筒が細いらしく，もしかしたら末梢神経だけではなくて，脊髄も傷んでいるかもしれないと言うのだ。確かによくMRIを見ると，脊髄の断面の形が逆三角形に変形しており，内部が少し白く変色している。末梢神経だけの傷害ならば頸にカラーを巻いて安静にしているだけでよいだろうが，もしも脊髄が傷害されていたとしたら，どんどん進行していくだろう。

私は「手術が必要でしょうか？」と聞いた。主治医の返事は，「う〜ん，まだなんとも。カラーを巻いてもう少し安静を続けてみて，悪くなるようだったらまた来てください」という曖昧なものだった。

私は混乱した。脊髄に傷害が及んでいるなら一刻も早く手術をしたい。症状が重くなったら手術を考える，という方針だと予後が悪いのは目に見えている。主治医はなぜ，脊髄が傷んでいるかどうか，はっきりさせるための検査をしないのだろう。そもそも診察にしたって，ほとんど私の体に触らないのはなぜだ。神経学的所見が大事なはずじゃないのか。もしかして私が脳性まひでリスクが高そうだから，手術に対して逃げ腰になっているんじゃなかろうか。

その後、処方された気休めのビタミン剤を飲みながら、カラーを巻いて安静にしていた。しかし、脊髄に傷害があるかもしれないという不安は、それまでよりもずっと体を動かすことに対して私を臆病にさせた。ほとんどの時間をベッドで静かに過ごし、寝返りさえも最小限にした。だからといって痛みやしびれは治まるわけではなく、始終、患部からの刺激にとらわれて過敏になっているせいか、むしろ前よりもひどくなっているように感じた。

これはいよいよ、ままならなくなってきた。脳性まひ者でも手術をしてくれる病院を探さなければ、と思った。

## ■□■ 術後も続くなぞの痛み

成人脳性まひ者の二次障害体験談を数多く収録している「二次障害情報ネット」の報告書を読んでいると、私のような体験はある種の典型例だとわかる［二次障害情報ネット 1999-2011］。

ある人は手術をして良くなるが、別の人は手術をしてもあまり良くならず、寝たきりになっていく。脳性まひ者のレントゲンやＭＲＩを撮れば、高齢者と同じように、たいていたくさんの異常が見つかるものだ。だからつい医者は安易に、症状とその画像所見との間に因果関係を想定して手術をし、あとから手術効果が思ったほど見られないということも起きうる。さらに、手術をして異常を治療したにもかかわらず症状が続く場合、「手術の時期が遅かったから傷害が不可逆な段階まで進んでいたのだ」と説明されることもあり、こうなるともはや本当の原因は検証不可能になってしまう。

私は、手術をしても治らない脳性まひ者の中には、手術によって修復できる筋骨格系の構造的な問題が原因ではなく、別の理由で症状が続いている人が少なからずいるのではないかと感じている。報告書を読むと、治療が功を奏さなかった脳性まひ者の多くは、見通しを失ったことによる不安と恐怖、症状への過敏性、医者への不信感が渦巻く中で、症状がどんどん重くなっていき、動けなくなっている。しかし他方では、あるきっかけから自分や周囲に対する信頼を取り戻し、不思議な力で回復していく人もいる。このような経過の差は、ハードな構造的要因だけでは説明のつかないものだろう。

ここで、構造的要因では説明のつかない痛みのメカニズムを探るために、近年の痛み研究に目を向けることにしよう。

# ❷ 痛み、自己、意味

## ■□■ 自己と痛み

知覚・運動の側面から自閉症スペクトラムを捉え直した当事者研究で注目されているアスペルガー症候群の綾屋紗月は、家具の一部に足をぶつけたときの自身の痛み体験について次のように述べる。

まず痛みの刺激というインプットがやってきて、その五秒後にじわーっと「悲しい」が来るのは身体のアウトプットという感じがします。痛みの刺激が直接「悲しい」をもたらすのではなく、刺激を押しかえす反応として、後からじわじわと内側から痛みが増していくときに「なさけなくて悲しい」が一緒に到来するのです。［綾屋・内海・熊谷 2011］

痛みが、現に痛いものであるためには、自己を歪ませようとするその外部からの情報を、能動的に押し返す復元力のようなものが必要であり、まさにこの復元力が働く場面において、痛みはピークを迎えるのかもしれないということが、この報告からは示唆される。

ここで本稿で用いる「自己」という概念を明らかにしておく必要がある。本稿では、綾屋の報告との一貫性をはかるため、「自己の基盤とは生命に備わった復元力である」とする、脳科学者A・R・ダマシオの理解を参考にしたいと思う。ダマシオは、生命の復元力を司る神経学的な中枢を、脳幹、視床下部、島、体性感覚野などからなるネットワーク上に措定し、これを「原自己」と呼んだ。原自己の作動は、それ自体が意識にのぼることはないとされている。

ダマシオはさらに、「家具」のような任意の対象と、その対象からやってくる情報によって生じた「足が変形した」という原自己の歪みとの相互関係を時間軸に沿って並べて、「原自己は家具に足をぶつけたために足が変形したので、原自己がその変形を復元しようとして痛い」と記述する脳部位を「中核自己」と呼び、ここに初めて意識的な自己が誕生すると考えた。痛みが主観的な現象として立ち現れるのは、この中核自己においてだろうと考えられている［ダマシオ 2003］。

## 知覚の痛みと記憶の痛み

綾屋の報告をダマシオの用語を用いて記述すれば、痛みは、原自己の歪みと復元が中核自己によって記述されたものだということになるだろう。しかし原自己を歪ませるのは、身体内外からの侵害刺激だけではない。記憶の想起によってもまた、原自己は歪み、それを記述する中核自己が痛みをもたらす。

一般的に痛みには、急性疼痛と慢性疼痛があるといわれる。急性疼痛とは、組織のある部位に、体の恒常性を乱しかねない「損傷」や「炎症」があることによって引き起こされる痛みのことで、それらの構造的な原因がなくなれば消える。

一方、慢性疼痛というのは、組織にそういった構造的原因がなくなったにもかかわらず残ってしまう痛みのことである。そのメカニズムについては不明な部分も多いが、大まかにいえば、損傷や炎症からくる痛みの刺激が消失した後にも、神経系の中に「痛みの記憶」が残ってしまう状態のことであるといわれる [Apkarian et al. 2009]。

ここで考えなくてはならないのが、「痛み」と「記憶」との関係である。視覚や聴覚の情報入力は、その入力がなくなった後も中枢神経に記憶を残すのだから、痛覚の情報入力も同様に記憶を残すという事実は驚くに当たらない。問題は、この記憶としての痛みが、なぜ「痛むのか」ということだ。またこのように問いを立て直してもよい。なぜある種の記憶は痛まないのに、別の記憶はいつまでも痛むのか。

## ■□■　記憶は本来痛いのだ

綾屋は、著書『発達障害当事者研究』の中で、視覚記憶や聴覚記憶が、自分の意思と関係なく想起されるときの痛みについて記述している［綾屋・熊谷 2008］。綾屋の記憶には、前後の文脈の中に置かれて意味を有したものから、意味づけされないまま、まるで静止画のように時間軸から切り離されたものまであり、主に意味づけされていない後者の記憶こそが、痛む記憶であるという。

痛む記憶というと、精神的外傷のようなものを想像する場合が多いと思う。一般常識や日常性から大きく逸脱した体験は、十分に意味づけされることなく生々しい記憶のまま凍結保存され、いつまでも治らない古傷のように痛み続ける。それが精神的外傷だ。だが、綾屋の場合は特に精神的外傷体験になりそうもない、さりげない街角の景色や、ありふれた人々の所作などが、意味づけされないままスナップショットのように撮り溜められていく。しかし、精神的外傷であれ綾屋の場合であれ、記憶について他人と語り合うなどして意味をつけていくと、痛みはいくぶん治まっていくようだ。おそらく痛みの記憶に限らず、視覚記憶も、聴覚記憶も、意味化されていない段階では本来痛むものなのだろう[★1]。

そもそも生命が何かを新たに記憶するのは、どんなときかを考えてみよう。生命が自らの恒常性を維持するために、安定した軌道を反復してなぞり続けようとしているところに、内外のさまざまな出来事

★1　痛みの主観的な強さと高い相関を示す脳領域のうち、島皮質後部の血流量は、痛みだけでなく、視聴覚的情報の主観的な「大きさ」や「強さ」も反映しているといわれている。つまり島皮質後部は感覚の種類に関係なく、その感覚が自己に与えるインパクトの強さを反映している可能性がある。このことは、痛みの記憶に限らず、視覚記憶も、聴覚記憶も、意味化されていない段階では本来痛むものだという本稿の主張を裏づける知見といえよう。

がそれを阻み、否応なしに秩序が乱される。この乱れに対して、先述のように原自己はその復元力を発揮して押し返そうとし、そのときに中核自己という形で痛みが生じるわけであるが、最終的に生命体は完全に元の状態に復元をするのではなく、我が身に歪みの痕跡を残すことになる。

その痕跡を傷と呼ぶならば、私たちは文字通り、傷だらけといってもよいだろう。この傷のうち、一定期間以上残り続けて生命の軌道に影響を与えるものを、私たちは記憶と呼ぶのだ。だとすれば、傷／記憶だらけの私たちが、それでも日々痛まずに生きていけるという事実のほうが不思議である。このような、傷／記憶の総体からなる自己を、ダマシオは「自伝的な自己」と呼んでいる。

## なぜ痛まない記憶があるのか

綾屋の報告や精神的外傷についての臨床知見からは、「知覚や記憶は本来痛むものであるが、意味を与えられることでそれが和らぐ」という仮説が立てられそうだ。慢性疼痛の一種である線維筋痛症のある当事者は、痛み刺激だけでなく、自分に向けられたあらゆる刺激が痛くなる状況について、以下のように述べる［以下、Necco主催「痛みについての勉強会」における参加者の発言を本人の許可を得て引用］。

ダイレクトに刺激が向かってくると痛いんですね。オブラートにどうやって包んで刺激を受ければいいか……。いま、笑顔を向けられていますけど、その**笑顔さえも痛いんです**。それが親しみであっても……。（太字熊谷、以下同）

また、慢性疼痛と自閉症スペクトラムを合併しているある当事者は、視覚や聴覚についても痛みを感じる状況を、以下のように述べている。

子どものころ、カーテンから光がもれるのが嫌だった。すごくつらかった。目が痛くなったり、頭が痛くなるからです。メガネで頭痛になったり、飛行機音で頭痛がおきることもありました。痛みが増すことで、音や光の症状がさらに増すように思います。**音と光は、痛みに関係があるように思いますね**。

逆にいうと、痛みの感覚というものも、それが「痛い」かどうかは自明ではない。ある慢性疼痛の当事者は、「安静時にも生じる痛みをどのようにやり過ごしているか」という質問に答えて、以下のように述べる。

ずっと痛いときは、陣痛と似ていて、痛みがやわらぐときがあって、ほーっとため息がでるんです。**終わりがあるので安心して痛みに向き合える、っていうのはありますね。パニックにならないように「この痛みには終息点はある」と思うことで叫ばずに済みますね**。痛みの中には、外的要因とは無関係のリズムがある気がしますね。気象には影響されている気がしますけど。どうにかしたら和らぐ、っていうのはないですね。痛みは突然来て、去るのを待つだけです。**感情を交えなければやり過ごせるんです**。私は「自動モード」って呼んでいるんですが、飲みこまれないで、**「自分=痛み」ではないと切り離すんです**。

自分と痛みを切り離す——。これまで本論では、当事者の記述と、痛みや自己についての先行研究を引きながら、痛みと自己の密接な関係を考察してきたが、痛みと自己を切り離すことで、痛みの主観的側面をやり過ごすというこの状態とは、いかなるものなのだろうか。

私の経験に引き付けて類推するに、この状態は、私がかつてリハビリを受けていたときに、痛みがあまりに強くなると、しばしば魂を抜くようにして対処していた状況に近いのかもしれない。そのときの変化を一言でいうならば、「逆らうのをやめる」になるだろう。つまり、復元力のようなものを放棄するのである。その瞬間、確かに痛みは相変わらず存在するし、視聴覚的な知覚も存続しているのであるが、それらがまるでスクリーンの向こう側にある、私には影響を与えない無関係な世界のように感じられるようになる。

## ■□■ 意味が痛みを緩和する

当事者もしばしば述べるように、痛みには「情動的側面」と「分析的側面」の二種類があると考えられている（次頁図）。痛みに伴う快・不快の程度、つまり「痛みの価値」を担うのが前者であり、痛みの場所や質、強さの程度といったいわば「痛みの意味」を担うのが後者であるといってもよいかもしれない。

さらにApkarianは、情動的側面を担う痛覚回路と、分析的側面を担う痛覚回路を分離するモデルを提案している［Apkarian et al. 2009］。個体発生学的には、まず情動回路が先にでき上がり、あとから分析回路が育ってくることが知られているが、種々の研究から慢性疼痛の状態においては、末梢神経のレベルでも、脊髄のレベルでも、大脳のレベルでも、痛覚経路の「脱発生・幼若化（赤ちゃん返り）」が起きてい

**2種類の痛みの回路**

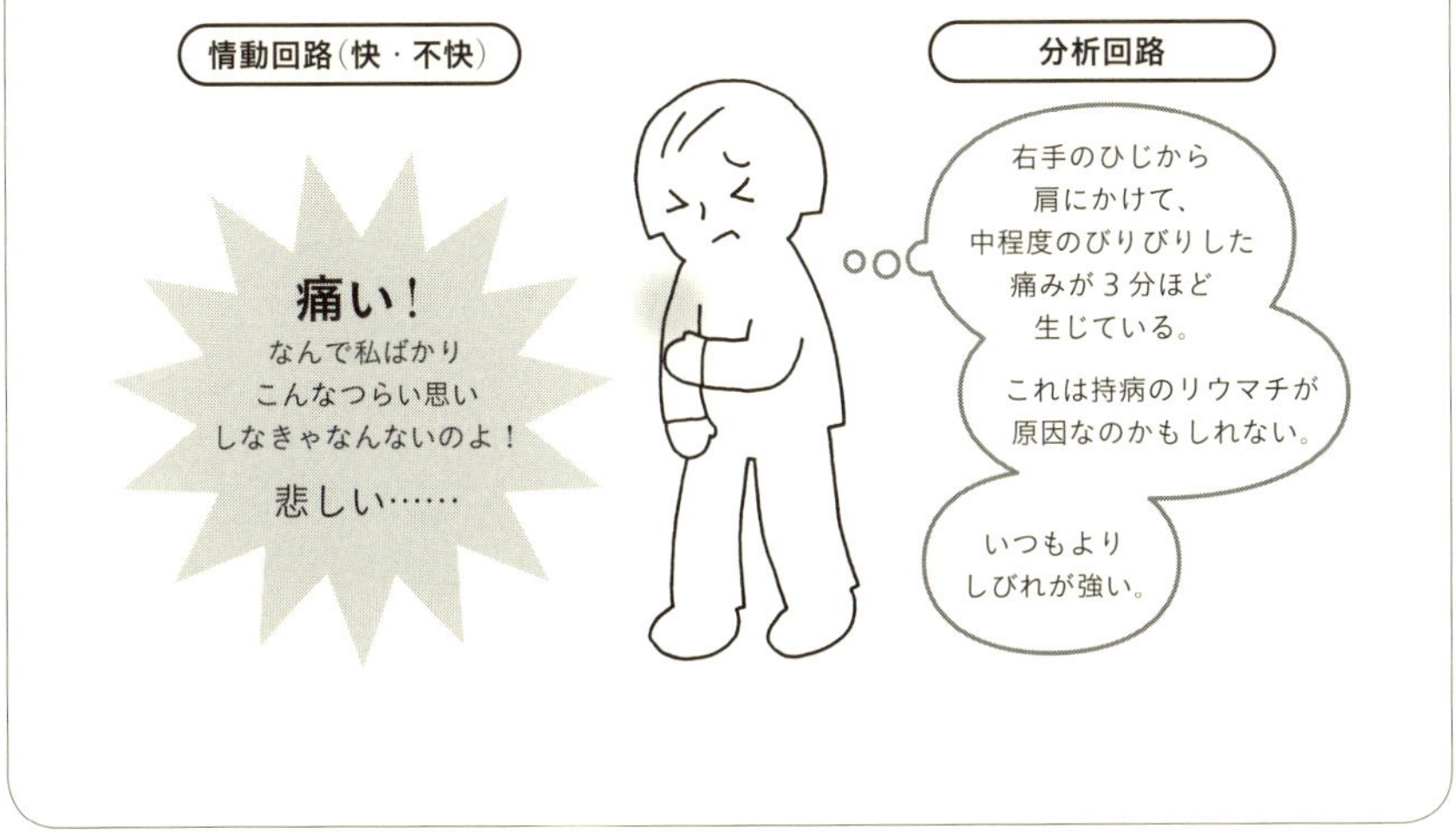
情動回路(快・不快)
痛い！
なんで私ばかり
こんなつらい思い
しなきゃなんないのよ！
悲しい……
分析回路
右手のひじから
肩にかけて、
中程度のびりびりした
痛みが3分ほど
生じている。
これは持病のリウマチが
原因なのかもしれない。
いつもより
しびれが強い。

ることが報告されており、痛覚情報処理系が「分析回路∧情動回路」という状態になっているといわれている。

分析回路が「意味化」の過程を担っていると考えれば、慢性疼痛において「分析回路∧情動回路」の状態になっているという研究報告は、「慢性疼痛においては意味化の不全が起きている」可能性を示すことになる。それは「知覚や記憶が痛むのは意味化の不全による」という綾屋の報告から導かれた仮説を裏づけているだろう。そして、「痛みの感覚はあるが痛くはない」という状態は逆に、痛みがその情動的側面を喪失したものだということができるのかもしれない。

## 3 意味と予測モデル

そこで次に問題になるのは、「知覚や記憶が痛むのは意味化の不全による」という仮説で使われている「意味」という概念の定義である。たとえば、Aという事象の意味は、どのようなときに与えられるのだろうか。

### 意味と反復

事象Aが単体で意味を持つということは考えにくい。少なくとも、Aとは区別しうる他の事象「非A」が認識されていなければ、Aは輪郭を保てない。さらにいえばAの意味は、Aと非Aの差異だけでは十分に与えられず、Aに先立つBという事象と、Aに続くCという系列に挟まれて、「B→A→C」という因果系列を信憑できたときに与えられるだろう。

このときAは、「Bによって引き起こされる事象という意味」と、「Cを引き起こす事象という意味」を与えられる。そしてこの、「B→A→C」という系列がある程度必然的な因果として信憑されるためには、これら三つの事象が偶然に共起したのではなく、何度も似通った系列が時間と場所を越えて反復しているという構造が必要になる。つまり、事象間の連鎖が反復して起こるような秩序がなければ、一つひとつの事象に意味を見出すことは難しくなる。

## ■□■ 反復としての身体と自他の分離

事象連鎖の反復構造の例として、もっとも基底にあるものは「身体」だろう。自分の身体を介してしか世界を経験できないという制約条件があることによって、私たちの世界体験には否応なしに反復構造がもたらされる。

たとえば、「事象A：右手を動かそうと運動指令を出す」に引き続いて、「事象B：動く右手の体性感覚情報」「事象C：動く右手の視覚情報」が立ち上がる。この三つの事象系列は、私の身体の状態が変わらない限り、何度でも再現性高く反復するものだ（知覚・運動ループともいう）。いや、逆にこのように言ってもいいのかもしれない。世界体験の中で次々に立ち上がる事象のうち、もっとも再現性高く反復される事象系列群こそが、「身体」の輪郭として生起するのだと。このような身体の輪郭を生み出す反復構造は、「自分の身体が次にどのような作動

**知覚・運動ループが世界から自己を切り出す**

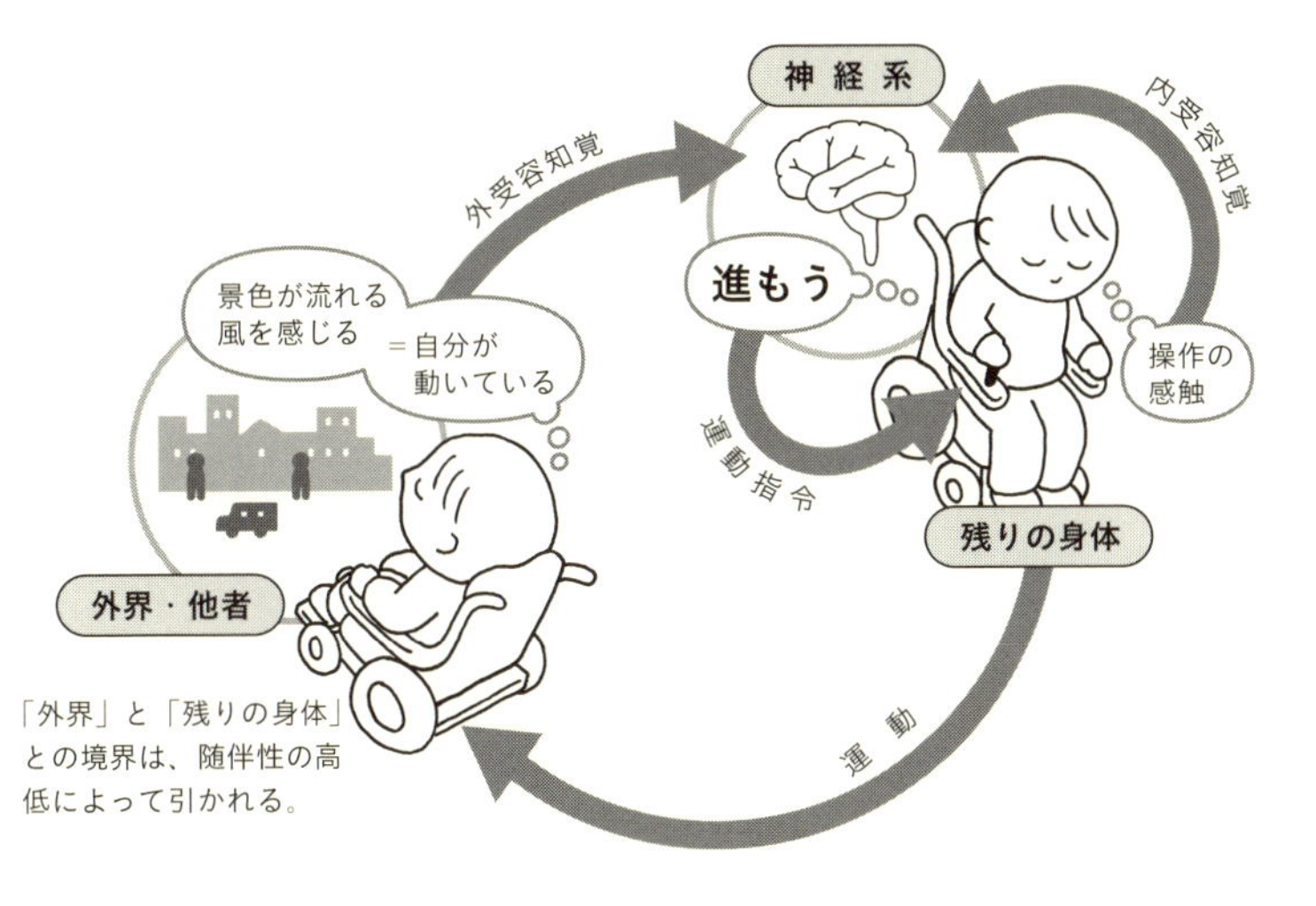

「外界」と「残りの身体」
との境界は、随伴性の高
低によって引かれる。

をするかについての予測モデル」を構成する（前頁図）。

同時に，身体と比較して相対的に不安定な反復構造を持つ事象連鎖は，身体外部のモノや他者のイメージを構成する。しかしこの身体内外の境界線は，反復構造の安定性の差によって相対的に引かれるため，可変的なものだ。たとえば，介助者などの他者と緊密な身体的連携がとれたり，電動車いすなどのモノを道具として使いこなすようになったりすれば，その他者やモノを含めた全体が自分の身体の一部のように感じられようになる。身体，モノ，そして他者は，反復構造の安定性の高低や，自分の出す運動指令との連関の有無によっていったんその境界線が区切られるものの，しかし互いにまったく無関連なわけではなく，ゆるやかに動きが接続し合っている。

### ■□■ 自他分離の後のモノや他者との連関

では，私とモノとの動きはどのように接続し合っているだろうか。モノはその形が変わらない限り，私の運動的働きかけに応じた知覚応答のパターンを安定的に返してくる。この運動的働きかけと知覚応答のパターンは，そのモノについての予測モデルを私の中に構成する（むろん，モノは身体ほど安定した応答パターンを構成するのではなく，どの角度と距離から働きかけるかによって応答は変化する）。つまり私とモノとはいったん切り離されたのちに，私の中に構成されたモノについての予測モデルを介して連関し合っているのだ。

同様の連関は他者の身体との間にも成立する。ただしモノと異なるのは，他者の身体が，私の身体と類似した反復構造を持っているということだ。この類似性によって他者の身体の動きを予測するにあたり，私の身体についての予測モデルを投影することが可能になるが，問題は他者の身体は私の身体と違って、私の出す運動指令に応じていつも動いているわけではない、という点だ。したがって他者のふるまいには私の身体の予測モデルだけでは予測しきれない不確実性が残り、私を怯やかすことになる。そのため、あくまでも私の身体の予測モデルを投影するだけではない、相手固有の予測モデルをも構成する必要が生じるのである。

相手固有の予測モデルを構成するにあたって、不確実性による怯えは、必要不可欠な条件である。その詳細について説明するために、私と介助者とが怯えの中で相互に相手の予測モデルを構成し合う過程について詳しく述べることにしよう。

## ■□■ 怯えによって構成し合う他者の予測モデル

私は、起床から身支度、排泄、入浴に至るまで、生活全般において他者の物理的な手助けを必要としている。それは、まったく無防備な自己の身体を、他者に預け続けるということであり、それなりの怯えと覚悟が必要なものだ。

たとえば、初めて出会う介護者に身体を触れられるときなどは、全身の感覚が研ぎ澄まされ、タッチの柔らかさやリズム、しなり、フィット感などから、その介護者についての情報をなるべくたくさん得ようとしている。恐る恐る触れてはすぐに引っ込める、弱腰の介護者がいると思えば、物を扱うようにやる、侵入的な介護者もいる。終始かったるそうな人もいるし、善意だが不器用な人もいる。

誰でも、不意に他者から触れられたときというのは、「その感覚がなにものであるか、それに対して次に何をすべきか」という判断や予測が間に合わず、びっくりするものだ。逆に自ら能動的に触れるときは、意識をこれから触れる対象に照準し、視覚や聴覚など五感を総合しながら触れるため、予測が容易で驚くことは少ない。介助が生活必需品であり、他者に触れられる機会が多い私は、先ほど述べたような受動的に触れられる恐怖に対処するために、工夫が必要になる。そこで私が重要視しているのは、触れられる前の予測の共有である。つまり、予測を共有することで受動性をなくし、〝能動的に触れられる〟工夫が必要なのだ。

たとえば駅で急に便意を催し、駅員をナンパすることがある。私はまず、そこにいる駅員を物色するためにサッと一瞥する。なるべく視線が合うように上目遣いで。視線が合うと、人というものはジワリと身体の構え、フォーメーションを変えるものだ。ある人は目を細めて怯えるように後ずさり、同時に威嚇するように背を起こす。手は後ろに行く。こいつはダメだ。別の人は「何かしましょうか」と言わんばかりに目を見開き、身を乗り出して背をかがめ、手が前に出てくる。よし、こいつはいける。

こちらが「いける」と思える人は、介助に対する能動性を発している。体の構えは、いつでも動けるように前傾姿勢でスタンバイしている。そういう身体の一挙手一投足をじっと見て取り込み、その人になったつもりで頭の中で再構成し追体験すると、相手の次の動きが読めてくる。まるで相手を自分に「憑依《ひょうい》」させるような感覚だ。私が能動性を失わずに触れられることを可能にできるのは、この「憑依」ともいえる状態が実現されたときである。

一方で相手が私に憑依すると、私の身体もモゾモゾと構えを変え始める。介助してほしい身体部位に意識が集中していくのがわかり、介助されやすいような姿勢に体が組み換わっていく実感がある。車いすからトイレの便座に乗り移るときならば、相手が抱えやすいように脇が甘くなり、車イスに浅く乗り、体を前傾にする。介助を「ねだる」ような体になるというと気持ち悪いが、一方で相手も、そのような私の一挙手一投足から意図を読み込もうとさらに前のめりになっている。つまり、お互いに憑依し合っているのだ。

このように二つの身体が憑依し合い始めたら、もう介助の大半はうまくいったようなものである。ここでおもむろに、「あのぅ、トイレに行きたいのですが、手伝ってもらえますか?」とひと声号令をかければ、待ってましたとばかりに二つの身体が一斉に動き出す。まるで、相手の体に催眠術でもかけたかと思うほどだ。

トイレに乗り移るときに、初めの皮膚接触があるのは、脇の下だ。向かい合わせになって、脇の下に介助者の手を潜り込ませて身体を引き寄せ、お腹同士がくっついた状態で回転して座らせる。私は意識を脇の下とお腹に向けた状態で最初の接触を待っている。介助者の手が予想通りの場所に触れると、その手のフォルムに沿うように私の身体が曲率を変える。もしこのとき予想に反して背中でも触られたらたいそうびっくりするだろう。だから言葉でも「どこそこを触ってくれ」と指示する。相互憑依状態がはずれないまま主導権を握るためには、言葉は相手のタッチを誘う色気を失わないで、かつ多弁なくらいがよい。

基本的には私が司令塔ではあるが、いつも私がリードする訳ではなく、ときには介助者がリードする局面もある。そんなときでも互いに憑依した状態ならば、自分で自分に触れるときと同じように触れる意図、触れ方、触れられる感覚が予測できているから、怖いということはない。しかし、憑依から外れて次の動きが読めなくなると、急に皮膚の予期しない場所に、予期しない刺激が、予期しないタイミングで訪れるため、びっくりしてしまう。そして再び結び直し作業が必要になってくる。

このように、安全な介護関係には、双方の怯えと、それによる憑依のし合いが不可欠な条件である。だから、怯えのない自信満々な自称介護のプロほど、危険極まりないのである。介助関係に限らず、人と人の間に生じる怯えと、互いの動きを模倣的になぞることで予測し（感染）、相手の動きに応じようとする（拾う）前のめりの構えは、双方の予測モデルを互いに共有することを可能にする。

## ■□■ 三つの予測モデルを安定化し共有させる構成的体制

以上のように、知覚・運動ループが回り続ける中で、反復構造の安定性の高低によって自己身体と環境の境界線が引かれるが、同時にモノや他者についての予測モデルを取り込み、それら予測モデル自体をある程度他者と共有することで、再びゆるやかにつながることになる（次頁図上）。

おそらく、私たちが他者と共有している「モノとはこのようなものだ」「人々はおおむねこのように動く」といった社会・文化的コードは、このようなメカニズムによって維持、更新され続けているのだろう。この、モノや他者との連関パターンにおける、ある程度安定した反復構造や、人々によってゆるやかに共有されたその反復構造についての予測モデルのことを、ここでは「構成的体制」と呼ぶことにする。構成的体制とは、「モノや人々が次にどのような作動をするかについての、集団レベルの予測モデル」のことである。

私たちの身体は、身体外部とエネルギーや情報を交換することなしには恒常性を維持できない、いわば開放系である。したがって私たちの身体は、環境との間で安定的にその交換を可能にさせる構造なしては、安定した作動を保つことができない。しかし障害者と呼ばれる人々は、少数派の身体的特性を持つことによって、多数派の身体向けに作られた道具やコードの中で、外部との情報やエネルギーの交換関係をうまく取り結べず、生存可能性が脅かされることになる。

このことから、障害者の身体特性を考慮に入れた構成的体制の存在は、障害者の中に構成される三つ

## 世界に秩序をもたらす三つの予測モデル

**❶ モノの世界の物理的な予測モデル**
- モノの世界はこのような法則で動く
- このように働きかけるとこのように応答する

**❷ 自己身体の予測モデル**
- 自分の身体はこのような法則で動く
- このように働きかけるとこのように応答する

**❸ 他人の予測モデル**
- 他人の心やふるまいはこのような法則で動く
- このように働きかけるとこのように応答する

## 環境が不安定だと

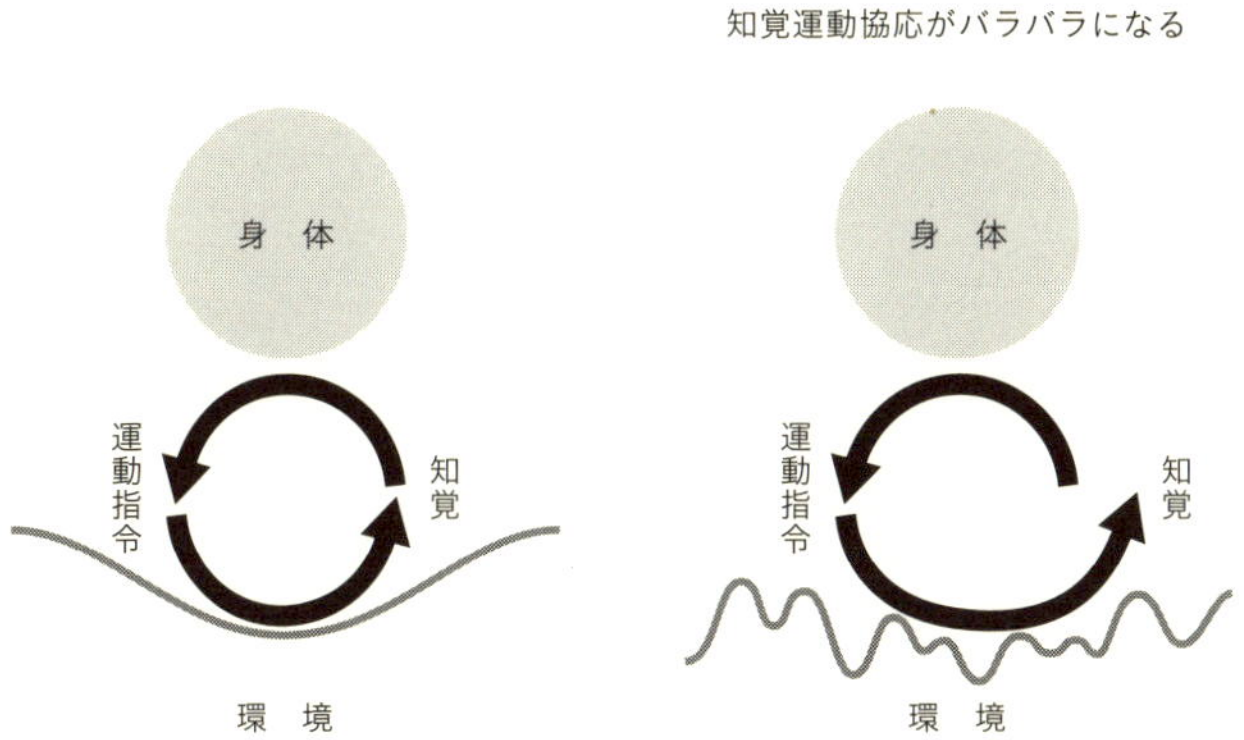

の予測モデルの安定にとっても、必須の条件であることがわかる。私の運動に対して安定的に応じてくれない不安定な環境に生きていれば、運動指令と知覚フィードバックの連関パターンも破綻してしまい、「私の身体はこのようなものである」というモデルも脅かされてしまうのである（前頁図下）。

## ■□■ 予測誤差としての痛み

三つの予測モデルのうち、自己身体についての予測モデルは、私たちの経験の基盤に深く位置しているため、むしろその存在に気づきにくい。何気ない日常の中でも私たちの体は、たとえば姿勢を維持するために膨大な知覚・運動の協調を行っているが、それらはほとんど無意識のうちに行われており、「大腿四頭筋の筋緊張」「三半規管のリンパ流」など細かい一個一個の事象を分節化して体験しているわけではない。あまりに再現性の高い反復構造（身体）は、それを離散的な複数の事象の系列として分節化して体験することもないのだ。

逆にいうと痛みとは、この身体の反復構造への信憑が揺らぐことによって、予測モデルを裏切る事象、つまり予測誤差が生じるときに起きるものといえるだろう。このとき人は、次に何を感じるか、どう動くかについての不確実性が高まって、「私の体はこのようなものである」という自己身体についての予測モデルがほどける。すると予測モデルのもとでパッケージ化・潜在化されていた知覚・運動という一個一個の事象がまとまりを失い、その結果、反復構造や予測モデルのもとで与えられていた事象の意味も失い、突出して鮮烈な刺激を放ち始めることになるのかもしれない。

## ■□■ 外界の不安定さのインパクト

身体の反復構造に比べて、身体の外に広がる世界、とりわけ他者のふるまいに反復構造を見出すのは、先ほどの身体輪郭の定義上、相対的に難しくなる。「私がこうすれば、世界はこう応答する」などの形で、複数の事象間に何らかの反復する因果系列を見出したかと思いきや、反復の何回目かでそれを裏切る事象に出会い、反復構造への信憑は揺るがされることになる。世界に対する見通しと信頼を失い、無秩序が覆う。そんな世界の中で私たちは、先が読めない不確実性の痛みにさいなまれ、身動きがとれなくなるのだ。

また、身体的な条件の変化によって身体の反復構造が揺らぐだけでなく、自分をとりまく世界や他者が無秩序なものだった場合も、その影響が身体的な痛みとして経験されることがある。

たとえば薬物依存症者の多くは、幼少期に家族からの虐待など不安定な環境を生きてきたことが多い。彼らの回復を支援する自助グループ、ダルク女性ハウスでは、シラフになったのち襲ってくる身体の症状について仲間同士で語り合い、その成果を『Don't you?』という一冊の美しい本にまとめた［ダルク女性ハウス 2009］。

これを読んでいると、薬物をやめた後の苦労の多くが、シラフという新しい体を受け入れていく過程で生じる、身体的な痛みにまつわるものだとわかる。長年、ソーシャルワーカーとして依存症回復者の支援を行ってきた大嶋も、依存症者が抱える身体的な痛みについて、次のように述べている。

**生き延びることだけで精いっぱいだったために、身体はこの間ずっと無視されてきました。**熱があっても、傷口が手当てされなくても、「それどころではない、もっと大変なこと」のおかげで、痛みをあまり感じることなく過ぎます。また、**アルコールや薬の酔いとは便利なもので、こうした痛みをぼんやりとさせてくれます。**〔…〕これまで無視してきた身体は、しらふになると一斉にいろいろな症状や痛みを表出しますが、いちいち自分に起こっているそれらのことをまず言葉にしなくてはいけません。そうでなければ、その症状や痛みをどうしたらいいか、どのような手当てが役に立つのか、誰も教えてくれないからです［上岡・大嶋 2010:180-182］。（太字熊谷、以下同）

身体的な痛みは、薬物使用や再使用のきっかけになる。したがって薬物をやめた後には、痛めつけてきた自分の身体の声を聞き、薬物以外の方法で生身の身体とつきあう方法を模索していく作業が欠かせない。

しかし、この作業を一人で行うのは難しい。ダルク女性ハウス代表の上岡陽江氏が「生理的要求というのも実は、その表現の仕方を教えられてはじめて表出できることなのです」［上岡・大嶋 2010:95］と述べるように、身体の痛みも、それを表現する方法を他者から教えられ、そして表現したときにそれを他者に拾われて初めて、確固とした身体感覚として分節化され、自覚されるようになるものだからだ。

彼らの多くはそれまで、「痛い」と感じてまわりの大人に話しても、相手にされなかったり逆に落ち度を責められたりしてきた。それゆえに、どのくらいの痛みなら「痛い」と言っていいのかさえわからない。上岡氏も、「実はみんな想像を絶するレベルで身体の感覚がわからなくなっています」［:94］と述べるほど、彼らの自己身体のイメージは混沌としている。その結果、「アルコールや薬が止まって身体の存在を感じるようになり、いちいち痛みに驚きおののき、その都度のちょっとした身体の変化にびびって」［：182］しまう日常を過ごすことになるのだ。
環境の不安定さが身体的な痛みに及ぼす影響力の強さや、痛みだけに注目して背後にある環境の問題を見逃す危険性について、あるシンポジウムで上岡は次のように述べている。

**日常生活への恐怖が慢性疼痛とか依存症とかに出ているんだけど、ダルクでは、実は根本にあるその日常生活の大変さを見つめ直し、普通の生活を取り戻すこととか、組み立て直すみたいなことをやるんですね。**うちと同じように、H先生のところでもPT（理学療法士）がいて、OT（作業療法士）がいて、先生がいて、心理士がいて、その中でもう一度生活全般の見直しをするということですよね、おそらく。そうすると、**自分にとって痛みの問題がいちばん大きいと思っていたのが、実はそうではなくて、ほんとはもっと困っている日常がたくさんあるということに気づくんですね。**〔…〕**問題が出たときというのは、その問題そのものが問題なんじゃなくて、問題が起きている環境が問題だったりする。**にもかかわらず、「体のそこが改善されないと問題解決に至らない」って、目は**そこに向き過ぎてしまう。**

痛みを、身体内部の構造的な原因に還元させてしまう思考パターンの危険性が、ここでは指摘できるだろう。自己身体だけでなく、身体の外にも広がるモノや他者についての予測モデルの不安定性や、それら予測モデルを他者と共有させる構成的体制の不在が、「私の身体」に《痛み＝意味を喪失した断片的な刺激情報》となって襲ってくる場合が確かにあるのだ。

■□■ 痛みの時制——覚めない悪夢

しかし、「慢性疼痛とは反復構造から逸脱した、意味づけできていない痛みの記憶である」という説明の仕方には、いま一つ当事者のリアリティを反映していないところがあるように思う。たとえば私自身、自転車から転落したり、盲腸を患ったりなど、過去の痛みの記憶をいくつも持っている。それらの意味づけ可能な記憶は、今思い出しても当時のようにありありとは痛まず、あくまで過ぎた出来事として穏やかに想起される。

それに比べて慢性疼痛に苦しむときは、まさに今、痛みが現前していると感じているのであって、過去を思い出しているというふうにはどうにも感じられない。記憶という言葉には、過去のある時点での出来事を現在の自分が想起している、というニュアンスがあるが、慢性疼痛において記憶が再生されるやり方は、「過去の出来事として思い出す」のではなく、「今、現前している」というものなのだ。これをどう理解したらよいか。

この問題を考えるにあたって考察したいのは、誰しもが毎夜経験している「夢」という独特の意識体験である。人には覚醒と睡眠のリズムがある。日中、活動的に動き回っているときに人は、さまざまな傷/記憶を負うが、いちいちそれに気づいて立ち止まっているわけにはいかない。ゆえに日中は、主に外界に意識が志向しており、身体内部に蓄えられた傷や記憶の痛みは潜在化している。

しかし夕方近くなってくるにつれ、意識は身体内部に向き始める。打撲箇所が疼き始め、発熱などの炎症反応も起きてくる。日中受傷した記憶も想起しがちになり、あれはどういう意味だったのだろうかなど物思いにふけり始める。痛みはホッと一息ついたころに襲ってくるものなのだ。

このプロセスは、身体の恒常性維持に不可欠な自己メンテナンスの過程だが、恒常性維持といっても受傷前の状態に復するということではない。たとえばこの時刻に活発化する免疫系は、日中の受傷を契機に、自己／非自己の境界を再度引き直すだろう。それと同様に、日中、外界に志向しながら知覚・運動ループを回すことで私たちは世界や自己身体についての最新情報を得るが、それらの情報は夜間に処理され、それまで持っていた世界や身体の予測モデルが更新、定着されるともいわれている。私たちは睡眠覚醒のサイクルを回すことで、新しい生の反復構造へと変化し続けているのだろう。

記憶の想起がピークを迎えるのは睡眠中である。知覚・運動を媒介にした外界とのつながりは遮断され、意識はほとんど身体内部から生成される。内部に蓄えられた記憶は活発に再生されるが、覚醒時の「過去の出来事として思い出す」記憶と違って、睡眠時の記憶は「今、現前している」という形式で想起される。つまり覚醒における現在が、知覚・運動ループによって新しい情報を摂取する「未来的な側面」と、過去から引きずる記憶や反復構造によって意味づけられる「過去的側面」の両方から成り立っているのに対し、夢における現在は、ほとんど過去の素材ででき上がっているといえるだろう。

「現前しているものとして記憶を再生する」という夢の形式は、先述した慢性疼痛時の記憶と似ている。慢性疼痛においても夢のときと同様、背外側前頭前野の機能抑制が起きていることが報告されていることから、おそらく同様の意識変容が起きているのではないだろうか。

痛みにとらわれている私を見た同居人は、「殻に閉じこもっていて、取り付く島がなかった」と証言しているが、確かに私の実感としても、意識は外界に向かわず身体内部に向かい続けていた。しかも日中、痛みが怖くてほとんど動かないものだから、知覚・運動ループによる情報の更新も行われない。慢性疼痛はまるで覚めない悪夢のように、私を身体内部へと閉じ込め、現在を過去で埋めつくしたのである。

# 4 痛みの悪循環

## ■□■ モデル更新を阻むもの

「世界や身体の反復構造についての予測モデル」によって説明されず、意味づけされないままになってしまった知覚や記憶は、痛む。痛みとは、予測から外れた知覚や記憶、言い換えるなら「予測誤差」をはらんだ知覚や記憶に伴うものだといえる。したがって痛みから回復するには、そういった痛む知覚や記憶＝予測誤差を素材に、それを包摂するような予測モデルへの更新を行う必要があるだろう。

しかし、ここにも大きな問題が立ちはだかる。ほかならぬ痛み自体が、その更新プロセスを邪魔するのである。以下、痛みが更新を妨げ、さらなる痛みをもたらす悪循環について、いくつか考察を加えてみる。

## ■□■ 悪循環❶——更新されない環境

一つ目の悪循環は更新されない環境によるものである。

Jensen は、身体障害者の慢性疼痛に影響を与える心理社会的要因についての研究をレビューし、痛みからの回復に固執した本人の考え方や行動パターンが、痛みを持続させる因子になっていることを指摘している［Jensen et al. 2011］。たとえば、痛みのある部位をかばったり、安静を維持したりするような対処法をとると慢性疼痛は持続しやすいのに対して、痛みがあっても周囲の理解と支援を得ながら自分のペース日常生活や仕事を継続しようとすると痛みが改善するという。

また、周囲のサポート方法についても、本人の痛みに寄り添い、痛みを取り除こうとする「痛み随伴サポート pain-contingent support」は、かえって本人と周囲との関係が痛みに振り回され、痛み自体の強度を増す傾向がある。それに対して、ある程度の痛みは受容しながら、痛みに振り回されずに社会生活を支援していく「社会的サポート social support」は痛みを改善させる傾向にあるともいわれている［Jensen et al. 2011］。

痛みの存在は、痛みに寄り添いそれを取り除こうとする周囲の態度を、半ば反射的に引き出す。しかし、本人が訴える痛みの存在に問題を切り詰めてしまうとき、痛みの原因を本人の身体の内側にあるものと想定してしまいがちになるのもまたよくあることである。

痛みが持つ強烈な訴求力は、痛み以外のことから目を背けさせてしまう。上岡が警鐘を鳴らすように、それによって環境要因が見過ごされるとしたら、回復が阻害されることもあるだろう。これを「痛みの個人化」と呼ぶことにすれば、「痛み随伴サポート」が回復を阻害する背景には、このようなメカニズムがあるのだと推測される。

むろん急性疼痛の場合のように、痛みが現に、身体内部で生じた侵害刺激による予測誤差を伴った「知覚」であれば、痛みを個人化し身体に治療を施すことは理にかなっている。予測誤差は、予測モデルと現実（モノ、身体、他者）との「間」に生じたズレなのであるから、予測モデルを更新しなくても、現実のほうを予測モデルに沿う形へ変化させれば事足りるからだ。しかし慢性疼痛のように、身体内部にはもはや侵害刺激の発生源はなく、過去の予測誤差の「記憶」が原因であったり、あるいはもはや受傷前の身体に戻ることがないために生じている予測誤差が原因であったりする場合には、予測モデルのほうを更新するほかない。

ただしここで重要なのは、受傷後の新しい身体に合わせて、モノや他者といった物的環境が可塑的に変化して新たな連関構造を取り結び直すことなしに、本人の予測モデルが更新されることはないということである。本人一人が自分の新しい体に合わせて予測モデルを更新したところで、周囲の環境が新しい体を受け容れず疎外し続けるなら、せっかく更新した予測モデルも予測誤差をはらみ続けることになる。本人の予測モデル更新のためには、構成的体制の更新も必要不可欠な条件なのだ。受傷後の身体でも生存可能になるよう環境側に働きかける「社会的サポート」が重要になってくるのは、このような局面においてだろう。

## ■□■ 悪循環❷——不動

二つ目の悪循環は不動によるものである。

体の一部が痛み、しかもその原因がわからず、反復パターンが読めないでいると、これから私の体はどうなってしまうのか、下手に体を動かしてしまうと取り返しのつかない事態になってしまうのではないかという不安や恐怖に襲われる。この不安や恐怖は、「動かないでじっとしておく」という行動選択を強く促す。しかし、予測モデルの更新作業というのは、体を動かしたときに、どのような知覚が戻ってくるかという対応関係を、知覚・運動ループを回すことで発見していく作業であるから、この、動かないという選択こそが、更新作業を阻む原因になるのである。

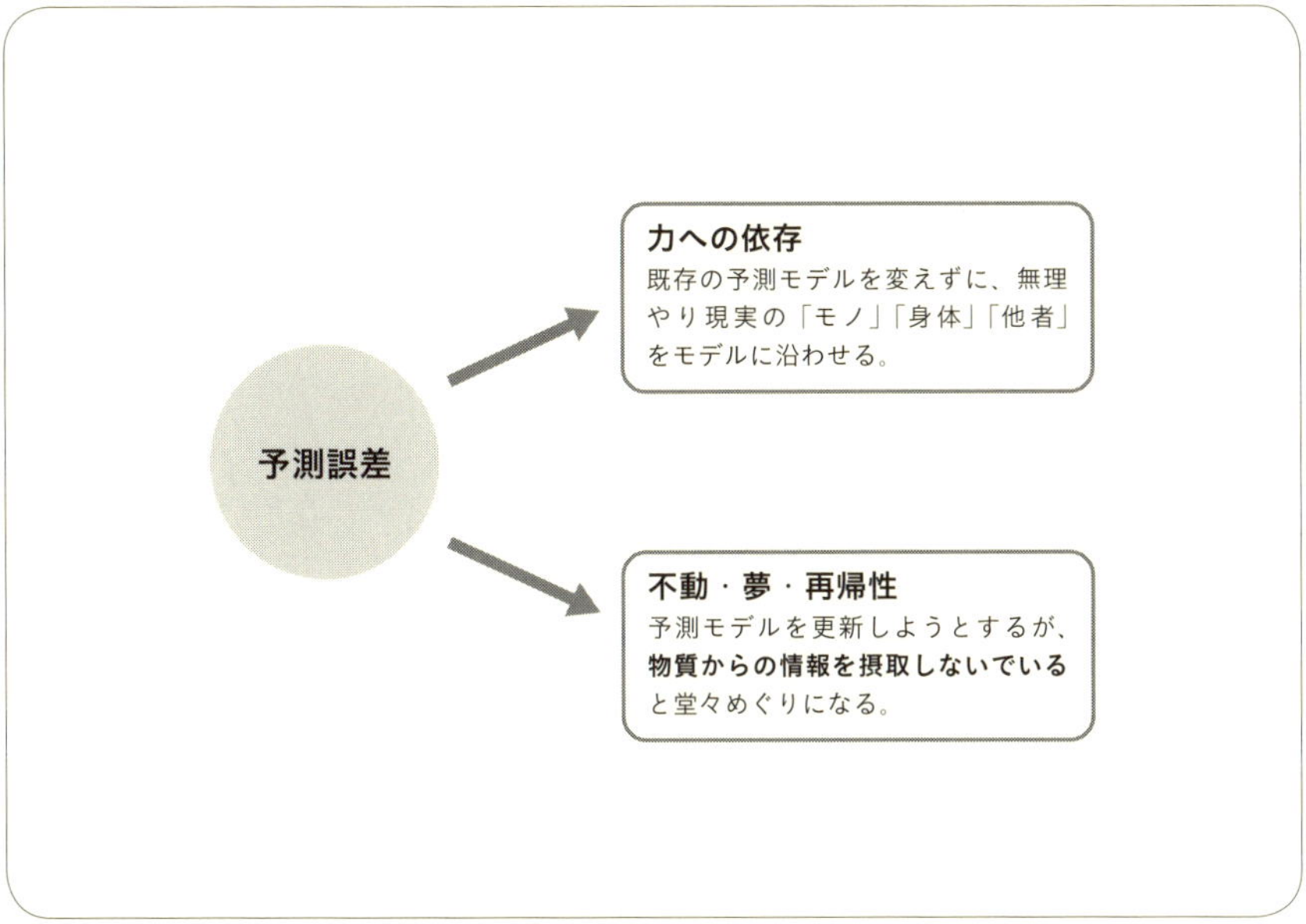
予測誤差
力への依存
既存の予測モデルを変えずに、無理やり現実の「モノ」「身体」「他者」をモデルに沿わせる。
不動・夢・再帰性
予測モデルを更新しようとするが、**物質からの情報を摂取しないでいる**と堂々めぐりになる。

また、慢性疼痛のある当事者は、痛みのさなかで動き出すときのハードルの高さを、恐怖心というより「体の重さ」に注目して次のように述べる。

> 動かないところから動くときに、ハードルがすごく高いんです。怖いっていうか、おっくうっていうか。重力が三、四倍になった感じですね。頭の上に重い石があるみたいな。平地で歩くのも山登りみたいに感じます。精神的にたいへんで。踏み出すのにも勇気がいる。体重は変わっていないはずなのに、痛いときは体がとても重いんです。熊が覆いかぶさっている感じ「「痛みについての勉強会」参加者の発言」。

重さの感覚の起源は、「運動指令の大きさ」ほどには、実際に動かなかった」という認知であるといわれる。このような運動指令と実際の運動の乖離は、身体図式の失効によっても起きるだろうが、それ以外にも、レム睡眠状況による睡眠麻痺(夢の内容を実際に行動化しないように、レム睡眠中は運動指令が実際の運動器官に届かないようになっている)と同様のメカニズムが働いている可能性があるだろう。

不動の状態のまま、つまり、自己身体やモノや他者からの知覚フィードバックなしに、再帰的に予測モデルを自己更新させようとすれば、更新を導く羅針盤を失い、まるで夢のそれのように、ぐるぐると浮動する無秩序なモデルの自己運動が生じることだろう。その自己運動は予測誤差を縮めるどころか、ますます現実から乖離したものへとモデルを拡散させてしまう。

## ■□■ 悪循環❸——力への依存

モノや他者や自己身体に反復構造を「見出そう」としてそれらと交渉する代わりに、世界や他者や自己身体に反復構造を「与えよう」というコーピング方法もありうるが、これも行き過ぎれば三つ目の悪循環に陥る。

世界に秩序を与えるもの、それは、権力や暴力といった「力」だ。上岡も、「私たちは権威主義なのよね」とユーモアを交えつつ語るが、不確実性を前にした人が力に頼ることを、責められる人などいない。

しかし、権威が放つ力は、自分自身をも切り刻んでしまう。権威にもとづく過剰な規範化は、規範化されていない探索的な動きを阻害し、探索によって実現されるモデルの更新が止まる。その結果、「予測誤差→権威主義化→行動の規範化・儀式化→ランダムな動きの阻害→反復構造の発見の妨害→予測誤差増大」という悪循環が成立してしまう。

また、過剰な規範化は、「正しいもの」「強いもの」を規定する自分なりの軸を想定してしまい、道を外れた他人や自分を裁くような硬直化した態度をとる。道を外した他人への怒りや失望、不信感と、道を外した自分への恥の意識や自責の念、劣等感は、新たな不安の源になる。こうして自分の中に、人には言えない「恥ずかしいこと」という密室領域が生まれ、他者に打ち明け、共有し、意味づけし合う作業が阻害されるのである。

## ■□■ 悪循環❹——意識のフォーカス

四つ目の悪循環は、予測誤差を意味づけしようとして、対象をフォーカスして凝視しがちになることである。凝視すれば、対象を認知するビット数は時間的にも空間的にも上がる。たとえば、普段は感じ取れない心拍数の微妙な変化にも気づき、痛みを感じたり、周囲のちょっとした表情の変化も敏感に感じやすくなる。

一つひとつの情報のディテールに対する感度は研ぎ澄まされ、ちょっとした変化にもひりひりと反応するが、それら一個一個の情報の間に成り立つ巨視的な反復のパターンには、むしろ鈍感になっていく。「木を見て森を見ず」の状態ともいえよう。一歩引かなければ見えてこない巨視的な反復構造というものもあるのだ。

世界の反復構造には、微視的なものから巨視的なものまである。微視的な構造がわかれば、巨視的な構造もわかるという還元主義は成り立たないにもかかわらず、予測できない不安に襲われた人というのは、対象に近寄りすぎる習性があるのかもしれない。

## ■□■ 痛みの中にある快を発見する

このような悪循環の渦中にあって、そこから抜け出すための一筋の光明を、私は、「痛みが快に転じる一瞬」の中に見出そうと考えている。これには少し説明が必要だろう。

慢性疼痛という状況下では、痛覚だけでなく、視覚や聴覚といったあらゆる知覚が痛みを伴い始めることは先に述べた。このことは、端的に世界が痛みに彩られていく状況だが、もう一つ別の、痛みに世界が彩られるプロセスが水面下では進行しているといわれている。これは、本人の意識にのぼる形では自覚されないため接近が困難な問題なのであるが、痛みのさなかでは、パブロフ型の連合学習によって、さまざまな条件刺激が、痛みという非条件刺激と結びつけられ、忌避の対象や痛みの誘因になっていくというのだ。

たとえば、痛みが発生するたびにベッドルームに行って休んでいると、ベッドルームという刺激が痛みと結びつけられ、今度はベッドに行くことが痛みの誘発因になっていく。このような場合、行動パターンを変えて、痛みが生じるときにソファーに行くようにすると、一時的に痛みが緩和することが知られている。Apkarian は次のように述べる。

> 慢性的な痛みは、持続的な負の強化子としてはたらくため、陰性感情によってあらゆる状況や行動選択が回避対象として強化学習され続ける。記憶や学習の消去をするためには、非条件刺激のない状況下で条件刺激に何度も暴露する必要があるが、いくら条件刺激に暴露させても、そのとき同時に痛みも存続するため、消去の機会が奪われる［Apkarian et al. 2009］。

興味深いのはその次である。慢性疼痛下では、通常「不快」に感じるような、外部からの急性疼痛的な痛み刺激が、「快」に感じるように変化しているらしいのだ［Apkarian et al. 2011］。

慢性疼痛における自発痛と急性疼痛の痛みとが、異なるメカニズムで生じていることはすでに述べたが、実は後者の痛みが大きくなると、前者の痛みの緩和が起きるようなのである。慢性疼痛患者と健常者に、同じ痛み刺激を加える実験をしたところ、本人の主観的報告では二つのグループで痛み刺激は同じくらいの大きさで、不快度も強いと表現するものの、脳の側坐核（報酬の大きさを反映するといわれる）という部位の活動を見てみると、慢性疼痛では健常者とまったく逆で、急性の痛み刺激をあたかも「報酬」のように捉えているかのような活動パターンになっていた。そして、慢性疼痛患者に対して「外から痛み刺激を与えているときに、普段から続いている自発痛の強さがどのように変化するかに注目してみてください」と誘導すると、一様に驚いた様子で「自発痛は減っていました」と報告したという。

## ■□■ 危険な賭け

このことは、**慢性疼痛患者が潜在意識の中では急性疼痛を求めている**可能性を示唆している。

私は自著の中で、リハビリ経験の中で育まれたマゾヒズム的欲望について報告をしたが、その中で私はマゾヒズム的欲望を、私の身体をかたどろうとする規範から身体が否応なしに逸脱するときに生じる、敗北感を伴った緊張から弛緩への肉体的推移とそれに伴う官能として表現した［熊谷 2009］。そしてそこには、規範以前に遡行する自己、というモチーフがあるとも述べた。規範というものを、私の肉体や世界をかたどる強制的な予測モデル（あるいはそれが集団的に共有された構成的体制）の一種だと見なせば、急性疼痛というのはそこからの予測誤差、あるいは、自己の全体性を揺るがす刺激である。

他方で、すでに述べたように、慢性疼痛の自発痛が、傷／記憶の物語的構造である自伝的自己に起因するとするならば、刺激が自己を撹乱し、ほどき、更新させることを通して、自発痛を緩和するとしても不思議ではあるまい。悪夢のように痛みに彩られていく世界のただなかにあって、実は私たちは、覚醒と更新をもたらす外部からの予測を超えた傷を待ちわびているといえるのではないだろうか。それが行動化し、意識上にのぼったものが自傷行為といえるかもしれないが、自分で自分に与える傷の予測誤差＝痛みは相対的に小さなものであり、おそらくすぐに「足りなくなる」。私たちは、他者に傷つけられる快楽を得るために、動き出すしかないのではないか。

これは非常に危険な賭けでもある。他者によって傷つけられた私たちが、回復のために、もう一度他者によって傷つけられるしかないと言っているのだから。もしかしたら、もう一度、今度こそはもう立ち上がれないほどの傷を負ってしまうかもしれないのに。

本書のタイトルでもある「当事者研究の研究」が必要なのは、他者によって与えられる傷＝予測誤差が、どのように予測モデルの更新へとつながっていくかを明らかにし、そのための方法を明確にする必要があるからである。

## 5 痛みが更新につながる条件

### ダルクの当事者研究

事象に意味を与えてくれる反復構造や予測モデルを更新して、その予測力を上げていく作業は、一人で行うと悪循環に陥りやすい。私は、仲間と共に反復構造や予測モデルの更新と共有を行い、過去の記憶に意味を見出し、未来に見通しを与えていく構成的体制を新たに立ち上げていく作法こそが重要だと考えているのだが、ダルク女性ハウスの実践は、その作法について考えるときに学ぶべきものが多いと感じている。

薬物依存症回復者施設として有名なダルク女性ハウスでは、最近になってメンバーたちが、各々の「身体的症状」について語り始めた。クスリで身体の声を鈍らせるのではなく、生身で生きる道を仲間と共に探るという意味から、彼女たちは自分たちを「なまみ～ず」と称して当事者研究を重ねている。

ダルク女性ハウスの当事者研究では、生理とのつきあい方、痛みとのつきあい方、寂しさとのつきあい方、眠気とのつきあい方、パニック発作とのつきあい方など、これまで自分の体のことなのに無視し続け、人前で語ってもこなかった身体の声と向き合う。そしてそれを仲間の前で表現し、「私もだよ」「あなたも?」と共有していき、共にままならない身体とのつきあい方を探っていくのである。

彼女たちにとって、このように「ナマミで生きる」ことこそが、「クスリに漬からずシラフで生きる」ということなのであり、それは、これまでの身体についての予測モデルをドラスティックに更新していく作業でもある。予測誤差の痛みを独りクスリで消すのではなく、それを身体からのシグナルと捉えることで、身体を取り戻し、いたわり、仲間と共にやりすごしながら生きていく新たな道がここにある。

## ■□■「聴衆」は独語を許さない

既存の予測モデルに無理やり世界（自己身体、モノ、他者）を添わせる「力への依存」においては、予測モデルと世界との間に一方通行の支配－被支配関係しかなく、関係はモノローグ的であるといえる。また、動くのをやめて予測モデルが羅針盤なしに再帰的に自己運動を始める状態も、いわば独語である（次頁図上）。前者は痛みの記憶を潜在化しつつ世界に働きかけを行っているという意味で「覚醒的独語状態」であり、後者は世界とのかかわりを断った状態で痛みの記憶を顕在化させる「夢的独語状態」といえる。

モノローグ状況では、これら二つの状態は極端に乖離している。痛みの記憶を潜在化させるように「アクセル踏みっぱなし」［上岡・大嶋 2011:174］で必死に覚醒し続ける時間と、ほっと一息つくや否や痛みの記憶が悪夢のように顕在化する「タイムスリップ」とが、スイッチのオンオフのように互いに移行するのである。

それに対してなまみ〜ずの実践では、予測モデルと世界との間に対話的な関係があり、この対話を通じて、予測モデルがより予測力の高いものへと更新されていくことになる。世界との対話（覚醒）と記憶の顕在化および予測モデルの更新（夢）という二つのプロセスが分かちがたく結びついて、同時並行

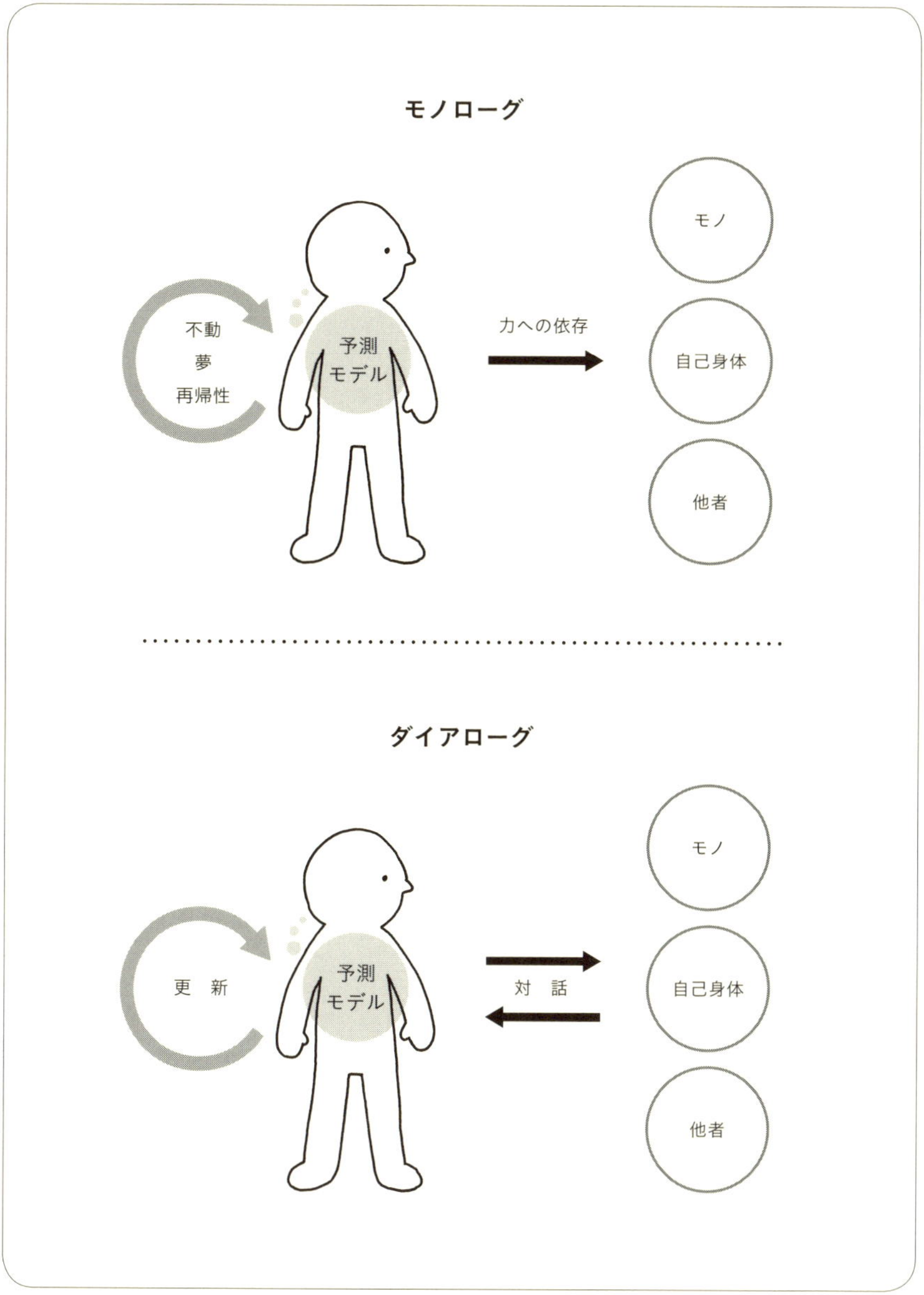
モノローグ
不動
夢
再帰性
予測
モデル
力への依存
モノ
自己身体
他者
ダイアローグ
更　新
予測
モデル
対　話
モノ
自己身体
他者

で進む。それは、夢と覚醒の両要素が共存する、第三の意識状態であるともいえるだろう。

この独特の意識状態を実現させるのが、自分の語りに耳を傾ける「聴衆」の存在である。当事者研究において当事者は自分のことを語るわけだが、そのとき決定的に重要になるのがこの聴衆の存在であろう。

聴衆は独語を許さない。聴衆の存在は、急性疼痛的な侵害刺激を与え続けることで、覚醒を強いる。しかも同時に聴衆は、「お前の記憶を顕在化させよ」と迫ってくることで、夢を見ることをも強いるのである。聴衆の存在によって語り手は、「覚醒しつつ夢を見る」という第三の意識状態へと誘導され、覚醒によって鎮痛されつつも記憶を顕在化させるという状況に慣らされていく。しかもこのプロセスは、「世界を生存可能なものへと変化させる過程」および「予測モデルを他者と共有する過程」と同時並行で行われることになる（前頁図下）。

一人ではなく、仲間と共に、身体や世界に意味や見通しを与えるモデルを立ち上げることの意義とは何か。ここでは、先ほど述べたモデル更新の阻害要因と対比しながら考えてみることにする。

## ■□■ 仲間の語りを取り込む──意識のフォーカスに抗して

一人で自分の語りを作ろうとするときに陥りがちな問題は、独りよがりで他者に通じない言葉になってしまうということだ。反復構造を発見しようと凝視するあまり、視野は時間的にも空間的にも微視化・断片化され、かえって巨視的・長期的な反復構造を捉えにくくなっていく。

それに対して、似たような経験をしてきた仲間と共に行う当事者研究では、さまざまな他者の語りやまなざしを、自らの語りやまなざしの一部として取り込むことになるため、世界を複眼的かつ巨視的に捉えるようになる。「あなた、あのときもこうだったよね」という他者の指摘によって、自分の体験の中にある長期的な反復パターンに気づくこともあれば、まるでつらいときの自分の姿を生き写しにしたような他者の姿を目の当たりにすることで、わが身から距離を置き、客観的に自省するような立ち位置が生まれることもある。

さらに、自分よりも先を行っている仲間の語りを聞くことで、自分自身の数年後、数十年後という長期的な予測モデルが立ち上がってくる。

そうやって、多くの仲間の語りを部分的に取り込むうちに、視野が巨視化・長期化していき、やがてだんだんと「自分の言葉」と呼べるものが出来上がっていく。上岡も、女性依存症者の回復の目安として、

(1) 自分の言葉でしゃべれるようになること
(2) 自分の都合も優先できるようになること
(3) 変化する自分の身体とつきあえるようになること

の三点をあげた上で、自分の世界体験や身体体験に見通しと共有を与える「自分の言葉」が、回復にとって重要だと語っている［上岡・大嶋 2010:56］。ここでいう「自分の言葉」というのは、自分の日常に、高い予測力で見通しと意味を与え、それを他者と共有することで痛みを鎮める、構成的体制の一要素と見なすことができよう。

## ■□■ 更新と信仰——不動に抗して

当事者研究のパラダイムは、密室的に一つの状態に安住するのではなく、仲間と共有する構成的体制によってある程度秩序づけられた世界の中を、常に動き、情報を得て、身体や世界についての予測モデルを更新させ続けることを要求する。

安住して個々人の予測モデルやグループの構成的体制の更新が滞れば、やがて予測誤差は大きくなっていくからだ。これは、研究を始めたばかりの不確実性に怯える当事者にとっては、大きな挑戦である。上岡は言う。

それなりに変化していくことを受け入れてみんな生きていますよね。でも依存症の私たちって、変化したくないんです。不安だから今日のままでいたい。幸せであるほど、この一瞬や人間関係が永遠に続いてほしい。今日の友達のままで、今日の夫との関係のままで、親友ともこのままでいたいと何十年も真剣に思っている人たちです。薬物を使うと時が止まったかのようになるのですが、まさにそれを求めて薬物を使うわけです。／でも、本当は変化することがいちばん安定しているんですよね。だって、まわりは変化していってしまうわけだから。自分だけが変化しなかったら安定しないですよね。このことを受け入れられたのは、私自身にとって大きなことだったなぁと思います

［上岡・大嶋 2010:62-63］。

慢性疼痛の当事者の語りの中にも、わずかな変化に大きなダメージを受けてしまう様子について次の

ように述べられたものがある。

あるきっかけで自分が破れてしまうように感じます。長く使っていた青いカーテンを、家人が勝手に緑色でオーダーを出したと聞いたときは涙が止まらずひどく逆上し続けました。変わることが怖いんです［「痛みについての勉強会」参加者の発言］。

依存症の自助グループでは、「回復とはある地点に到達することではなく、むしろ変化し続ける過程そのもの」「回復とは回復し続けること」という表現を仲間たちの合言葉としている。

モデルは予測誤差を小さくするために、常に更新され続けるものだ。したがって、仲間が共有する構成的体制も、更新され続ける必要がある。これは、現時点でのわれわれの世界の解釈の仕方は、常に覆されるかもしれないということを意味する。

このようなモデルの更新は、外界に向けて自らを投げ出すように知覚・運動ループを回すことによって行われるが、そのような実験的ともいえる構えが可能になるためには「世界はおおよそこのようになっているだろう」という見通しを与えてくれる、現時点でのモデルへの「根拠なき信仰」が必要になるであろう。

もし、世界に秩序を与えているモデルへの信仰を失えば、たちどころに世界は無秩序なものへと変貌するため、人は恐れて立ちすくみ、外界に向けて身を投げ出すことなどできなくなるだろう。つまり、モデルの更新を可能にする「実験的構え」を陰で支えるものこそ「モデルへの信仰」であるともいえる。ダルク女性ハウスで、信仰や祈りといった構えが大切にされている理由の一つは、こんなところにあるのかもしれない。

## ■□■「力への依存」を飼い馴らす

以上見てきたように、仲間の語りの取り込みや、実験的投げ出しという形で、仲間同士で共有する構成的体制は維持されたり、更新されたりする。しかしそれでもなお、このようにして蓄積された知恵をメンバーの誰かが占有し、仲間内で起きる事象の状況定義権を握って言説的に支配・管理してしまう可能性は残るだろう。

これは、世界に意味と見通し、秩序を与える「力」の配分をどうするかという問題でもある。仲間と共有するモデルというものも、秩序や見通しを与えるという意味では力である。それを自分が所有しようとすれば加害性が増すし、誰かを神格化してその人に力を配分すれば、支配されることになる。ゆえに、具体的な誰かに力が所有されるのではなく、個を超えた存在として力の在りかを想定しておく必要がある。これに関しては、アルコール依存症回復者の自助グループＡＡ（アルコホーリクス・アノニマス）内で広く受け継がれている「12の伝統」と呼ばれるものが参考になる。

12の伝統の文章には「私たちは、個人的な欲よりも全体の福利を優先する、無名の存在である」「グループのリーダーは神から奉仕を任されたしもべであって、支配はしない」といった内容が記載されているが、ここからは「力」をメンバーの一部が占有せず、個を超越した存在として位置づけようとする倫理的態度が見て取れる。ダルクでは、同様の超越した力を「ハイヤーパワー」という言葉で呼んでいる。

しかし一方で、ハイヤーパワーによって個人の実践や語りが完全に支配されないように、個を力から守る制度も必要になる。たとえばダルクでは、「言いっぱなし聞きっぱなし」というルールを設けている。このルールの下では、聞き手は話している人の顔を見ず、あいづちも打たないことになっている。これによって語り手は語ることだけに、聞き手は聞くことだけに集中していくことになるだろう。

複数の人が集まれば、そこには暗黙の場の力のようなものが生じ、その場の力に支配される形で、人は言葉を抑圧されるが、「言いっぱなし聞きっぱなし」という約束のもとでは、互いに場を読み合わないこと自体が制度化されているのだ。こうして既存の予測モデルにおさまりきらない語りが排除されたり領有されたりすることを防ぎ、予測モデルを更新する源として価値づけられる可能性にひらかれていく。

力への依存を飼い馴らすには、力と個とが制度的にいったん切り離された上で、「信仰」と「更新」という経路によって、力と個が相互に影響を与え合う工夫が必要となるわけである。

## ■□■ 知と信

最後に、私の痛みの顛末を紹介して本章を終えることにする。

原因のはっきりしない痛みとしびれの中で、不安と不信を募らせながら動けなくなっていった私は、納得できる説明と治療方針を求め、他の病院を探した。友人のつてで紹介してもらった一回目のセカンドオピニオンでは、とても温和な感じのする、経験も豊富そうな医師に巡り合えたのだが、説明の内容は初めの医師とまったく同じだったため、私の心身の痛みが和らぐことはなかった。そこで私は、インターネットで他の病院を探し、いろいろと検討した結果、結局私の母校でもある古巣の大学病院にサードオピニオンをもらうことにした。

実は私には、古巣に戻りたくはない事情があった。私はその病院で研修医一年目を過ごしたのだが、何をやるにも同期の研修医と同じようにはできず、毎日が模索と挫折の連続だった。私なりの臨床スタイルをいろいろ模索するのだが、どれもうまくいかず、担当の患者からは何度も「熊谷医師を担当から外してくれ」と言われた。そのうち、「もしかしたら、私は医師としての仕事は不可能なのではないだろうか」と思い詰めるようになり、朝も起きられなくなった。結局一年たった時点で、私は逃げるように別の病院に移ったのである。いまでも古巣の病院に戻ってくると当時の無力な日々を思い出し、体が強張った。すれ違う病院のスタッフ全員が、情けない自分のことを知っているような気がして、目を合わせることもできなかった。

外来の待合室で待っていると、名前を呼ばれ、診察室に入った。今度の医師は、少しとっつきにくい印象のある男性だったが、私の顔を見るなり「君、ここの学生さんだったよね。僕、教えた気がする。今どうしてるの？」と気さくに声を掛けてくれた。

私は、聞かれたくないことを聞かれたような気がして、少しひるんだ。しかし、大学病院の研修ではうまく適応できなかったこと、典型的なコースから外れて自分なりに試行錯誤してきたこと、なんとか自分なりの臨床スタイルはできてきたが無理をするとあちこちが痛くなるため仕事に穴をあけてしまうこと、そのことに気後れしているということ、今回の痛みで今後どうなるのか見通しが立たず、不安な気持ちであることなど、すべてを洗いざらい話した。

なぜ、話せたのかわからない。担当医は、静かに、じっと私の話を聞いた。そして、黙ってうなずいた後に、丁寧に私の診察を始めた。

ひととおり診察を終え、レントゲンとＭＲＩをじっくり読みこんだ後、医師は「脊髄は傷んでないよ、大丈夫」と、さっぱりとした口調で言い切った。

「末梢神経に少しスリキズができているようなものだから、首にカラーをして安静にしたら、神経は再生してくるから」

そして帰り際に、今までとは違った、少し低くてゆっくりとした声で彼は、「がんばってね。僕ら、みんな応援しているから。また何かあったら、うちの整形外科をあげて対応するから」と言った。

それ以降、嘘のように痛みは取れていき、一週間後には仕事に復帰できた。不定形に変形し続けたボディイメージも固定され、輪郭がすっきりと安定した。治療方針は今までと変わらず、「カラーをつけて安静に」というものだったにもかかわらず、何が違ったのだろう。

一つには「知」の力である。「脊髄は傷んでいない」と言い切ってくれたことで、自分の体についての不確実性がぐんと減り、少しぐらい痛みを感じても恐れずに体を動かせるようになった、という点が大きいだろう。そして動くようになって再開された知覚・運動ループによって、もはや構造的問題が治癒した最新の身体状態に、ボディイメージがアップデートされたのだと予想される。

とはいえ「脊髄は傷んでいない」という説明は、疑い始めればきりのないものだ。そういう意味では、疑い深く構えれば、不確実性は消えることはない。そもそも知の営みというのは、懐疑と批判精神に貫かれたものであり、常に発見は検証にかけられ、覆されうるものになる。知は、常に埋まらない不確実性を遺《のこ》し続けるのだ。

「知」にはいつだって限界があるということになれば、最終的に不確実性を吸収してくれるのはやはり「信」でしかない。信という言葉に眉をひそめる人は、空気のように当たり前に信を享受しているがために、自分がそれを享受していることにすら気づかない人なのではなかろうか。私の痛みが急速に癒えたのも、つまるところ私が、秘匿してきた苦しい思いを共感的に受け止めてくれたその担当医のことを「信じられた」ということなのだろう。

不確実性の中で立ちすくませ、時間を止める、悪夢のような痛みを和らげるためには、目が覚めるような知と、それを陰で支える信が必要だ。

*

かつてない身体障害者の高齢化を前に、当事者の間にも専門家の間にも、二次障害に関する知は不足している。また、私たち当事者の中には、歴史の中で築かれた専門知や専門家への不信が根強く残っている。しかし、この知と信の不在こそが今、鮮烈な痛みとなって私たちの身体を直撃しつつあるのだ。

慢性疼痛治療の現場では、「慢性疼痛は過剰な医療依存」と述べられることもあるが、自分の身体についての知をわがものにするのではなく、専門家の専売特許としたままで、不信を募らせながらも頼るほかないという緊迫した構図は、確かに依存というにふさわしい。無力感と敗北感と不信の中、再び専門家に隷従するようなかつてと同様の余生が待ち受けているというのは、あまりにも悲しい結末ではないだろうか。少なくとも私はいやだ。

知とは、専門家が占有するものではなく、すべての人に共有されるべき公共財だ。また、当事者同士の経験を分かち合うことでしか見えてこない、反復構造の知というものもある。特に痛みという主観的な体験についての知を立ち上げる際には、そういった「当事者研究」が大きな重要性を持つ。

痛みについての知は一方的に専門家から当事者へと「教示」されるものではありえない。専門家と当事者がそれぞれの経験を持ち寄り、痛みについての知を立ち上げ、共有していくしかないのだ。そしてそれは同時に、失われた信をもう一度回復させることにもつながるだろう。

## 文献


綾屋紗月・熊谷晋一郎 2008『発達障害当事者研究――ゆっくりていねいにつながりたい』医学書院

綾屋紗月・内海健・熊谷晋一郎 2011「発達障害「から」考える。」『ウェブマガジン かんかん！』医学書院 http://igs-kankan.com/article/2011/08/000460/

上岡陽江・大嶋栄子 2010『その後の不自由――「嵐」のあとを生きる人たち』医学書院

熊谷晋一郎 2009『リハビリの夜』医学書院

ダマシオ、A・R 2003『無意識の脳 自己意識の脳――身体の情動と感覚の神秘』田中三彦訳、講談社

ダルク女性ハウス当事者研究チーム 2009『Don't you?――私もだよ からだのことを話してみました』ダルク女性ハウス

東京大学先端科学技術研究センターバリアフリー分野／メリトクラシー研究会主催、第五回バリアフリーシンポジウム「痛みはなくすべきか？・「回復」を再考する」二〇一〇年九月九日

二次障害情報ネット編 1999-2011『けんこう通信』1-二六号

Necco 主催「発達障害者における慢性疼痛についての意見交換会&勉強会」二〇一一年五月二九日（第一回）、八月七日（第二回）、九月四日（第三回）

Apkarian, A.V., Hashmi, J.A., & Baliki, M.N., 2011. Pain and the brain: Specificity and plasticity of the brain in clinical chronic pain. *Pain*, 152, S49-S64.

Apkarian, A.V., Baliki, M.N., & Geha, P.Y., 2009. Towards a theory of chronic pain. *Progress in Neurobiology*, 87(2), 81-97.

Jahnsen, R. et al., 2004. Musculoskeletal pain in adults with cerebral palsy compared with the general population. *Journal of Rehabilitation Medicine*, 36(2), 78-84.

Jensen, M.P. et al., 2011. Psychosocial Factors and Adjustment to Chronic Pain in Persons With Physical Disabilities: A Systematic Review. *Archives of Physical Medicine and Rehabilitation*, 92(1), 146-60.

Strauss, D. et al., 2004. Decline in function and life expectancy of older persons with cerebral palsy. *NeuroRehabilitation*, 19, 69-78.

＊本章の記述の一部は、以下の論文の一部を利用して書かれている。

熊谷晋一郎・綾屋紗月 2010「痛みとアディクト」『現代思想』三八巻一四号、八〇-九六頁
熊谷晋一郎 2010「痛みの当事者研究」『現代思想』三八巻一二号、七八-八七頁
―― 2012「痛み、自己、そして意味」『現象学年報』二八号、一三-二二頁

# 第6章 発達障害者による当事者研究会

Necco当事者研究会

生きづらさを抱える私たち発達障害者が社会の中で生き延びていくためには、現在まかり通っている一般的な社会ルールを当事者が学習し、それを遂行するという適応努力をしていくだけでは足りないだろう。なぜなら、際限のない社会適応の努力の末に体を壊すこともまれではないからだ。私たちは自分たちの心身の健康を守って生きていくために「そこから先は多くの人と同じようにはできません」と断らなければならず、さらには「ここからはできないのでお願いします」とニーズを伝える必要にも迫られている［綾屋・熊谷 2008］。

しかしいくら過剰適応を迫る圧力を押しのけ、等身大のニーズを主張したくても、私たちにはまだ自分の身体について説明する言葉が足りなすぎるのではないか。ニーズや支援のあり方を社会に伝え、社会構造が少しずつ変わることを目指すためにも、（1）当事者自身が仲間と共に集う場があること、（2）自分たちの内部に生じているけれど「こんなふうに感じるのはおかしいのではないか」と怯えて誰にも言えずにいる、まだ言葉にできていない感覚や経験を、専門家からも他の当事者からも抑圧されず、安全に語れること、の二つが必要なのではないか。そうして仲間同士の経験を共有し、相互に意味づけをしながら緻密に言語化していくために、うまくいくかどうかはわからないが、いずれ仲間と共に当事者研究会をやってみたい。発達障害当事者の綾屋はそんな思いを抱えていた［綾屋・熊谷 2010］。

このような構想は、ひょんなことから実現に至った。二〇一一年八月から、東京の西早稲田にあるAlternative Space Necco（オルタナティブ・スペース・ネッコ／一般社団法人 発達・精神サポートネットワーク。以下Neccoと表記）にて当事者研究会を始められるようになったのである。

そこで本章では、原稿執筆の現時点で開催七か月足らずという、できたてほやほやの初心者研究会ならではの記録として、「当事者による研究会がどのように始まり、変化しているか」という現状を、発起人である綾屋の視点を中心に記述することを試みる。この記録においては当事者研究の実践についてなるべく解釈を入れぬように心掛け、綾屋の考えに関しても「綾屋は」という記述によって、あくまでも事実の記述の範囲におさめようと努めている。

なお本章の後には、Necco当事者研究会の中で自然発生した、「当事者研究の研究班」メンバーによるDiscussionを掲載した。ここでは前半の記録を踏まえた、「複数の」参加者による振り返りや解釈・提案を表現したいと考えている。

本章文中には、Discussionへの関連箇所を▸**Discussion**という表記でガイドしているので、参照していただければと思う。それはいまNeccoで起きつつある「「当事者研究の研究」が当事者研究の内部で生じていること」や「自助グループの再帰的な反省プロセスが自助グループ内部の一人のカリスマによって担われるのではなく、複数のメンバーで担われているという状況」をなるべく正確に表現しようとした際に思いついた表記方法だが、新たな当事者研究の記述スタイルとして提案できるのではないかとも考えている。

なお、本稿作成に協力した参加者は以下のとおりである（五十音順）。

綾屋紗月、池田、大橋ケン、伊東重太朗、金子磨矢子、佐藤あひる、トウコ、のな、ミナリ、めい、ヤスタケ、やぶちことこ

## ❶ 初回はまずまず、二回目は……

### ■□■ Necco当事者研究会のはじまり

Neccoは「発達障害当事者による、発達障害当事者のための」就労支援施設であり、就労継続支援B型事業所「ゆあフレンズ」における発達障害当事者の雇用促進、精神保健福祉士による相談事業、発達障害の当事者によるピアサポートなどを行っている。また発達障害者の居場所（＝根っこ）となるべく、カフェ営業やフリースペース開放も行っており、ライブ、トークショー、講演会などのイベントも開催している。

Neccoにおいて当事者研究会が始まることになったきっかけは、二〇一一年の五月、のちに研究会の発起人となる綾屋がNeccoに顔を出した際、たまたま雑談の中で先述の当事者研究会の構想を、自らも発達障害当事者であるNecco代表の金子磨矢子に語ったことにあった。主旨を聞いて賛同した金子は、Neccoの定期的なイベントの一つとして当事者研究会を行うことを提案した。

こうして本格的に準備が進むことになり、開催日は月二回、参加できる時間帯が限られている人も多いので、一五時からの昼の部と一九時からの夜の部を設け、一回につき二時間程度行うことになった。参加者募集については定員二〇名、発達障害当事者（未診断を含む）を優先するとした。

## ■□■ 基本ルールは「無理をしない」

発起人の綾屋は、既存の社会において集団性を求められる際に、心身がつらくなってその場にいられなくなったり、無理やり適応して体を壊したりしてばかりだった。そこで研究会において最初に設定するルールは、自分の心身ができるだけラクでいられるものにしようと考え、「過剰な刺激（音、におい、動きなど）はNG。それ以外であれば飲食、遅刻早退、寝る、携帯・ネットなど、一般的には禁止とされるようなことでもOK」というものにした（次頁図）。

このほかに、プライバシー保護のため参加者名はニックネームでかまわないこと、記録のためにICレコーダーで音声を録音すること、後に研究会報として報告するときのために意見と名前の公開／非公開の意志を参加者に事前確認すること、うまく話せない場合や話し足りない場合は紙に書いて（イラストでもOK）提出してもかまわないこと、なるべく多くの人が発言できるように発言が長いときは三分を目安に途中でストップする可能性があること、以上を毎回伝える項目として設定した。

## ■□■「うまくいかなさ」を分かち合う

二〇一一年八月一〇日に行われた第一回当事者研究会は、初回ということもあり、綾屋は定員であった二〇名が集まっただけでありがたく思い、可もなく不可もなく無難に終わったことにホッとしていた。

しかし続く八月二二日の第二回目は、発起人の綾屋が会をスタートして説明を始めても、参加者のうなずきがほとんどなく、身を乗り出す感じもなかったため、すぐに「あ、今日はうまくいかない気がす

## Necco当事者研究会 ルール確認

| OK | NG |
|---|---|
| • 飲み物<br>• 音やにおいが少ない食べ物（キャンディ・おにぎり等）<br>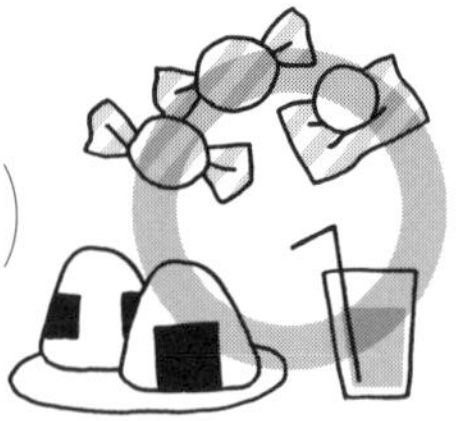 | • においが強い食べ物<br>• 音がうるさい食べ物<br>• アルコール<br>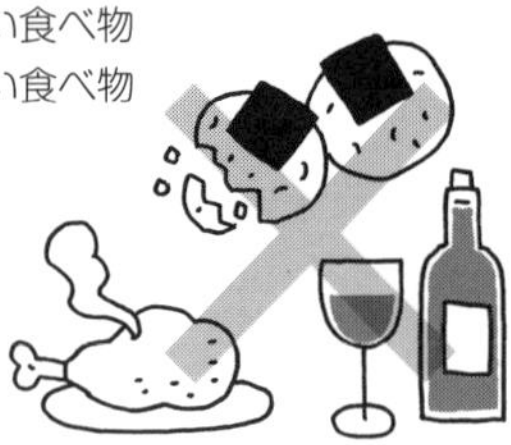 |
| • 部屋を出入りすること<br>遅刻・早退・<br>ドタキャン・<br>エスケイプ OK<br>**無理をしない！**<br>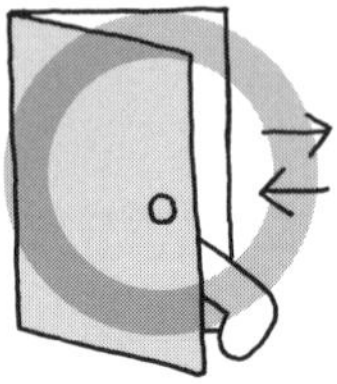 | • 長く動き回り続ける<br>• 騒ぐ<br>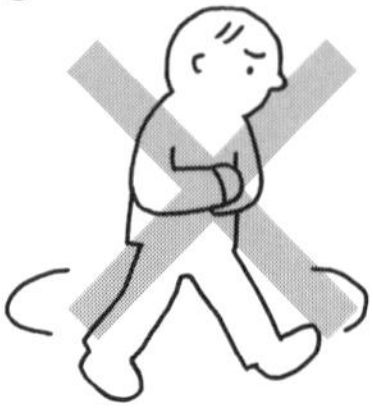 |
| • 横になる・寝る<br>• ゆかに座る<br>**無理をしない！**<br>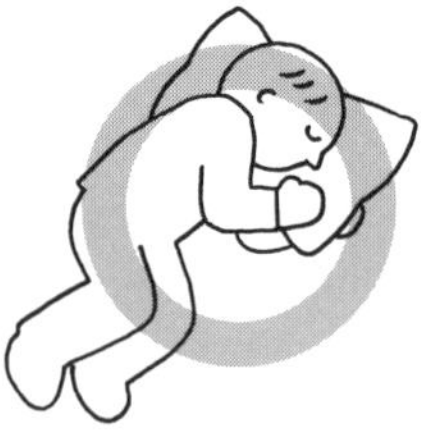 | • 誰かの発言中に話す<br>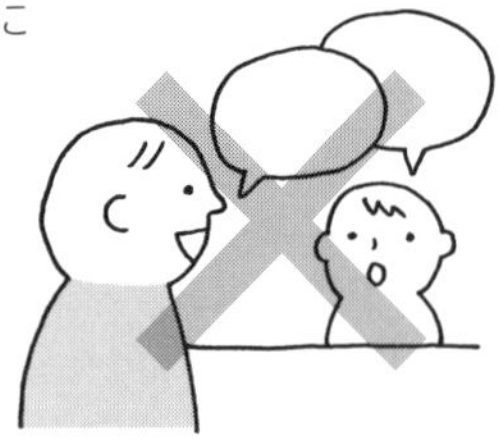 |
| • 携帯でメールやネットを見る<br>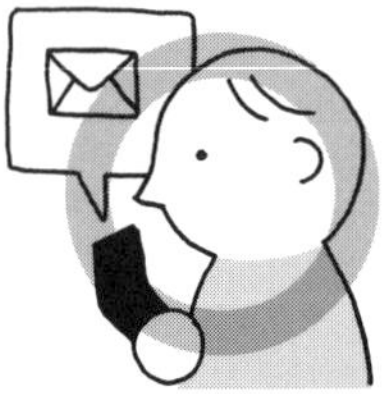 | • 携帯で話す<br>• 着信音をならす<br>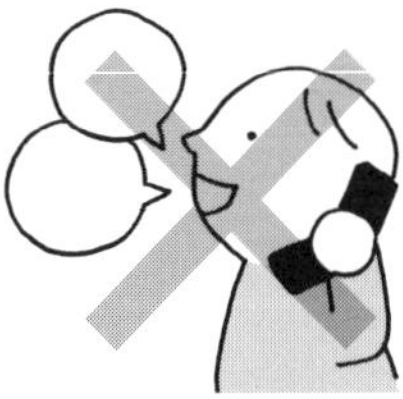 |

る」と直感した。案の定、中盤も「なんだかうまくいってないのではないか」と感じて焦ることになった。

休憩時間に参加者から「なんかテーマから脱線してない？」という声が聞こえてきた時点で、やはり気のせいではないようだと綾屋は判断し、原因を考えた。そして「私が過ごしやすいコミュニケーションルールを考えよう」というその日のテーマが抽象的過ぎたのではないかと推測した。もっと抽象度を下げ、参加者がテーマを聞いてふと思いつくままに自分の経験や感覚を話せば、その言葉がそのままこの場で求められている内容になるような、具体的なテーマにすることが大事なのだろうと考えた。

しかしこのように一人で推測し、「うまくいかなかった感」を誰とも分かち合うことなく家に持ち帰ってしまうと、「なぜ私は失敗したと感じたんだろう」という、一人で考えたところで答えが出るはずもない悩みにとらわれ、数日間、苦しむことになる。これは綾屋自身が当事者研究によって明らかにしてきた自らのお決まりパターンだ［綾屋・熊谷 2008］。そのようなぐるぐるとしたモードに陥ることを避けたいと感じた綾屋は終了後、一回目と二回目の両日とも参加した四、五人に、感想を聞いて回った。その結果、

「二五名という人数が多すぎたのではないか」（トウコ）

「手を挙げて発言するのは厳しい人もいる。マイクが来れば話せる人も多いので、マイクをバトンのように順番に回していくとよいのではないか」（トウコ）

「私たちは普段、自分のことを話すチャンスがあまりない。いきなりテーマについて話すのではなく、まず初めにウォーミングアップとして自分のことを話す時間があるとよいのではないか」（池田）

「前の人の発言に引きずられ、連想的に話題が外れていくので戸惑った。すぐに確認できる場所に

テーマを書いておくことにしたらどうか」（ミナリ）

といった意見が聞かれた。綾屋はそれを記録して持ち帰り，次回に向けて検討することにした。

## ❷ 三回目に向けて

### ■□■ 先輩たちの意見を聞く

数日後，仕事上の打ち合わせで，綾屋は懇意にしている二人の先輩に会った。一人は薬物依存症当事者である上岡陽江（『その後の不自由』著者），もう一人はセクシュアルマイノリティ当事者で「対話」による社会学的実践を展開している小倉康嗣（『高齢化社会と日本人の生き方』著者）であり，それぞれ仲間との活動や対話実践をすでに一〇年，二〇年と続けている先輩たちだった。綾屋は打ち合わせの後，始まったばかりの当事者研究会で生じた疑問を投げかけた。二人の先輩に会った日はそれぞれ別の日だが，やりとりをまとめると以下のようになる。

**綾屋**　二五人だったんですけれど、人数が多すぎたんでしょうか。

**上岡**　そうだねぇ。二〇人でも多いか、ぎりぎりだと思うよ。

**綾屋**　初めに参加者全員に話してもらったほうが、雰囲気がよくなりますか。

**上岡**　私の場合はみんなのために話してもらうんじゃなくて、みんなの様子を初めに聞いておかないと進行する自分が不安になるから、最初に聞いておくよ。だって反応悪いと心配になるじゃない。でも初めに「今日は具合悪いです」っていう話を聞いておけば、理由がわかるから不安にならずに済むでしょ。

**綾屋**　なるほど。では、自分で止められず、長く話しすぎてしまう人は……。

**上岡**　いるいる。一人三分までってことにしてる。

**綾屋**　毎回「ちゃんと研究した」っていう感覚を参加者に提供できないと満足してもらえず、参加者が減ってしまうのではないかという焦りがあるんですが。

**上岡**　毎回なんてうまくいくわけないじゃん（笑）。一年やってて一つか二つ、たまにいい研究が出る程度だよ。

**綾屋**　じゃあ、何かまとまった研究成果が生まれるのには、すごく時間がかかるってことですか。

**上岡**　うん、すごく！　時間がかかる。

……………………

**綾屋**　こういう研究をしたいっていうそれなりの方向性や意図があるものの、なかなかそちらに進まないんです。進みたい方向から外れないためには、どんどんルールを増やしていけばいいんでしょうか。

**小倉**　う〜ん、うまくいかないことをすぐにルール化していくと窮屈だし、委縮して自由なコミュニケーションをしにくくなっていくからね。それよりも主催者本人が「こんな方向性の話をしたいんだよ」ということを、自分自身をまな板の上に載せるつもりで正直に語り、それに参加者が徐々に感染していくような場ができていくといいんじゃないかな。それは主催者の特権性をなくすことにもつながる気がしているんだ。主催者側と参加者側というふうに関係性が固定化してしまうと、参加者は発言の善し悪しを評価されている感じを持ちやすくなって、フラットに対話が交差していく場にはなりにくいからね。だから安心して自由なコミュニケーションをしやすくするためにも、僕はまず自分をさらけだす話をすることにしているよ。

先輩たちとのこのようなやりとりで綾屋が痛感したのは、この、仲間同士が集まって言葉を紡ぐ当事者研究というものは、思っていた以上に時間がかかるということだった。綾屋は毎回一回ごとに到達せねばならないのだろうと思っていたゴール地点を、一年以上先の見えない未来へと修正した。

綾屋は自分を追い詰めるようなルールをなるべく排したつもりだったが、まだ「研究成果」「参加者の満足」という点に縛られていたことに気づかされた。タイムスパンが一気に長期的なものになったおかげで、頭や体が締めつけられるような窮屈な感覚がのんびりと緩んで、余裕のある構えに変化するのを綾屋は感じた。

## ■□■　新しいルール

さらに八月末、Neccoのフリースペースにて綾屋は、参加者二、三名と偶然、話をした。そこで、実は前回の研究会では、参加者の中にすでにライバル関係にある二人がそろっており、パワーゲームが生じていたという情報を得た。「うまくいかなかった感」がコミュニティの人間模様にも起因していたことを綾屋は知ることとなった。**▼Discussion〈1探り合いのスタート〉へ**

これらを踏まえ、九月一二日の第三回当事者研究会以降、綾屋は以下の点を気にかけていくことにした。

（1）自分の意見を言うこと、人の意見を聞くことに集中できるように、テーマについて一方的に意見を出していく「言いっぱなし聞きっぱなし」の形式をとる。お互いの意見のやりとりはあまりしない。**▼Discussion〈2「言いっぱなし聞きっぱなし」の効果〉へ**

（2）発言の機会を平等に確保するため、発言は挙手制ではなく、マイクを順番に回していくことにする。

（3）会の初めに「今日の体調、今の気持ち、最近の愚痴・不満・困ったこと、最近のよかったこと」などのうち、参加者が各自、話せそうなことを選んで語る場を設ける。**▼Discussion〈3体調について話すことの効果〉へ**

（4）マイクを回すときには初めに進行者である綾屋が話す。

（5）研究会のテーマは、思いつきや関連する体験談を話せばそれでよいような、具体的で縛りの少ないものにする。

（6）記録のためにできる限り、発言の初めに参加者名を言ってもらう。

## ■□■ 個人の当事者研究のはじまり

第三回目からは全員で一つのテーマについて語るのではなく、一回につき一人が自分の当事者研究を発表するスタイルを主に用いることになった。この時点で終了している第三回から第一五回までの計一三回のうち、発表者の決定の仕方は、綾屋から依頼したケース二件、他の人の発表を聞いて申し出てくれたケース七件、綾屋が発表したケース二件、発表者が決まらず綾屋が発表するつもりで準備していたところ、後から四名ほど発表者が集まり、一つのテーマに対して計五名で発表したケース一件であった。またこのほかに会の新しい進行パターンの実験の要望が一件あり、こちらについては第一二回にて実行した。

綾屋は事前準備として、発表予定者と二時間程度の打ち合わせを行っている。発表予定者が話題にしたいテーマを中心に、経験や感覚・考えを語ってもらい、わからないところは尋ねて確認しつつ、記録していく。それを最終的に一五～二〇分程度で発表できる形にまとめている。まとめたあとは発表予定者本人にフィードバックし、発表予定者にとって違和感のない表現かどうか自ら確認・修正した上で発表してもらうという方法をとっている。

発表当日はスライドにまとめたものをスクリーンに映し出して発表している。参加者は少し照明を落とした室内で、スクリーンに向けられた席に座って発表を聞いたあと、感想や自分の体験談を述べている。

発表者による発表後の感想としては、

「これまで否定されがちだった自分の話を初めて人前で話し、きちんと言葉を返してもらったことで、まともに取り合ってもらっている感覚を得られてよかった」（あひる）**▼Discussion〈4言葉にして話すことの効果〉へ**

「過去のつらいことをいろいろ思い出してしまってフラッシュバックが苦しかったが、自分を見つめ直すいい機会になり、目標を再認識できた」（のな）

「今までもやもやして言葉にできずにいて諦めていたことが言葉になって感動した」（トウコ）

「私のやりたいことは研究会というより討論会かもしれない」（めい）

などさまざまであり、良い点もあれば反省・検討すべき点もあるというのが実状である。

研究テーマについては発表予定者の決定を尊重しているため、テーマの傾向は多岐に渡っている。今は毎回手さぐりの状態であるが、今後それぞれのテーマの傾向に合わせた、よりよい進行方法のパターンが見えてくるのではないかと綾屋は推測している。

**▼Discussion〈5個人で研究を発表した感想〉へ**

## Necco当事者研究会テーマ一覧

| 回 | 開催日 | テーマ |
|---|---|---|
| 1 | 8月昼の部（2011.8.10） | 1：私が他者から「この人、困った人だな〜」と思われたり言われたりするとき<br>2：仕事に行けないくらい自分を疲れさせて追い込むとしたら、どんな方　法が効果的か？ |
| 2 | 8月夜の部（2011.8.22） | 私が過ごしやすいコミュニケーションルールを考えよう |
| 3 | 9月夜の部（2011.9.12） | ものから受ける「感じ」が共通するかについての研究 |
| 4 | 9月昼の部（2011.9.28） | 「片づけられない」ってどんな感じ？ |
| 5 | 10月夜の部その1（2011.10.3） | どうすれば異性に関心を持たれるか |
| 6 | 10月夜の部その2（2011.10.17） | ネット上でのコミュニケーションにおけるトラブル |
| 7 | 10月昼の部（2011.10.19） | ノリに乗れない |
| 8 | 11月夜の部（2011.11.7） | 自尊心の向上 |
| 9 | 11月昼の部（2011.11.16） | 思考が飛んでしまうのはどうしてだろう |
| 10 | 12月夜の部（2011.12.12） | 接客業が苦手なのはどのようなときか |
| 11 | 12月昼の部（2011.12.21） | 私は話せていない！ |
| 12 | 1月昼の部（2012. 1.18） | 感情の加速モードの研究 |
| 13 | 1月夜の部（2012. 1.30） | マイ・ジェットコースター・シンドローム |
| 14 | 2月昼の部（2012. 2.15） | 再考「こだわりが強い」 |
| 15 | 2月夜の部（2012. 2.27） | 電気ショック治療後の性的指向の変化 |
| 16 | 3月夜の部（2012. 3.12） | 記憶1：覚え過ぎ |
| 17 | 3月昼の部（2012. 3.21） | 記憶2：思い出し過ぎ |
| 18 | 4月夜の部（2012. 4. 2） | 記憶3：覚えな過ぎ |
| 19 | 4月昼の部（2012. 4.18） | 記憶4：思い出せな過ぎ（忘れ過ぎ） |
| 20 | 5月夜の部（2012. 5. 7） | 記憶5：まとめ1 |
| 21 | 5月昼の部（2012. 5.16） | 記憶6：まとめ2 |
| 22 | 6月夜の部（2012. 6. 4） | 性を語るワークショップ（女性限定） |
| 23 | 6月昼の部（2012. 6.20） | 「疲れる」って何？ |
| 24 | 7月夜の部（2012. 7.2） | 一人のときに始まる苦しいぐるぐる思考 |
| 25 | 7月昼の部（2012. 7.18） | この一年を振り返って |
| 26 | 8月夜の部（2012. 8.6） | お酒で助かること困ること |
| 27 | 8月昼の部（2012. 8.22） | 人と暮らす1：親と暮らす |
| 28 | 9月夜の部（2012. 9.3） | 人と暮らす2：仲間と暮らす |
| 29 | 9月昼の部（2012. 9.19） | 人と暮らす3：自分一人の時間と空間、確保できてる？ |
| 30 | 10月夜の部（2012. 10.1） | 人と暮らす4：パートナー（夫婦・恋人ほか）と暮らす |
| 31 | 10月昼の部（2012. 10.17） | 人と暮らす5：「自分のキャラ（自己像）」がわからない |
| 32 | 11月夜の部（2012. 11.5） | 人と暮らす6：ひとりで暮らす |
| 33 | 11月昼の部（2012. 11.21） | 集中できるとき／できないとき |
| 34 | 12月夜の部（2012. 12.3） | 「落ち着きがない」ってどんな感じ？ |

注：本稿執筆時は第15回までだが、それ以降も参考までに揚げた。

# ③ 研究会の研究

## ■□■ 「研究会の研究」班が自然発生していく

発表予定者との事前打ち合わせが終わった後や、当事者研究会の終了後、Necco のフリースペースにて綾屋は、当事者研究会に対して積極的に意見を述べてくれる参加者二、三名と話をする機会を数回得た。

八月末に一回、九月末に一回と続いたところで、一〇月の末にはそのような有志で集まって、当事者研究についての情報交換や今後の進め方などを話し合う会が設けられた。その日は、その場に偶然居合わせたメンバーも含め、計一〇人が参加することとなった。話題としてあがったのは、

・研究会の新たな進行パターンの提案（ことこ）
・ホワイトボードを購入したので利用可能になったという報告（金子）
・深まっていく研究ではなく自分語りで終わってしまっていることへの疑問（トウコ）
・参加者が多すぎるのではないかという指摘
・遅刻・見学者への対応方法の検討、質疑応答ができていないことへの不満
・参加者が研究会に求めていることに多様性があることとの指摘（重太朗）

などであった。その後、一一月、一二月も月一回のペースで引き続き、「当事者研究の研究」班が集うこととなった。

ひと通り問題点は指摘されるものの、それに対する意見はさまざまであり、結果的に問題点の共有と記録を行い、解決は保留ということがほとんどである。仮に一〇個問題点が指摘されても、次回に変更を試みることが可能なものは一つあるかどうかであり、様子見の部分も多い。

しかしこれは大事なことなのではないかと綾屋は考えている。なぜなら一般社会と同じように効率や成果を重視して早々に解決してしまうと、私たちが一般社会に居場所がないのと同様に、今度は私たちが仲間の誰かの居場所をなくしてしまいかねないからである。そのような負の連鎖を生み出さずに済むルールがあるのかどうか、私たち自身にもわからず、まさに今、組み立てていこうとするときに大切なのは「問題は、起きてみてからゆっくり考える」という後手後手の運営と、自然にしていてどこまで変わるのかを眺めるように待ってみる構えではないだろうか。「試行錯誤しながらでも、失敗しながらでも、大丈夫」という、のんびりと長い目でかかわっていく構えを共有し、協力してもらえることを綾屋は参加者たちに願っている。

当事者研究の研究班が自然発生したことに対して、班のメンバーの一人であることこは「すごく助かっています。これがなかったら悶々していた気持ちを一人で家に持ち帰っていたかもしれない」「綾屋さんの考えている方向性やみんなの疑問を反省会で共有したメンバーが、その次の研究会に参加する、ということを始めてから、研究に対する興味・関心の向き方がそろってきたんじゃないかなと思った。安心して研究の方向に進んでいる気がする」と後述している。

同様に班のメンバーの一人であるトウコも、「こういうフィードバックの会はほしいかもしれない。

疑問点はそのときにはまとまらなくて、ぐるぐると考えてしまう回路は後から出てくるから、日を置いてもう一回反省会がほしい」「今は何人かが固定メンバーみたいになっているけれど、ときどきまた「反省会やろう」「研究会の研究しよう」っていう声掛けをしたら、また今、入りたい人がくるかもしれない」と述べている。

## 仲間によって急に課題が解決する

悩みながらも保留にしていた課題が、あるとき急に解決したケースを二例あげよう。

まず、開会した八月当初から「マイクが回ってきたときに話が長くなってしまう人は三分まで」というルールを定めておいたものの、実際に話を遮るのは綾屋にとってかなり難しい、という課題があった。話が長くなっている参加者の発言中に、別の参加者が綾屋に対して「あの人の発言、三分過ぎていますよ」とメモや小声で、心配したりイライラしたりしながら指摘することも二、三回あった。

しかし話が長くなるケースにもいろいろあり、同じ話の繰り返しになって本人も止められずに困っているようだから止めてもよさそうだと思える場合もあれば、慎重に言葉を探りながらたどたどしく話しているのでまだ待ちたいと思う場合もあるため、どのように中断を促せば相手を傷つけずに済むのか具体的な方法がわからず、綾屋は躊躇していたのだった。

それが一二月に突如、解決の兆しとなるエピソードが生じた。一二月二一日に行われた第一一回の当事者研究会の内容は、「私は一見、口数も多く、うまく話せているように見えるけれど、ちゃんと話したいことを伝えられているわけではない」というもので、発表者のトウコは「なぜ私は話すのが長くなるのか」についても研究していた。その日の参加者は二一名だったが、そのうち特に、発表内容に対し

て共感的で、明るく笑いながら参加している仲間たちが二、三名いた。そのおかげで綾屋も意見を求めてマイクを回す際、

「止まらない感じの方は、三分くらいをめどに、よろしくお願いします」

といういつもの説明を、いつもより気軽な気分で少し笑いながら話した。

するとと初参加のヤスタケが
「ぷっ（笑）、自分でも計っとこ」

と笑った。そこにNeccoのカフェ営業などを担当している当事者スタッフが
「砂時計二つありますよ、三分計」

と、紅茶やハーブティを淹れる際に使用している砂時計を取り出しながら声をかけたところ、

「あ、砂時計いいかも」

「目に見えるしね」

「iPhoneだとデジタルだから（わかりにくいし）ね」

と笑いながら会話が交わされ、ヤスタケは砂時計を手に取った。

テーマに共感する仲間同士のやりとりによって新しいルールが決まっていく様子を見て、綾屋はわくわくと嬉しい気持ちになった。そして「なんだ、進行者が測るのではなく、気軽に砂時計を手に取ってもらって自分で測ってもらえばいいのか。今度からはマイクと一緒に砂時計を回してもいいのかもしれない」と気づかされた。それは当事者研究の発表内容が自然と研究会の進行方法を更新した、貴重な瞬間であったと綾屋は感じている。

## ■□■ 質義応答と「言いっぱなし聞きっぱなし」の両立

もう一つの課題は、一〇月の段階で発表者のめいからあがっていた「言いっぱなし聞きっぱなしではなく質疑応答のやりとりがしたい」というものだった。しかし多くの依存症自助グループで実践されてきた「言いっぱなし聞きっぱなし」の利点は、自分が話すときに相手の目を見たり参加者の顔色をうかがったりすることをやめ、自分の発言がその場に適しているかを気にしなくてよいことや、相手の発言中にうなずいたり微笑んだりする配慮をせずに済むことにあると感じていた綾屋は、言語以外のやりとりの負荷をできるだけ少なくし、「自分が話すこと」「相手の話を聞くこと」に集中できるように、この形式を継続したいと考えていた［綾屋 2011］。

さらに綾屋は「そのルールを変更してやりとりが発生した結果、質疑応答のつもりが矢継ぎ早の言い争いになってしまったら、私では止められない」と躊躇しており、どうすれば質疑応答が安全に成立するのかわからず、希望に応えられずにいた。その後もトウコから「個人の発表に対しては、参加者と発表者が質疑応答をして、内容が深まっていくことが研究になるのではないか」という指摘があり、もっともであると感じた綾屋は、「言いっぱなし聞きっぱなし」の利点を生かしたまま、質疑応答ができる方法を考え続けていた。

それが一一月、次の発表予定者である大橋ケンとの打ち合わせ中に、ふいに解決した。それは「参加者から質問があればなんでも受けつけますよ」という大橋の何気ない一言にあった。綾屋もそれを聞いて気軽な気持ちで、「ありがとうございます。では時間も限られているので、発表後にマイクが一周回るときに、参加者の感想・体験談・質問を好きなように語ってもらい、質問については進行係の私が書き留めておいて、あとからまとめて発表者に答えていただくという方法でよいでしょうか」と答え、「はい、そうですね」という返事とともにあっけなく決まったのだった。

その後の変化についてとことは以下のように述べている。

「初めに「言いっぱなし聞きっぱなし」の状況を見たときは、「言いっぱなし聞きっぱなしだと自分語りに終始してしまうのではないか。もっと研究にフォーカスしたほうがいい」と思っていた。けれど最近は意外と、その人のテーマにフォーカスして話ができるようになっている」。トウコもこのような感想を述べている。「それまでは感想、意見のみで参加者が自分のことだけを話していたから深まらない感じがした。質問って大きいよね。反対の立場の人も発言できるから」。

このように、課題としてあがったときにはうまくいくイメージがつかめず、即時解決できなかったことが、仲間とのやりとりの中で突然、ふわっと解決してしまうことがある。もしかしたら多くの人はこのようなことが当たり前の世界に生きているのかもしれないが、人とのかかわりが乏しかった綾屋には、等身大の自分と仲間との相互作用の中で、一つずつゆっくりと物事が更新していくことそのものが貴重な体験であり、そこに毎回、新鮮な喜びを感じている。

## ■□■「私はできない」──委ね、委ねられる当事者グループ

人とのかかわり方がわからずにきた綾屋は、これまで集団の中で困ったことがあっても、すべて一人で抱え込み、体を壊しては集団を去るということを繰り返してきた。しかしこの当事者研究会では勇気を出して困りごとを仲間に伝えていくようにした。すると誰かがこうしたらいいよと答えてくれた。もしくは困っているということ自体を共有してくれた。それが綾屋にはありがたく感じられた。一人きり

で背負うことを手放し、できない部分について「私はできない」と堂々と公表することは、決して「負ける」「降りる」「無責任」「責任放棄」などということではなく、むしろ人とつながるきっかけになるのだと知ることができた。

長年、誰にも頼れない行動パターンしか知らずにきているので、「仲間に頼る」という新しいオプションのことをすぐに忘れてしまいがちだが、今の綾屋は、困って緊張して自分の殻に閉じこもりそうになるたびに「一人で抱えないで先輩や仲間に相談しよう」と自分に言い聞かせるようにしている。そして今後も、ゆっくりと仲間と共に研究を進めていきたいと考えている。

## 文献


綾屋紗月 2011「アスペルガー症候群当事者の自己感と当事者研究の可能性」『臨床発達心理実践研究』六号、五五-六二頁

綾屋紗月・熊谷晋一郎 2008『発達障害当事者研究——ゆっくりていねいにつながりたい』医学書院

—— 2010『つながりの作法——同じでもなく違うでもなく』NHK出版


＊本章は以下の論文を一部改変したものである。

綾屋紗月 2012「当事者研究会のはじまり——発達障害者を中心とした実践」『こころの科学』二〇一二年三月号（通巻一六二号）、八-一五頁

Discussion

# 当事者研究をやってみた

Necco当事者研究会

**出席者（五十音順）**

**綾屋紗月**（あやや）……Necco当事者研究会発起人。

**伊東重太朗**（重太朗）……都内の会社員。自己診断名は「ジェットコースター・シンドローム＋ペットボトル炸裂症」。気分の上下がとても大きく、上がったときは宗教的な超越体験とも思える幸福な時間を経験することもある。下がったときにはとても激しい鬱に苦しむ。片づけが非常に苦手。飲みかけのペットボトルを部屋に放置することで、何度か爆発させた経験あり。

**佐藤あひる**（あひる）……これまでの人生でいちばん「ノリに乗っている」と思っていた頃に鬱病になる。治りが遅く検査したところ広汎性発達障害と判明。幼少時から動きが鈍い、しつこい、なれなれしい、字義通りに受け取る、空気が読めない、思ったままを言ってしまう、聴覚に影響されやすい、活動的なときとそうでないときの落差が激しい、整理整頓できないといった困りごとがある。

**トウコ**……人間関係の基本をドラマを見て学んだドラマ脳。長期ひきこもりを経てNeccoに出入りするようになる。熊谷の「痛みの勉強会」で、「一人で当事者研究するのは危険。ぐるぐるから抜け出せなくなる」と聞き、自分の数年間の失敗に気づく。その後、綾屋が当事者研究会をNeccoで行うと知り飛びつく。言葉数は多いが常に「話せていない！」感を抱えて生きている。

**ミナリ**……兄弟間での被虐待の経験がある。ポッドキャストで綾屋を知り、右記「痛みの勉強会」をきっかけに研究会に参加。未診断のADD的症状があるが、アディクション、怒りや悲しさや感情の扱い方、自己評価の低さという問題のほうが身近にある。ここ数年、ひたひたと「私の人生はもう終わったんだな」と思っていたが、当事者研究を始めて、「そうとも言い切れないな」と思い始めている。

**やぶちことこ**（ことこ）……四十数年、なにも積み上がらない人生を送ってきていたところへ、べてるの家に関する書籍を読み、「降りていく人生」に共感。その中に出てきた「当事者研究」に惹かれ、興味関心が高まり、その後自身が発達障害であることを自覚。この当事者研究会にはまさにそのタイミングで巡り合う。

**ろしなんて**（ろし）……ADHD当事者。不注意が強く失敗続きで、仕事がうまくいかず、職を転々としている。人間関係などの悩みも多い。ADHDだけではなく、それに関連していろいろな問題が起きている気がしている。発達障害、ADHDという捉え方だけではなく、もっと自分に即した捉え方をしたい、当事者研究でいろいろ試してみたいと考えている。

## 1■探り合いのスタート

**ろし**　実は僕は初め「綾屋さんがどれだけ仕切らないか」を見ていたんだ。効率を求めて規則が増えていくのはもう嫌だからね。

**あひる**　他の当事者会はやることが全部決まっていることが多いんだけど、ここはそれがないのがいいと思う。

**ことこ**　初期設定のルール（二七六頁の図参照）はNGばかりだと息苦しくなってつらかったと思う。OKの項目をあえて提示してあることで安心感を得られているなと思います。

**ろし**　一、二回目あたりは当事者研究がなんだかわからない参加者ばかりで、「あ、なんかイベントやってるんだ〜」ぐらいで顔を出す人が多かった。最初はどうしてもそういう参加者を避けられないですよね。あと、発言についても「言いたいことを言えばいいんだ」と思っていたと思う。単なる感想っぽくなってしまって「自分の言葉で話す」っていうのが難しい……って俺もわかってないけど。その結果、それぞれの過去の人間関係について名前をはっきり出さない形で言い合ったりしていたので、裏の感情とか余計な流れが生じた場面もありました。

**トウコ**　それ第二回だよね。実は当事者研究とは関係ないことで雰囲気が悪くなった。

**ろし**　過去の関係を知らない参加者には、あの場で生じていた大きな感情の動きや話の展開がわかりづらかっただろうね。

**重太朗**　逆に顔なじみの参加者にとっては「ああ、あの話をしているな」とわかるような話をしていたんですよね。

**ろし**　なおかつネガティブな感情や怒りがあった。そういうことがあると、本来の当事者研究とは違ってしまうのかも。

**あやや**　そのような背景を共有してなかったので「この不穏な雰囲気はなんだろう」と思っていました。淡々と意見を出す感じで研究会が進んだらいいなと思っていたんですけれど、毎回集まる人も違って条件が違うからそうはいかないですね。

**トウコ**　うん、顔なじみのところだったらどこでも起こりうることだと思う。

**ミナリ**　私はあのとき、あくまでも研究会に来ていたので、人とつながろうと思っていなかった。だから個人的な関係が持ち込まれているのを見ていると嫌だな、と感じていました。ほかにも慣れ合い感があったり、最後のほうになると、前の人の話を拾ってどんどん脱線していったりしていたので、いい気持ちがしませんでした。

**あひる**　私は参加者たちがそのようなコミュニティ内の争いに対してウェルカムなのか、反対しているのかがわからず、警戒していました。それと、私は当事者研究をボトムアップで言葉を作るものだと思っていたので、「この研究会ではどこまでトップダウンじゃなくてみんなと共に研究するんだろう」ということも気になって、初めのうちは緊張していたんです。あとNeccoに来ている人たちは、当事者研究会以外にもほかのイベントやコミュニティでつながっているから、つきあいの濃淡がある。そのあたりがどういうモードなのかということも心配していました。「俺に一言挨拶しろ」とか「誰に断わってここに来ているんだ」というのがグループによってはあるので。

一方で「みんな一緒にやろうね」という雰囲気だったら安全というわけでもなく、みんな同じであることを強要する「同調圧力」が生まれる可能性も気がかりでした。結果的にはここはそういう場ではなく、そういう不安は一つずつ減っていきました。

**トウコ**　第一回のときはみんなこれまで前例を知らないし、初回なりにワクワク感があって楽しかったんだよね。第二回はそれと比べてしまったせいで、余計にがっかり感も強かったんだと思う。その後、回を重ねるうちにいろんなパターンがあるってことがわかってきて、大丈夫になってきた。今は、何か自分の心にひっかかる言葉を一個でも持ち帰れたら満足できている気がする。今後、研究会はいろいろな興味を持った人同士がそれぞれに集まることによって分裂していくかもしれない。でもそれでまた、それぞれの研究内容を持ち寄って集まればいいんだろうね。

## 2 ■「言いっぱなし聞きっぱなし」の効果

**ことこ**　私は「言いっぱなし聞きっぱなし」がルール化した後から参加したのですが、ルール化する前と後とではどんな風に変わりましたか?

**ろし**　第二回で生じたような内部のいざこざもオープンにして話すとすれば、「まあまあ、じゃあ話してみようか」と舵取りをする人が必要だろうと思うんだけど、今は「言いっぱなし聞きっぱなし」だから方法的にそのような舵取り役はいないことになっている。だからこそもめずに済んでいて、それはそれで大丈夫なんじゃないかと。

**トウコ**　うん。今はマイクを平等に順番に回していくことにしているから、挙手制のパワーゲームも起きなくなったと思う。

**ミナリ**　挙手制だと「他の人がしゃべりにくいならば自

分が場をつなごう」という気持ちで手を上げる善意の気づかいの人もいるかもしれませんが，「言いっぱなし聞きっぱなし」だとそのような気づかいも必要ない。

**ことこ**　私は「仲良くなること」が人と集まる目的だとつらいので，交流や親睦のためではなく，研究を目的に参加できているのがいいなと思う。だから「言いっぱなし聞きっぱなし」には助かっています。

**トウコ**　私も参加者の中に会話したくない人がいるときに心配だったけれど，「言いっぱなし聞きっぱなし」という一定のルールの中で淡々と話すだけだから，「あ，なんだ，大丈夫なんだ」と思った。

**ミナリ**　「言いっぱなし聞きっぱなし」は，話しづらいことや，内面に閉じてしまっていることを人に伝える訓練にもなっていると思う。訓練といっても，「人とスムーズにうまくやっていくため」ではなく，「表現するだけで精一杯」という人にとっての最初の一歩という感じ。不安が強い人たちが多いだろうから，ケンカが起きず，委縮せずに話せる安全な場に近づける効果がある気がしています。

**トウコ**　私は自分のことを「会話でもすぐに反応してやりとりできる」と思っていたけれど，それは相手からすぐに返ってくる言葉に対しての防衛で返事をしていただけなんだよね。でもそれだとスピード重視だから，自分がすぐに扱える言葉の範囲内で反応しなくちゃいけない。それが「言いっぱなし聞きっぱなし」であれば相手の返事はすぐにはこない。そのおかげで「言葉をうまくすばやく出そう」とすることにエネルギーを費やすのではなく，「とりあえず頭に浮かんだことをそのまま出してみよう」くらいで言えるようになった。

**あひる**　「長い目で考える」と明言されているので，いま目の前に広がる状態がすべてではなく，必ず変化するだろうから，逃げなくてもいいと思えるようになった。あと，私がこれまで「自分のことは話さないほうがいい」と思っていた理由の一つには，「この場でみんなのために貢献できねばならない」という利他性に縛られていたというのもありますね。

**ミナリ**　私も「がっかりされるようなことを言ってはいけないのではないか」と思っていました。それが「言いっぱなし聞きっぱなし」ルールのおかげで，自分には不可能だと感じている呪いみたいなものから楽になった。「上手に話せなくてもいいんだ」と思えるようになり，息をつきながらたどたどしくてもしゃべるようになりました。相手の表情を読み取ることも，自分の顔を作ることも必要なく，理解されるための情報ではない話ができるということに驚かされています。フィードバックは返ってこないけれど，ぼんやりと誰かに届いていく安心感もある。

「言いっぱなし聞きっぱなし」を知ってから、そもそもまず人の話をきちんと聞くことを自分ができていないのに気がついた。今はイラッとしても、「ここにそう反応するんだな」と自分の感情を観察したり点検するように変化してきて面白い。

**あひる**　人との会話のやりとりは、自分から出た言葉が、どんどん一人歩きして、違う話になってしまい、向き合えるものではなくなってしまう感じ。でも「言いっぱなし聞きっぱなし」の場合は経験がまずあって、それについての言葉を出してみたときに、言葉が変わらずにそこに在り続ける。痛かった感覚に対して、「痛かった」という言葉が出たら、その「痛かった」という言葉がそのままそこにいてくれるので、その言葉に自分も向き合い続けられる。「痛かった」に「熱かった」も加えていける。誰にも邪魔されない状態でボンッと出せて、そこに化学反応が起きていく感じ。

**ことこ**　私は発言してからしばらく動揺するんだけど、言った瞬間から出した言葉について自分の中で反芻している。人前で自分の言葉を出すことで、自分にもわかっていなかった意味が立ち上がることがあって、それで自分の症状とあらためて向き合える。

**あひる**　それから「言いっぱなし聞きっぱなし」で出た言葉は、確かに自分の出したものなので、人のせいにできない。自分の言葉に責任がとれる。

**ことこ**　自分が言ったことに対して、「あれ？　嘘じゃない？」と思うこともある。「私に起きたことはそんなことじゃなかったでしょ」とか。

**トウコ**　でもそれを受け取るのも自分なわけでしょ。誰にも変えられず。それがいいよね。

## 3 ■ 体調について話すことの効果

**ミナリ**　第三回目から気にする点として増えた項目の中に、「今日の体調を話してみる」というのがありますよね。私はあのおかげで大きく変化したんですよ。

**あやや**　え、そうなんですか？　どんなふうに？

**ミナリ**　私にとって「体調」という話題は、人との会話の中に出さないものだったんです。メンタル面を含めて「状態が悪い」ということは、自分にとって当たり前のことなので、それを人にいちいち言っても仕方ないし、心配されてしまうから家族にも誰にも言えなかった。

**トウコ**　ただ言いたいだけなのに、言うことによって相手に気をつかわせるテーマだよね。

**ミナリ**　はい。言えないことで結果的に「自分の体調を管理する」ということから離れていました。そんな中、

「体調も言ってみてください」と言われて初めて「私の体調ってどうなの？」って感知してみて、「そういえば昨晩は飲みすぎたし、今朝もあわてていたから体調悪い」と言えて。そうして自分の体調を言ってみて初めて「あ、私、体調悪いんだ」と自分の体調に気づきました。次の研究会のときにはそれを覚えていて、また今日の体調を感じて、次もまた考える。そうやって、これまで感知していなかったことを気にし始めたことで、みるみる具合が良くなりました。三回目の研究会のときに「今日はわりと体調が良いです」と言ったあと、自分でとても嬉しかったのを覚えています。

**あやや**　それはすごいですね！　体調を語ることにそんな効果があるとは思いもしませんでした。

**ミナリ**　体調が悪いことに気づくことで、普段でも体調に意識を向けるようになりました。自分で体調を管理するようになったんですね。たとえばアルコール摂取量を記録していくアプリがあるんですけれど、最近ではその記録をつけて、アルコールの量と体調や落ち込みの関係をチェックしたりしています。

**全員**　え、見せて見せて（覗き込む）。へ～、こんなアプリがあるんだ～。

**ミナリ**　「自分が体調を管理する」ということを自覚しないでいる人は、実はものすごく多いんじゃないかな？　そういえば先日、具合が悪くなったんだけど、なぜだか具合の悪さに没入できないんですよね。「言葉にしてみなさいよ」と自分に課している自分がいて（笑）。当事者研究をやっているとそういう効果もあっていいなと思いました。「いま自分に何が起きているのかちゃんと考えてみろ」という感じになる。

**トウコ**　私も客観的な目線を自分に対していつでも出せるようにするモードができた。

**ことこ**　私は体調の話って「なんて当事者研究っぽいんだ！」と思って感動しました。これまで「当事者研究によって自分の症状や起きている現象を実感できるようになるとしたら、それは何年も練り上げられた研究によってだろう」と思っていたんですけど、実は体調について言うだけでも十分、自分の現象を説明できていますよね。本人の言葉で、本人の症状が言えて、本人の実感が立ち上がっている。「これって、当事者研究じゃん！」って思ったんです。

## 4 ■ 言葉にして話すことの効果

**ミナリ**　あひるさんが以前、「発言してみて初めて耳に言葉が返ってきて、「自分はこういうことを考えていたのか」と立ち現れる」と言っていましたよね。それも印象深かった。

**あひる**　うん。声に出してみて初めて気づく。それまで気づかない。言葉にならない間は「ない」んだよね。言葉にしたら初めて「あった」ことになる。他者のことだと「なんてひどい話だ」とわかるんだけれど、自分のことだとひどいことをされているのにわからないんです。それが口で言うことで初めて他人事みたいにわかります。自分のひどい経験を自分が話しているのを聞くことによって、びっくりして具合悪くなるというのもある。

**トウコ**　それは他者がいるときに言葉にするの？

**あひる**　うん。結局、これまで自分から言葉を出したことがないから、自分が言うのを聞いたこともない。「それはひどいね」とか「大丈夫？」などと自分に声をかけたこともない。それで自分で言ったときに驚いてしまう。

**ミナリ**　思った以上に言葉は体に影響するみたい。「この話ならなんとか大丈夫だ」と思って言葉を選びながら言ってみたけれど、思いのほか強い動悸がしてきたとき、「そんなに簡単に話せないんだな」とも思いました。

**あやや**　それでも言葉に出してみないことにはそのさじ加減すらわからない。毎回、試行錯誤だなと思います。

**ことこ**　最初に自分の中のことを外に出したときには「こんなことを言っても大丈夫なんだろうか？」と怖く

て歯がガチガチ鳴ってくるんだけど――今も鳴るんだけど（笑）――最初の頃よりは話せるようになってきている。「一人三分」という時間制限があるおかげで、深く掘り下げすぎて撃沈するっていうことも回避できている気がする。

**ミナリ**　「私のことを知ってほしい」と思う宛先としての他者とは全然関係ない他者がぜったい必要だってことが、参加しているうちにだんだんわかってきました。他者がいる中で話すことによって客観性を少し入れた中で「どうすればあの感じが通じるかな」と考えながら言葉を獲得していくことによって、結果的には人とつながることができる気がしています。人に伝わる形で言葉を持つことがとても大切だと思うようになりました。

## 5■個人で研究を発表した感想

**トウコ**　話すときって、いつもは何かの役割を演じようとして、そこからズレた「しくじった感」があるんだけど、綾屋さんに言われた「長期的にみていこう」という構えがよくて、個人発表の事前準備で綾屋さんと二時間話したときは立派な答えを出そうと思わなかった。だから話した後に「しくじった感」がなかった。これまで人と話しているとズレていることが多くて、話したり発表したりするのが苦手になっていったんだけど、「人に話すことが苦痛だけじゃないんだ」ということを思い出す感じ。ここなら何を出しても当事者研究だから大丈夫だなと思った。その後、綾屋さんが私の話をまとめてくれたものを読んだときは、「あんなにバラバラに話をしたのに、話がつながっている！」と驚きました。ぜんぜん関係ない話をぽんぽん出していたところから、自分以外のフィルターで自分のことがまとめられていくってすごい。

発表を聞いているだけのときは「もっと研究したい。多くて一五人くらいでいいんじゃないかな。マイクは最低三回くらいは回したいのに、今は多くて二回しか回らないし」とかいろいろ疑問だらけだったの。だけど、聞いているのと発表するのとでは大違い。発表してみると、みんなが聞いてくれることや、思いのほか通じていること、ちゃんとそれぞれが考えてくれることが嬉しかった。発表する側にとっては確かに研究になっていた。発表すると別のことが見えてくる。みんなも一回は発表する側になってみたらいいと思った。自分のことを言葉にするのを諦めていたけれど、まずは言ってみなくちゃ始まらないんだと思った。

**あひる**　発表が終わると自分が知っていると思っている経験自体が変わるし、見え方が変わるよね。発見は聞く立場のときにもあって、私はテーマを事前に聞いて「自分とは違うだろう」と思って全然期待せずに行ったのに、思いきり自分のことが話されているみたいで驚いたことがある。

**トウコ**　話してみた後は、「なんで苦しみをギューッと握りしめて縮こまっていたんだろう」と思えた。その手をパッとひらくことで、私の中で「あれもこれもこんがらがって切り離せない」と思っていた塊にヒビがはいったかもしれない。それは当事者研究で大事なことだと思った。かつて自分がひきこもり状態だったときは言語化がめんどくさいときだったんだと思う。一切がいやになっていて、「伝えるの、無理」と思ってひっこんだ。でもここではとりあえず放出している。「言葉を投げてみよう」と思えるような人たちに出会えた。それで当事者研究を始めてから自分のことをしゃべるようになった。

**重太朗**　私は最初、まず疾患名ありきで、聞きかじりの精神医学用語を多用して、二五ページもの資料を作成してしまいました。しかし、他の方のNecco当事者研究やべてるの家のメンバーが中野で開催したセミナーに参加してわかったのは、当事者研究においては、「自分の困りごとを自分の言葉で説明すること」が大事だということでした。

大量の資料は泣く泣くお蔵入りとしましたが、専門用語をいっさい使わないという自分縛りをかけて、一から自分の症状を説明することを始めました。これはとても自分自身とその障害を知る勉強になりました。しかし課題もありました。一回目は聴衆がどこで反応するかわからず、自分の発言の効果もあまり期待せず、比較的淡々と行えましたが、二回目は、どうしても前回「笑い」を誘った部分を強調してしゃべってしまいました。またサクセスストーリーのような語り口調になってしまい、現在進行形の困りごとのようには捉えられなかったとの意見も聞かれました。このあたりは、他の方の意見を聞いてみて今後の研究につなげたいと思っています。

**あひる**　私は小さいときから悩んできて、何十歳になってもこういう自分の内面の話はやりとりしてもらえないんだと思ってきた。それが当事者研究会で日常的にはしゃべらない内容のことをしゃべってみて、きちんと言葉を返してもらったことで、まともに取り合ってもらっている感覚を初めて得られた。こういうときに生まれてよかったと思うよ。

**トウコ**　ある人の発表に対して、質問者が綾屋さん一人だけだった回があったんだけど、そのとき、「あ、その角度からの質問では発表者の深い話を引き出すのは無理だ」と思ったことがあった。「私のほうが今日の発表者の話していることを、もっとわかっている。私だったらこう質問するのに」と歯がゆかった。質問の仕方によって引き出されるものが変わる。私だって意外と引き出せるかもしれない。そういうのがおもしろいよね。

エピローグ●熊谷晋一郎
当事者研究が語り始める

他者に向けて、これまで一度も表現してこなかった自分自身の経験を語り始める。上げるでもなく、下げるでもなく、ただ、知りたいという関心を寄せ続けてくれる他者のたたずまいに促されるようにして、私は、言葉を探る。

否定されれば痛い。共感されれば嘘くさい。

どうせ私のことなんか誰もわかってくれない、というおびえの中で、恐る恐る不定形だった経験に形を当てはめてみる。ある表現は、他者に受け止められず素通りする。言いよどみながらも、いろいろな言葉や動きを試してみるうちに、その表現のいくつかが目の前の他者に、はっきりと、強く受け止められる。その瞬間、あるのかどうかもはっきりしなかった体験に、輪郭が与えられる。そして、表現を与えられたことによって、私は、私の体験が何であったのか、ひいては私が何だったのかを、以前よりもいっそう明確に知ることになる。

むろん、言葉が体験のすべてを言い尽くしているということはめったにない。むしろほとんどの場合は、どんなに言葉を尽くしても、十分に表現しきれない部分を残すことになる。しかしだからといって、体験を言葉にするということは、フラストレーションだけを伴うものではない。言葉にして初めて、体験は、確かに存在したものとして承認され、そこで初めてフラストレーションが解消するという場面もたくさんあるのである。そしてこれまで、「どうせ私のことなんか誰もわかってくれない」とつぶやいてきた他ならぬ自分自身が、自分自身のことを十分に理解していなかったと知る、ということも。

*

この本は、当事者研究にとっての他者――現象学、教育学、医学など――を前にして、当事者研究が、自分自身についておずおずと語り始めた記録であると言えよう。言い換えるならば、当事者研究が、自らの実践がなんであるかについてこれまで言葉にしてこなかった部分を、他者を前にして、当事者研究してみた試みである。

すでに、自分のことを十分に理解してくれている他者に対しては、表現など必要ない。いまだ十分に理解しあえていない他者がいてくれてこそ、当事者研究は可能になる。当事者研究という実践の総体が「どうせ私のことなんか誰もわかってくれない」「理解されなくても構わない」という私秘的で、密室的な空間になることなく、外部とのつながりに開かれたものであり続けるためには、当事者研究自体が当事者研究をし続ける必要がある。本書のタイトルである当事者研究の研究に込められた意図はそのようなものである。

これまで当事者研究は、明示的にマニュアルをつくったり、自分の実践がなんであるかについて語ったりということを、あまり積極的にはしてこなかった。本物の当事者研究と、本物でない当事者研究という線引きを行わなかったおかげで、「研究」というキーワードに共感した多様な人々に担われながら、当事者研究は多様な方法で急速に広まりつつある。しかし一方では、明示的なマニュアルを持たない柔軟な実践が持つ危うさというものもあるだろう。

脳性まひという障害を持って生まれた私は、物心つく前から日常的にリハビリテーションを受けていた。当時は、リハビリテーションのやり方についてさまざまな技法が乱立していた。漏れ聞くところによると、それぞれの技法は互いに相手のやり方を批判し、「自分こそが、正しいリハビリテーションである」と主張しあうこともあったという。

とりわけ、明示的な方法論も持たず、職人的な技法で行うリハビリテーションは、創始者がカリスマ化しやすく、その弟子同士が「私こそが、創始者の技術の正当な継承者である」と言わんばかりに敵対しあう傾向にあったようだ。創始者自身は、リハビリテーションを柔軟なものとして捉えているにもかかわらず、弟子の代になると「このやり方こそが、正しいのである」という教条主義的な態度になっていくというのは、分野を超えてよく見かける風景だろう。

柔軟さを重んじる技法であるほど、それが継承されるにつれて硬直化していくという普遍的な傾向に、当事者研究も絡め取られていかないためには、ある程度の明示化を怠ってはならないのではないかと、私は感じている。周囲から切り離され、他者に向けて自分自身について語ることを怠った実践は、容易に、自分自身がなんであるかについて見失ってしまうものなのではないだろうか。

＊

当事者研究を行うときに、聞き手である他者は多いほうがよいと、よく言われる。なぜかというと、一部の聞き手に対してのみ語っているのでは、その聞き手が理解できる部分でしか語りが受け止められないことになるからだ。また、聞き手が多いほうが、さまざまな視点からのフィードバックをもらうことで研究がより複眼的（客観的）なものになる可能性が高まるとも言える。

さらに、つながりという面から見ても、聞き手が固定しすぎてしまうと「この人だけは私のすべてを理解してくれる！」と「信じていたのに全然理解してくれていない！」との間を行き来する振幅が激しくなりがちだ。するとそこに密室的な人間関係が発生してしまい、それ以外の他者とのつながりがかえって阻害されてしまうということも起きうる。

同様のことは、当事者研究の研究についても言える。おそらく、当事者研究は今後、さまざまな外部の実践領域とのつながりに開かれていく。そのとき、当事者研究に対して好意を寄せてくれている実践領域であればあるほど、その他の領域から当事者研究を守ろうとして、「僕こそが、君のことをいちばん理解しているんだよ」「あんな領域とは組まないほうがいいよ」と言わんばかりに当事者研究を囲い込み、〝ニコイチ〟（ダルク女性ハウス）の関係に陥るということも起きるかもしれない。そして、当事者研究自身も、すでにエスダブリッシュされた実践領域の庇護のもとに、排他的に身を委ねてしまいたいという誘惑に駆られてしまうかもしれない。

しかし、私たち当事者研究は、したたかに八方美人に、多くの領域とつながっていこう。

私たちは、弱さで集まった仲間たちである。弱い私たちは、他者に頼らなくては生きていかれないということを自覚している。私は入浴介助を受けているとき、無防備な裸の身体を介助者にさらしながら、ときおり「相手が力にものを言わせて私に襲いかかったら、ひとたまりもないな」という自明の現実を思い出すことがある。

当事者運動は、弱い私たちが、他者に頼りながらも他者に支配されないために、「別にあなたのほかにもたくさんいるからいいのよ」とばかりに「数」で勝負するという叡智を産み出してきた。弱い私たちがつながっていくためには、どことつながるかという問題だけでなく、いやそれ以上に、どれだけ多くとつながるかということが重要であるということを、当事者はこれまで、身をもって経験してきたのではなかったか。

私は、他の誰にも回収されたり、支配されたりできない「ひとり」であると同時に、ひとりでは自分のことを十分に理解できず、また、生きてもいかれない存在である。それと同様に当事者研究もまた、他のどのような領域にも回収されたり、支配されたりできない固有の実践であると同時に、それ単体では、自分がどのような実践なのかについて理解することができず、また、実践を維持し続けることもできないものであろう。

当事者研究だけでなく、当事者研究の研究もまた、今後ますます広がっていくだろう。私同様、当事者研究もまた、「自分自身で、共に」あるものなのだから。

# おわりに

本書の成立の経緯について少し述べておきたい。

本書の企画は、東京大学グローバルCOEプログラム「共生のための国際哲学教育研究センター」（UTCP）サブプログラム（「科学技術と社会」）の活動の一環として立ち上がってきたものである。このサブプログラムでは、二〇一〇年六月から二〇一二年三月まで、「コミュニケーションとリハビリテーションの現象学」研究会やUTCP×べてるの家討論会「当事者研究の現象学」などを開催してきた。

編者の石原はUTCPの事業推進担当者として、特任研究員であった池田とともに研究会・討論会の運営に携わり、河野、綾屋、熊谷は、共同研究員として研究会に参加してきた。本書はそうした研究討論の積み重ねをさらに発展させ、形にすることをめざして企画したものである。

UTCPの研究会では、著者たち以外にも、多くのスタッフや院生、外部の講演者、そして一般の参加者の方々に議論に参加していただいた。直接本書の内容には反映されていないが、研究会という場そのものが、本書の成立の背景となっている。研究会に参加していただき、共に場をつくりあげることにご参画いただいたすべての方に感謝申し上げたい。

また、医学書院の白石さんには、向谷地さんを含むさまざまな方をご紹介いただき、研究会の運営にご協力いただいた。本書の企画・編集でももちろん、最初から最後までお世話になった。また、本書を「シリーズケアをひらく」の一冊として出版していただいたことには感謝している。「シリーズケアをひらく」は、『べてるの家の「非」援助論』や『べてるの家の「当事者研究」』、綾屋・熊谷の『発達障害当事者研究』、熊谷『リハビリの夜』、上岡陽江・大嶋栄子『その後の不自由』など、当事者研究の歴史を語る上で欠かせないテキストを世に送り出してきたものであり、そのシリーズとして本書が出版されることは感慨深い。

私自身にとって、『べてるの家の「当事者研究」』と『発達障害当事者研究』との出会いは衝撃的なものだった。本書第3章で池田が論じているように、当事者研究は哲学的実践、特に現象学的実践と近いものがある。むしろ、哲学的実践・現象学的実践そのものであると言える。自身の体験から出発して、語りを通して他者の体験との共通点や普遍的な側面を探り、概念化していくという当事者研究の実践は、まさに現象学的な実践そのものだろう。

これまで現象学は、しばしば精神病理や身体障害を扱ってきた。しかしそうした研究の多くは、病理や障害を参考にしながら、正常な意識や身体のあり方を探るものか、あるいは、障害を正常からの「変容」として捉えようとするものだったように思う。当事者研究は、従来の現象学的精神病理学などとはまったく異なった視点から、障害に関する知をつくりだしつつある。もちろん、当事者研究は、哲学のみならず、精神医学や社会福祉学、社会学などさまざまな専門知のあり方の再考をも迫るものであろう。

べてるの家から始まった当事者研究という実践は、世界に例を見ない、きわめてユニークな実践である。このユニークな知的実践を目の当たりにして、専門知の側がどのように応えていくのかが問われている。今後さまざまな専門知が、当事者研究が突きつけている課題に対して応答していくことを期待したい。

石原孝二

**石原孝二**（いしはら・こうじ）
東京大学大学院総合文化研究科・准教授。東京大学大学院人文社会系研究科博士課程修了。博士（文学）。研究領域は、科学技術哲学、現象学、精神医学の哲学、障害の哲学など。論文・著訳書に Learning from tojisha kenkyu: Mental health "patients" studying their difficulties with their peers.(T. Shakespeare 編 *Disability Research Today. International Perspectives.* London: Routledge 所収)、『共生のための障害の哲学　身体・語り・共同体をめぐって』*UTCP Uehiro Booklet*（共編著）、ギャラガー・ザハヴィ『現象学的な心』（共訳）勁草書房、『クレイジー・イン・ジャパン』（共監訳）医学書院など。

**河野哲也**（こうの・てつや）
立教大学文学部・教授。慶應義塾大学文学研究科後期博士課程修了、博士（哲学）。専門は現象学と心の哲学。主著に『エコロジカルな心の哲学』勁草書房、『心は〈からだ〉の外にある』NHK 出版、『暴走する脳科学』光文社、『意識は実在しない』講談社、『道徳を問いなおす』ちくま新書、『エコロジカル・セルフ』ナカニシヤ出版、『クレイジー・イン・ジャパン』（共監訳）医学書院など。

**池田喬**（いけだ・たかし）
明治大学文学部・准教授。東京大学大学院人文社会系研究科博士課程修了。博士（文学）。専門はハイデガーを中心とする現象学。現在の主な関心は、自立／依存の概念をめぐる倫理学、政治哲学、当事者研究における議論。著書に『ハイデガー　存在と行為』創文社、『生きることに責任はあるのか』（共編著）弘前大学出版会、『始まりのハイデガー』（共編著）晃洋書房など。

**向谷地生良**（むかいやち・いくよし）
浦河べてるの家理事、北海道医療大学教授。北星学園大学社会福祉学科卒業後、浦河赤十字病院でソーシャルワーカーとして勤務。当事者と教会の一室に住み込み、1984 年に彼らとともに「べてるの家」を設立。現在は北海道医療大学教授も兼務。主な著書に『「べてるの家」から吹く風』いのちのことば社、『安心して絶望できる人生』（共著）NHK 出版、『統合失調症を持つ人への援助論』金剛出版、『技法以前』医学書院など。

**綾屋紗月**（あやや・さつき）
東京大学先端科学技術研究センター・特任研究員。自閉スペクトラム症（アスペルガー症候群）当事者。発達障害者同士で当事者研究を行う「おとえもじて（旧 Necco 当事者研究会）」を開催中。著書に『発達障害当事者研究』（共著）医学書院、『つながりの作法』（共著）NHK 出版、『増補　前略、離婚を決めました』イースト・プレスなど。

**熊谷晋一郎**（くまがや・しんいちろう）
東京大学先端科学技術研究センター准教授、小児科医。新生児仮死の後遺症で脳性まひに。東京大学医学部卒業後、病院勤務、東京大学大学院医学系研究科博士課程での研究生活を経て現職。科研費プロジェクトとして「当事者研究による発達障害原理の内部観測理論構築とその治療的意義（新学術）」の代表をつとめる。著書に『発達障害者当事者研究』（共著）医学書院、『リハビリの夜』医学書院、『つながりの作法』（共著）NHK 出版。

**Necco 当事者研究会（現：おとえもじて）**
東京都新宿区西早稲田にオープンした日本初の「大人の発達障害当事者による、大人の発達障害当事者のため」の居場所“Alternative Space Necco（オルタナティブスペース・ネッコ　http://neccocafe.com/)”のフリースペースを借りて、2011 年 8 月よりスタートした当事者研究会。2015 年 8 月からは活動拠点を東京大学先端科学技術研究センター内の「当事者研究 Lab.」に移し、新名称「おとえもじて」として引き続き活動中（http://otoemojite.com/）。

シリーズ ケアをひらく

当事者研究の研究

発行　2013年2月15日　第1版第1刷 ©
2024年6月15日　第1版第5刷

編者　石原孝二

発行者　株式会社　医学書院
代表取締役　金原 俊
〒113-8719　東京都文京区本郷1-28-23
電話 03-3817-5600（社内案内）

装幀　松田行正＋日向麻梨子
印刷・製本　アイワード



ISBN978-4-260-01773-2


テキストデータ引換券
当事者研究の研究

●本書のテキストデータを提供します。

視覚障害、読字障害、上肢障害などの理由で本書をお読みになれない方には、電子データを提供いたします。
・200円切手
・返信用封筒 ( 住所明記 )
・左のテキストデータ引換券 ( コピー不可 ) を同封のうえ、
下記までお申し込みください。
［宛先］
〒113-8719 東京都文京区本郷1-28-23
医学書院看護出版部
『当事者研究の研究』テキストデータ係

本シリーズでは、「科学性」「専門性」「主体性」といったことばだけでは語りきれない地点から《ケア》の世界を探ります。

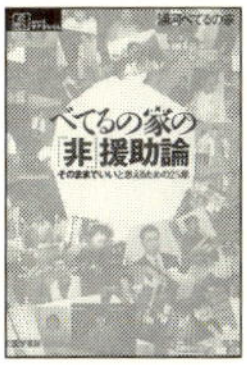


**べてるの家の「非」援助論：そのままでいいと思えるための25章**●浦河べてるの家●2000円●それで順調！———「幻覚＆妄想大会」「偏見・差別歓迎集会」という珍妙なイベント。「諦めが肝心」「安心してサボれる会社づくり」という脱力系キャッチフレーズ群。それでいて年商1億円、年間見学者2000人。医療福祉領域を超えて圧倒的な注目を浴びる〈べてるの家〉の、右肩下がりの援助論！

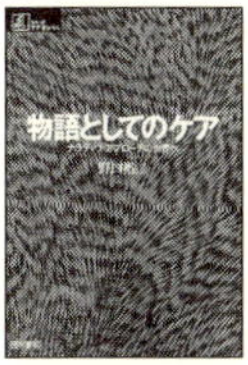


**物語としてのケア：ナラティヴ・アプローチの世界へ**●野口裕二●2200円●「ナラティヴ」の時代へ———「語り」「物語」を意味するナラティヴ。人文科学領域で衝撃を与えつづけているこの言葉は、ついに臨床の風景さえ一変させた。「精神論 vs. 技術論」「主観主義 vs. 客観主義」「ケア vs. キュア」という二項対立の呪縛を超えて、臨床の物語論的転回はどこまで行くのか。

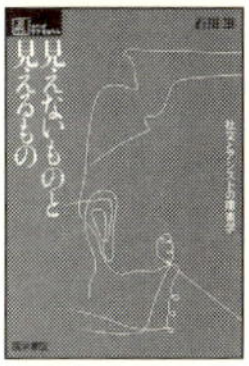


**見えないものと見えるもの：社交とアシストの障害学**●石川准●2000円●だから障害学はおもしろい———自由と配慮がなければ生きられない。社交とアシストがなければつながらない。社会学者にしてプログラマ、全知にして全盲、強気にして気弱、感情的な合理主義者……〝いつも二つある〟著者が冷静と情熱のあいだで書き下ろした、つながるための障害学。

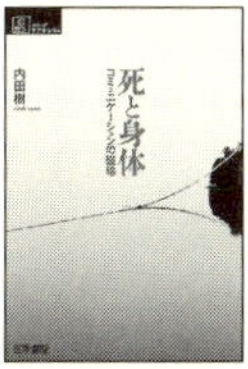


**死と身体：コミュニケーションの磁場**●内田 樹●2000円●人間は、死んだ者とも語り合うことができる———〈ことば〉の通じない世界にある「死」と「身体」こそが、人をコミュニケーションへと駆り立てる。なんという腑に落ちる逆説！「誰もが感じていて、誰も言わなかったことを、誰にでもわかるように語る」著者の、教科書には絶対に出ていないコミュニケーション論。読んだ後、猫にもあいさつしたくなります。

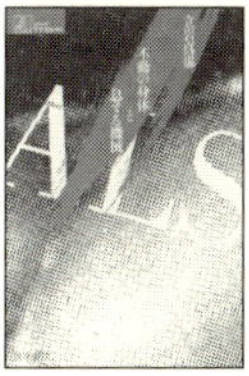


**ALS 不動の身体と息する機械**●立岩真也●2800円●それでも生きたほうがよい、となぜ言えるのか———ALS当事者の語りを渉猟し、「生きろと言えない生命倫理」の浅薄さを徹底的に暴き出す。人工呼吸器と人がいれば生きることができると言う本。「質のわるい生」に代わるべきは「質のよい生」であって「美しい死」ではない、という当たり前のことに気づく本。

❸

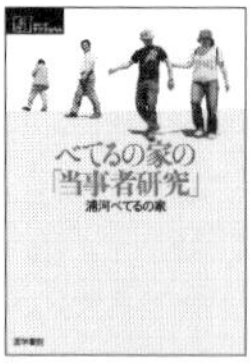


**べてるの家の「当事者研究」**●浦河べてるの家●2000円●研究？ ワクワクするなあ―――べてるの家で「研究」がはじまった。心の中を見つめたり、反省したり……なんてやつじゃない。どうにもならない自分を、他人事のように考えてみる。仲間と一緒に笑いながら眺めてみる。やればやるほど元気になってくる、不思議な研究。合い言葉は「自分自身で、共に」。そして「無反省でいこう！」

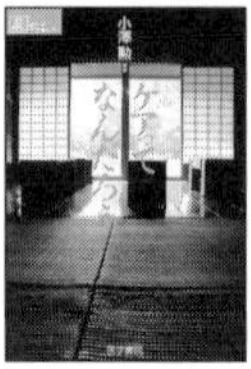


**ケアってなんだろう**●小澤勲編著●2000円●「技術としてのやさしさ」を探る七人との対話―――「ケアの境界」にいる専門家、作家、若手研究者らが、精神科医・小澤勲氏に「ケアってなんだ？」と迫り聴く。「ほんのいっときでも憩える椅子を差し出す」のがケアだと言い切れる人の《強さとやさしさ》はどこから来るのか―――。感情労働が知的労働に変換されるスリリングな一瞬！

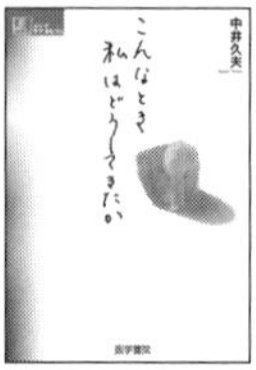


**こんなとき私はどうしてきたか**●中井久夫●2000円●「希望を失わない」とはどういうことか―――はじめて患者さんと出会ったとき、暴力をふるわれそうになったとき、退院が近づいてきたとき、私はどんな言葉をかけ、どう振る舞ってきたか。当代きっての臨床家であり達意の文章家として知られる著者渾身の一冊。ここまで具体的で美しいアドバイスが、かつてあっただろうか。

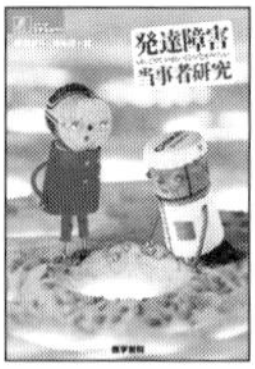


**発達障害当事者研究：ゆっくりていねいにつながりたい**●綾屋紗月＋熊谷晋一郎●2000円●あふれる刺激、ほどける私―――なぜ空腹がわからないのか、なぜ看板が話しかけてくるのか。外部からは「感覚過敏」「こだわりが強い」としか見えない発達障害の世界を、アスペルガー症候群当事者が、脳性まひの共著者と探る。「過剰」の苦しみは身体に来ることを発見した画期的研究！

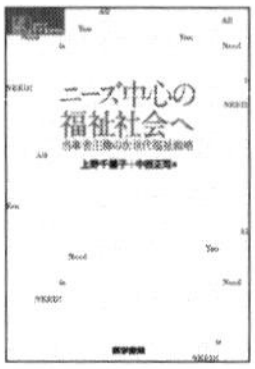


**ニーズ中心の福祉社会へ：当事者主権の次世代福祉戦略**●上野千鶴子＋中西正司編●2200円●社会改革のためのデザイン！ ビジョン!! アクション!!!―――「こうあってほしい」という構想力をもったとき、人はニーズを知り、当事者になる。「当事者ニーズ」をキーワードに、研究者とアクティビストたちが「ニーズ中心の福祉社会」への具体的シナリオを提示する。

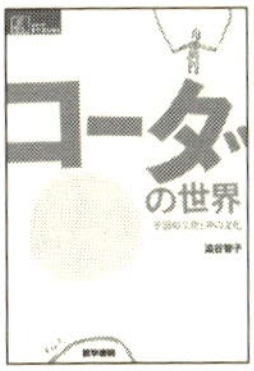


**コーダの世界：手話の文化と声の文化**●澁谷智子●2000円●生まれながらのバイリンガル？———コーダとは聞こえない親をもつ聞こえる子どもたち。「ろう文化」と「聴文化」のハイブリッドである彼らの日常は驚きに満ちている。親が振り向いてから泣く赤ちゃん？ じっと見つめすぎて誤解される若い女性？ 手話が「言語」であり「文化」であると心から納得できる刮目のコミュニケーション論。

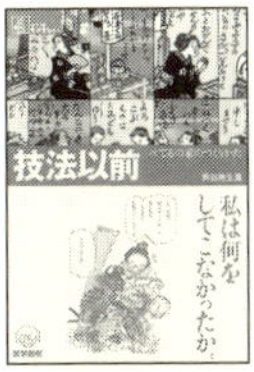


**技法以前：べてるの家のつくりかた**●向谷地生良●2000円●私は何をしてこなかったか———「幻覚&妄想大会」をはじめとする掟破りのイベントはどんな思考回路から生まれたのか？ べてるの家のような〝場〟をつくるには、専門家はどう振る舞えばよいのか？ 「当事者の時代」に専門家にできることを明らかにした、かつてない実践的「非」援助論。べてるの家スタッフ用「虎の巻」、大公開！

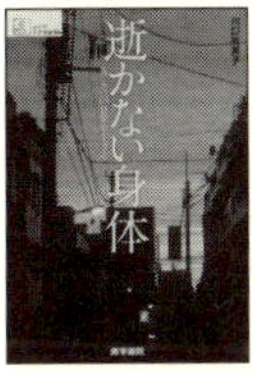


**逝かない身体：ALS的日常を生きる**●川口有美子●2000円●即物的に、植物的に——言葉と動きを封じられたALS患者の意思は、身体から探るしかない。ロックトイン・シンドロームを経て亡くなった著者の母を支えたのは、「同情より人工呼吸器」「傾聴より身体の微調整」という究極の身体ケアだった。重力に抗して生き続けた母の「植物的な生」を身体ごと肯定した圧倒的記録。

**第41回大宅壮一ノンフィクション賞受賞作**

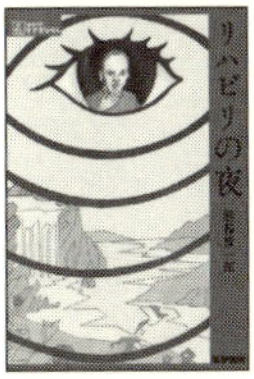


**リハビリの夜**●熊谷晋一郎●2000円●痛いのは困る——現役の小児科医にして脳性まひ当事者である著者は、《他者》や《モノ》との身体接触をたよりに、「官能的」にみずからの運動をつくりあげてきた。少年期のリハビリキャンプにおける過酷で耽美な体験、初めて電動車いすに乗ったときの時間と空間が立ち上がるめくるめく感覚などを、全身全霊で語り尽くした驚愕の書。

**第9回新潮ドキュメント賞受賞作**

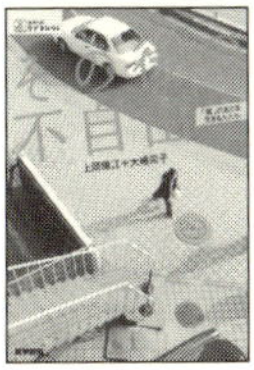

**その後の不自由**●上岡陽江＋大嶋栄子●2000円●〝ちょっと寂しい〟がちょうどいい——トラウマティックな事件があった後も、専門家がやって来て去っていった後も、当事者たちの生は続く。しかし彼らはなぜ「日常」そのものにつまずいてしまうのか。なぜ援助者を振り回してしまうのか。そんな「不思議な人たち」の生態を、薬物依存の当事者が身を削って書き記した当事者研究の最前線！

第２回日本医学
ジャーナリスト協会賞
受賞作

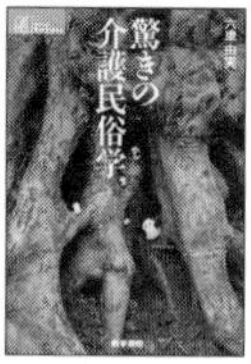


**驚きの介護民俗学**●六車由実●2000円●語りの森へ——気鋭の民俗学者は、あるとき大学をやめ、老人ホームで働きはじめる。そこで流しのバイオリン弾き、蚕の鑑別嬢、郵便局の電話交換手ら、「忘れられた日本人」たちの語りに身を委ねていると、やがて新しい世界が開けてきた……。「事実を聞く」という行為がなぜ人を力づけるのか。聞き書きの圧倒的な可能性を活写し、高齢者ケアを革新する。

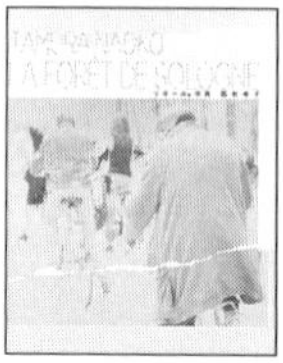

**ソローニュの森**●田村尚子●2600円●ケアの感触、曖昧な日常——思想家ガタリが終生関わったことで知られるラ・ボルド精神病院。一人の日本人女性の震える眼が掬い取ったのは、「フランスのべてるの家」ともいうべき、患者とスタッフの間を流れる緩やかな時間だった。ルポやドキュメンタリーとは一線を画した、ページをめくるたびに深呼吸ができる写真とエッセイ。B5変型版。

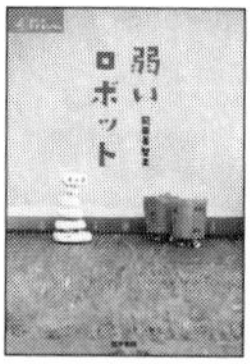


**弱いロボット**●岡田美智男●2000円●とりあえずの一歩を支えるために——挨拶をしたり、おしゃべりをしたり、散歩をしたり。そんな「なにげない行為」ができるロボットは作れるか？　この難題に著者は、ちょっと無責任で他力本願なロボットを提案する。日常生活動作を規定している「賭けと受け」の関係を明るみに出し、ケアをすることの意味を深いところで肯定してくれる異色作！

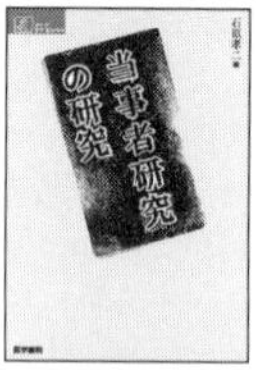


**当事者研究の研究**●石原孝二編●2000円●で、当事者研究って何だ?——専門職・研究者の間でも一般名称として使われるようになってきた当事者研究。それは、客観性を装った「科学研究」とも違うし、切々たる「自分語り」とも違うし、勇ましい「運動」とも違う。本書は哲学や教育学、あるいは科学論と交差させながら、“自分の問題を他人事のように扱う”当事者研究の圧倒的な感染力の秘密を探る。

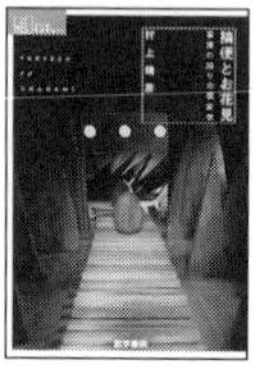

**摘便とお花見：看護の語りの現象学**●村上靖彦●2000円●とるにたらない日常を、看護師はなぜ目に焼き付けようとするのか——看護という「人間の可能性の限界」を拡張する営みに吸い寄せられた気鋭の現象学者は、共感あふれるインタビューと冷徹な分析によって、その不思議な時間構造をあぶり出した。巻末には圧倒的なインタビュー論を付す。看護行為の言語化に資する驚愕の一冊。

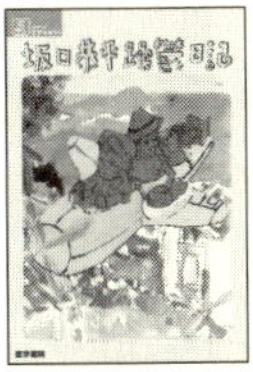


**坂口恭平躁鬱日記**●坂口恭平●1800円●僕は治ることを諦めて、「坂口恭平」を操縦することにした。家族とともに。——マスコミを席巻するきらびやかな才能の奔出は、「躁」のなせる業でもある。「鬱」期には強固な自殺願望に苛まれ外出もおぼつかない。この病に悩まされてきた著者は、あるとき「治療から操縦へ」という方針に転換した。その成果やいかに！　涙と笑いと感動の当事者研究。

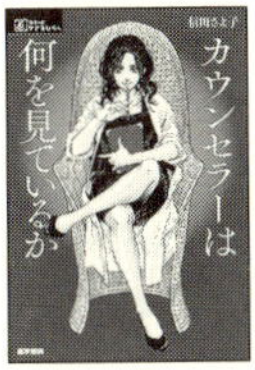


**カウンセラーは何を見ているか**●信田さよ子●2000円●傾聴？ ふっ。——「聞く力」はもちろん大切。しかしプロなら、あたかも素人のように好奇心を全開にして、相手を見る。そうでなければ〈強制〉と〈自己選択〉を両立させることはできない。若き日の精神科病院体験を経て、開業カウンセラーの第一人者になった著者が、「見て、聞いて、引き受けて、踏み込む」ノウハウを一挙公開！

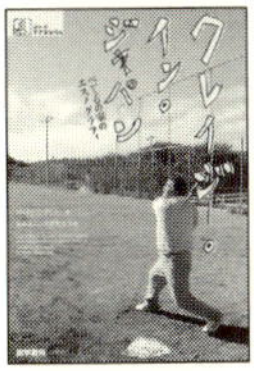


**クレイジー・イン・ジャパン：べてるの家のエスノグラフィ**●中村かれん●2200円●日本の端の、世界の真ん中。——インドネシアで生まれ、オーストラリアで育ち、イェール大学で教える医療人類学者が、べてるの家に辿り着いた。7か月以上にも及ぶ住み込み。10年近くにわたって断続的に行われたフィールドワーク。べてるの「感動」と「変貌」を、かつてない文脈で発見した傑作エスノグラフィ。付録DVD「Bethel」は必見の名作！

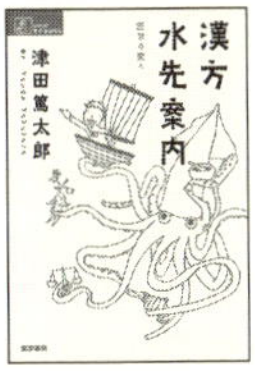


**漢方水先案内：医学の東へ**●津田篤太郎●2000円●漢方ならなんとかなるんじゃないか?—— 原因がはっきりせず成果もあがらない「ベタなぎ漂流」に追い込まれたらどうするか。病気に対抗する生体のパターンは決まっているならば、「生体をアシスト」という方法があるじゃないか！　万策尽きた最先端の臨床医がたどり着いたのは、キュアとケアの合流地点だった。それが漢方。

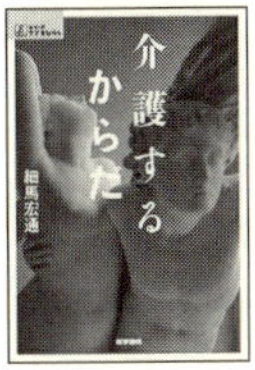


**介護するからだ**●細馬宏通●2000円●あの人はなぜ「できる」のか?—— 目利きで知られる人間行動学者が、ベテランワーカーの神対応をビデオで分析してみると……、そこには言語以前に〝かしこい身体〟があった！　ケアの現場が、ありえないほど複雑な相互作用の場であることが分かる「驚き」と「発見」の書。マニュアルがなぜ現場で役に立たないのか、そしてどうすればうまく行くのかがよーく分かります。

第 16 回小林秀雄賞
受賞作
紀伊國屋じんぶん大賞
2018 受賞作

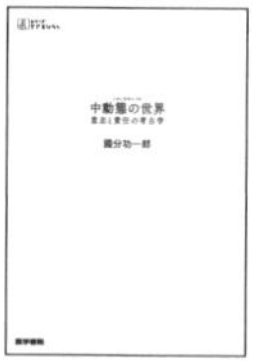


**中動態の世界：意志と責任の考古学**●國分功一郎●2000 円●「する」と「される」の外側へ――強制はないが自発的でもなく、自発的ではないが同意している。こうした事態はなぜ言葉にしにくいのか？ なぜそれが「曖昧」にしか感じられないのか？ 語る言葉がないからか？ それ以前に、私たちの思考を条件付けている「文法」の問題なのか？ ケア論にかつてないパースペクティヴを切り開く画期的論考！

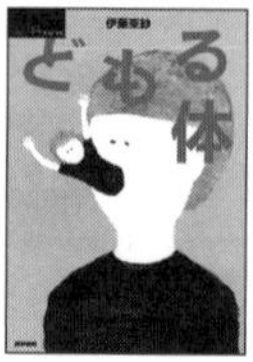


**どもる体**●伊藤亜紗●2000 円●しゃべれるほうが、変。――話そうとすると最初の言葉を繰り返してしまう（＝連発という名のバグ）。それを避けようとすると言葉自体が出なくなる（＝難発という名のフリーズ）。吃音とは、言葉が肉体に拒否されている状態だ。しかし、なぜ歌っているときにはどもらないのか？ 徹底した観察とインタビューで吃音という「謎」に迫った、誰も見たことのない身体論！

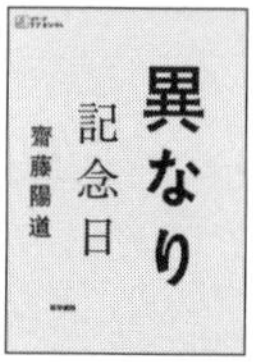


**異なり記念日**●齋藤陽道●2000 円●手と目で「看る」とはどういうことか――「聞こえる家族」に生まれたろう者の僕と、「ろう家族」に生まれたろう者の妻。ふたりの間に、聞こえる子どもがやってきた。身体と文化を異にする 3 人は、言葉の前にまなざしを交わし、慰めの前に手触りを送る。見る、聞く、話す、触れることの〈歓び〉とともに。ケアが発生する現場からの感動的な実況報告。

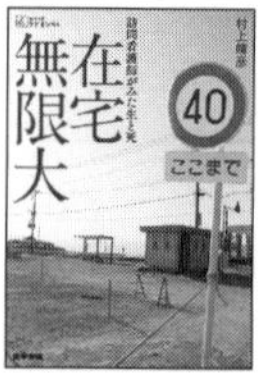


**在宅無限大：訪問看護師がみた生と死**●村上靖彦●2000 円●「普通に死ぬ」を再発明する――病院によって大きく変えられた「死」は、いま再びその姿を変えている。先端医療が組み込まれた「家」という未曾有の環境のなかで、訪問看護師たちが地道に「再発明」したものなのだ。著者は並外れた知的肺活量で、訪問看護師の語りを生け捕りにし、看護が本来持っているポテンシャルを言語化する。

第 19 回大佛次郎論壇賞
受賞作
紀伊國屋じんぶん大賞
2020 受賞作

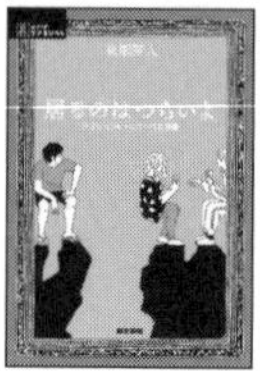

**居るのはつらいよ：ケアとセラピーについての覚書**●東畑開人●2000 円●「ただ居るだけ」vs.「それでいいのか」――京大出の心理学ハカセは悪戦苦闘の職探しの末、沖縄の精神科デイケア施設に職を得た。しかし勇躍飛び込んだそこは、あらゆる価値が反転する「ふしぎの国」だった。ケアとセラピーの価値について究極まで考え抜かれた、涙あり笑いあり出血（！）ありの大感動スペクタル学術書！

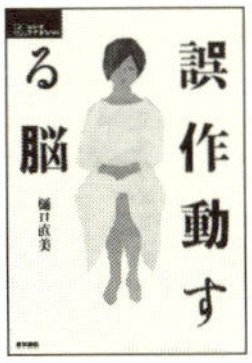


**誤作動する脳**●樋口直美● 2000 円●「時間という一本のロープにたくさんの写真がぶら下がっている。それをたぐり寄せて思い出をつかもうとしても、私にはそのロープがない」――ケアの拠り所となるのは、体験した世界を正確に表現したこうした言葉ではないだろうか。「レビー小体型認知症」と診断された女性が、幻視、幻臭、幻聴など五感の変調を抱えながら達成した圧倒的な当事者研究!

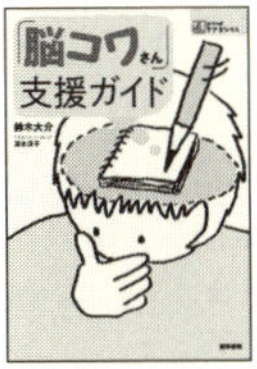


**「脳コワさん」支援ガイド**●鈴木大介●2000 円●脳がコワれたら、「困りごと」はみな同じ。――会話がうまくできない、雑踏が歩けない、突然キレる、すぐに疲れる……。病名や受傷経緯は違っていても結局みんな「脳の情報処理」で苦しんでいる。だから脳を「楽」にすることが日常を取り戻す第一歩だ。疾患を超えた「困りごと」に着目する当事者学が花開く、読んで納得の超実践的ガイド!

**第 9 回日本医学ジャーナリスト協会賞受賞作**

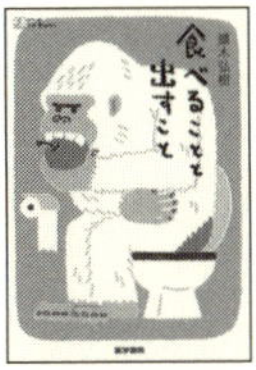


**食べることと出すこと**●頭木弘樹● 2000 円●食べて出せればOK だ!(けど、それが難しい……。)――潰瘍性大腸炎という難病に襲われた著者は、食事と排泄という「当たり前」が当たり前でなくなった。IVH でも癒やせない顎や舌の飢餓感とは? 便の海に茫然と立っているときに、看護師から雑巾を手渡されたときの気分は? 切実さの狭間に漂う不思議なユーモアが、何が「ケア」なのかを教えてくれる。

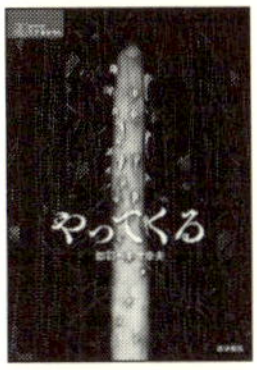


**やってくる**●郡司ペギオ幸夫● 2000 円●「日常」というアメイジング!――私たちの「現実」は、外部からやってくるものによってギリギリ実現されている。だから日々の生活は、何かを為すためのスタート地点ではない。それこそが奇跡的な達成であり、体を張って実現すべきものなんだ! ケアという「小さき行為」の奥底に眠る過激な思想を、素手で取り出してみせる圧倒的な知性。

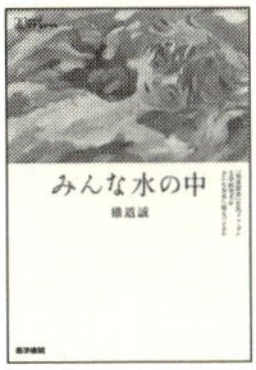


**みんな水の中**●横道 誠● 2000 円●脳の多様性とはこのことか!――ASD(自閉スペクトラム症)とADHD(注意欠如・多動症)と診断された大学教員は、彼を取り囲む世界の不思議を語りはじめた。何もかもがゆらめき、ぼんやりとしか聞こえない水の中で、〈地獄行きのタイムマシン〉に乗せられる。そんな彼を救ってくれたのは文学と芸術、そして仲間だった。赤裸々、かつちょっと乗り切れないユーモアの日々。

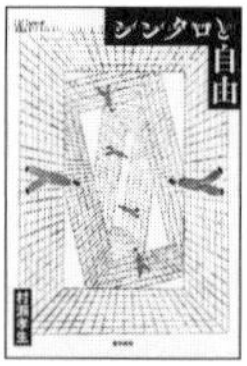

**シンクロと自由**●村瀬孝生●2000円●介護現場から「自由」を更新する——「こんな老人ホームなら入りたい!」と熱い反響を呼んだNHK番組「よりあいの森 老いに沿う」。その施設長が綴る、自由と不自由の織りなす不思議な物語。しなやかなエピソードに浸っているだけなのに、気づくと温かい涙が流れている。万策尽きて途方に暮れているのに、希望が勝手にやってくる。

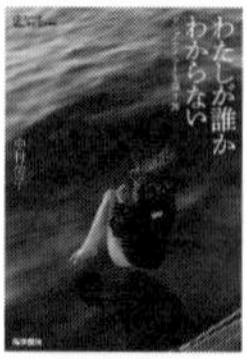

**わたしが誰かわからない:ヤングケアラーを探す旅**●中村佑子●2000円●ケア的主体をめぐる冒険的セルフドキュメント!——ヤングケアラーとは、世界をどのように感受している人なのか。取材はいつの間にか、自らの記憶をたぐり寄せる旅に変わっていた。「あらかじめ固まることを禁じられ、自他の境界を横断してしまう人」として、著者はふたたび祈るように書きはじめた。

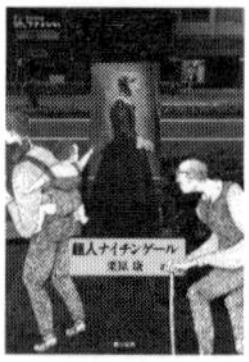

**超人ナイチンゲール**●栗原 康●2000円●誰も知らなかったナイチンゲールに、あなたは出会うだろう——鬼才文人アナキストが、かつてないナイチンゲール伝を語り出した。それは聖女でもなく合理主義者でもなく、「近代的個人」の設定をやすやすと超える人だった。「永遠の今」を生きる人だった。救うものが救われて、救われたものが救っていく。そう、看護は魂にふれる革命なのだ。

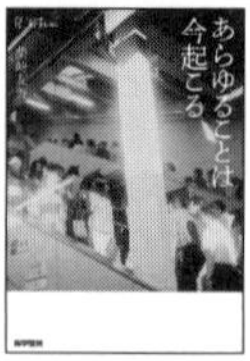

**あらゆることは今起こる**●柴崎友香●2000円●私の体の中には複数の時間が流れている——ADHDと診断された小説家は、薬を飲むと「36年ぶりに目が覚めた」。自分の内側でいったい何が起こっているのか。「ある場所の過去と今。誰かの記憶と経験。出来事をめぐる複数からの視点。それは私の小説そのもの」と語る著者の日常生活やいかに。SFじゃない並行世界報告!

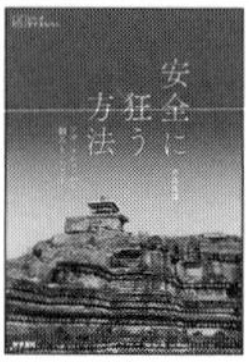

**安全に狂う方法**●赤坂真理●2000円●「人を殺すか自殺するしかないと思った」——そんな私に、女性セラピストはこう言った。「あなたには、安全に狂う必要が、あります」。そう、自分を殺しそうになってまで救いたい自分がいたのだ! そんな自分をレスキューする方法があったのだ、アディクションという《固着》から抜け出す方法が! 愛と思考とアディクションをめぐる感動の旅路。